Silk Road
of Health

罗元生 著

健康丝绸之路

中国国际卫生合作纪实

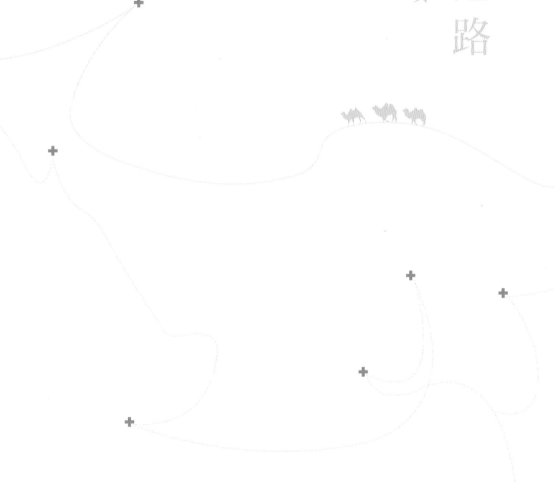

河南科学技术出版社
·郑州·

图书在版编目（CIP）数据

健康丝绸之路：中国国际卫生合作纪实/罗元生著．—郑州：河南科学技术出版社，
2020.6
ISBN 978-7-5349-9842-3

Ⅰ．①健…　Ⅱ．①罗…　Ⅲ．①医疗保健事业-国际合作-研究-中国　Ⅳ．①R199.2

中国版本图书馆CIP数据核字（2020）第007281号

出版发行：河南科学技术出版社
　　　　　地址：郑州市郑东新区祥盛街27号　　邮编：450016
　　　　　电话：（0371）65737028　65788613
　　　　　网址：www.hnstp.cn
策划编辑：李喜婷
责任编辑：李喜婷　于凯燕
责任校对：吴贯一　徐小刚
装帧设计：樊　响　张　伟
责任印制：朱　飞
印　　刷：北京盛通印刷股份有限公司
经　　销：全国新华书店
开　　本：720 mm×1 020 mm　1/16　印张：25　字数：350千字
版　　次：2020年6月第1版　2020年6月第1次印刷
定　　价：98.00元

如发现印、装质量问题，影响阅读，请与出版社联系并调换。

前言

习近平主席强调："我们追求中国人民的幸福，但我们从来没有忘记我们所承担的国际责任。中国的发展不是独善其身的发展，'一带一路'就是要同愿意与我们合作的世界各国，实现互利共赢的发展，最终实现人类的和谐共生。这也是 5 000 多年中华文明的精髓所在。"（2019 年 3 月 28 日，新华网）

"一带一路"源于中国属于世界。这一倡议从提出到实践，转眼已经 7 年了。7 年来，参与的国家数量在不断增加，收获的成果也不断呈现。而医疗卫生领域在这一倡议的具体实践中，更是大显身手。中国政府深入持久地携手推进"一带一路"卫生合作，共筑"健康丝绸之路"，为国际合作提供新机遇，注入新动力。

"山川异域，风月同天。"生活在同一地球村，只有实现开放、包容和普惠的全球卫生发展，才能让各国人民更加幸福，让世界更加美好。从健康中国到健康丝绸之路，中国政府的责任担当和中国人民的大爱仁心得到了充分彰显。我们可以看到，在"一带一路"这个大家庭中，发展中国家居多，尤其是非洲不少国家或地区，其社会经济发展相当落后，人们在贫穷、疾苦、动荡不安的环境里生活。而健康丝绸之路最核心的要义就是让全球大家庭中每一位成员都能拥有健康的公共环境、公共卫生、公共医疗，以及健康的个体生命，每一位成员都能享受到健康生活的幸福快乐。半个多世纪以来，中国数以万计的援外医务工作者，为超过两亿的外国患者解除病痛。仅实施白内障手术、开展妇幼健康工程，累计派出 2.6 万人次，诊治患者 2.8 亿多人次。"不畏艰苦、甘于奉献、救死扶伤、大爱无疆"的中国医疗队精神，体现了医务工作者的精神风貌，反映了中国文化"为天地立心"和"人类命运共同体"的伟大情怀。

"病毒没有国界，需要全球共同回应。"英国社会科学院院士、"全球化"概念最早提出者之一马丁·阿尔布劳说，传染病疫情、气候变化等全球性危机让人们意识到协作共享、构建人类命运共同体的必要性。2014 年年初，埃博拉疫情突然暴发，西非两万多人感染病毒，死亡率超过 60%。抗击埃博拉病毒是一场"死亡之战"。在埃博拉疫情肆虐的时候，中国政府立即启动应急预案，中国医务工作者第一时间赶到疫情严重的西非。在中国医护人员的守护中，非洲人民重新有了生的希望。

2020 年初春，为战胜突如其来的新冠肺炎疫情，中国政府和人民，以万众一心的意志和扎实有效的行动，与疫情顽强斗争，中国行动、中国速度，汇聚起全球抗疫的强大正能量，为世界公共卫生事业作出了重大贡献。世界卫生组织总干事谭德塞说，中国采取了从源头上控制疫情的措施，"为全世界赢得了时间"，"中国不仅保护了本国人民，也保护了世界人民"。3 月 16 日晚，习近平主席应约同意大利总理孔特通电话，表示中方将，向意方增派医疗专家组，并尽力提供医疗物资等方面的援助。中方愿同意方一道，为抗击疫情国际合作、打造"健康丝绸之路"作出贡献。（参见 2020 年 3 月 16 日，央视网）生死关头，中国政府和人民对疫情严重国家和地区的支持、帮助与鼓励，是中国长期践行互利共赢外交政策、坚持正确义利观的温暖回响，更是人类命运共同体理念的全球和鸣。

当今世界，无论近邻还是远交，无论大国还是小国，无论发达国家还是发展中国家，正日益形成利益交融、安危与共的利益共同体和命运共同体。为此，建设好健康丝绸之路意义更加深远。2020 年 6 月 18 日，"一带一路"国际合作高级别视频会议在北京成功举行，会议主题是"加强'一带一路'国际合作、携手抗击新冠肺炎疫情"，习近平主席向会议发表书面致辞。习近平强调，中国始终坚持和平发展、坚持互利共赢。我们愿同合作伙伴一道，把"一带一路"打造成团结应对挑战的合作之路、维护人民健康安全的健康之路、促进经济社会恢复的复苏之路、释放发展潜力的增长之路。通过高质量共建"一带一路"，携手推动构建人类命运共同体。（参见 2020 年 6 月 18 日，新华网）

与此同时，作为我国独特的卫生资源，中医药对外交流与发展迎来了新的机遇和前所未有的高潮。一场新冠疫情让世人再次认识到中医药的宝贵价值和重要作用，也称出了中医药在中国公共卫生体系中沉甸甸的分量。"中西医结合、中西药并用"，是这次疫情防控的一大特点，也是中医药传承精华、守正创新的生动实践。

"根之茂者其实遂，膏之沃者其光晔。"历史有其发展规律和内在逻辑。中国政府和人民携手"一带一路"沿线国家的人民，在过去的岁月里同心同向、守望相助，携手共建卫生健康"一带一路"合作新平台；面向未来，走深走实，走出了一条特色鲜明的合作共赢之路。

希望与收获正在路上……

罗元生

二〇二〇年夏

目录

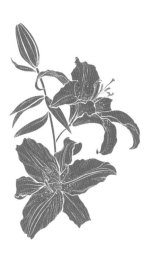

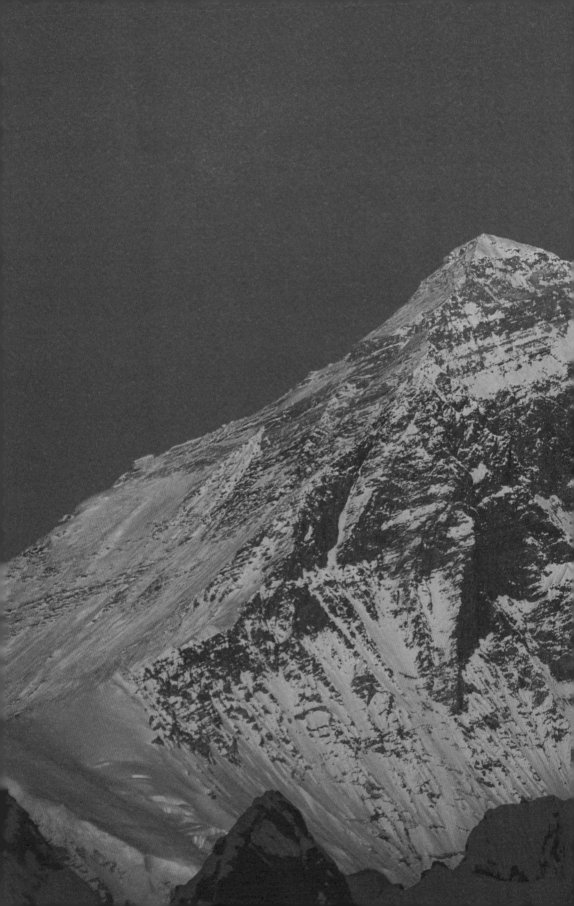

第一章

大爱铸就丰碑

"一带一路"源于中国，属于世界。

习近平主席强调："我们追求中国人民的幸福，但我们从来没有忘记我们所承担的国际责任，中国的发展不是独善其身的发展，'一带一路'就是要同愿意与我们合作的世界各国，实现互利共赢的发展，最终实现人类的和谐共生，这也是5 000多年中华文明的精髓所在。"

中国政府将继续携手推进"一带一路"卫生合作，共筑"健康丝绸之路"，为国际合作提供新机遇，注入新动力，推动实现开放、包容和普惠的全球卫生发展，让各国人民更加幸福，让世界更加美好！

1 共建"一带一路"，行久以致远

自亚欧大陆东端，沿古丝绸之路方向一路往西，飞越亚平宁半岛，南下西西里，北上法兰西。2019 年的初春，国家主席习近平首次出访意大利、摩纳哥、法国。

位于罗马城郊的马达马别墅，于 16 世纪由意大利艺术家拉斐尔主持建造，开创了文艺复兴时期的建筑新风格。数百年后，这座古朴的建筑又一次参与了历史的创造。

2019 年 3 月 23 日中午，在习近平主席和意大利总理孔特共同见证下，中意双方代表正式签署关于共同推进"一带一路"建设的谅解备忘录。

代表意方签字的意大利副总理兼经济发展部部长迪马约随后发表讲话说："这份文件对意大利非常重要，意大利是七国集团中第一个签署这一合作文件的国家！"

7 年前，习近平主席提出"一带一路"倡议。7 年间，从"大写意"到"工笔画"，"一带一路"通向越来越广阔的世界。

人们不会忘记，在 2013 年的金秋，世界发生了一件大喜事，那就是在地球村出现一个新的大家庭，她的名字叫作"一带一路"。

"一带一路"（One Belt and One Road，简称"OBAOR"；或 One Belt One Road，简称"OBOR"；或 Belt and Road，简称"BAR"）是"丝绸之路经济带"和"21 世纪海上丝绸之路"的简称，"丝绸之路经济带"是由中国国家主席习近平 2013 年 9 月 7 日在哈萨克斯坦纳扎尔巴耶夫大学演讲时提出的，习近平主席于 10 月 3 日在印度尼西亚国会演讲时提出共同建设 "21 世纪海上丝绸之路"。"一带一路" 倡议由此形成。"一带一路" 跨越不同国家地域、不同发展阶段、不同历史传统、不同文化宗教、不同风俗习惯，是和平发展、经济合作倡议，只要各国有意愿，都欢迎参与。"国之交在于民相亲。" 各民族文明的对话与交融，构成了别具特色的 "丝路精神"，形成了五色交辉、八音合奏的当代文明交流盛况。

"一带一路" 由习近平主席亲自倡议，亲自谋划，亲自推动。此倡议提出后，得到国际社会的积极支持和热烈响应。

截至 2019 年 3 月底，目前已有 125 个国家和 29 个国际组织同中方签署了 173 份 "一带一路" 合作文件。

"一带一路" 倡议，是古代与现代的交融，是中国与世界的拥抱。绵长的丝路，诉说着古老先人的智慧、包容与开放，叙述着沿途的风霜与故事。

在这条神奇的路上，历史的印记如此深刻，时代的号角如此响亮。

2013 年 3 月，习近平当选国家主席后的首次出访行程中就包括三个非洲国家。

此次非洲之行，习主席高瞻远瞩地提出了中国政府真实亲诚的对非政策理念和正确的义利观。

2016 年 7 月 26 日上午，雨后初霁，北京国家会议中心高朋满座，来自全球 101 个国家的 212 家主流媒体代表齐聚一堂，出席由人民日报社主办的 2016 "一带一路" 媒体合作论坛。习近平主席发来贺信，强调携手打造 "绿色丝绸之路" "健康丝绸之路" "智力丝绸之路" "和平丝绸之路"，造福沿线国家和人民。习主席提出的 "四大丝绸之路" 理念为 "一带一路" 注入了新的动力。

2017 年 5 月 14 日至 15 日，首届 "一带一路" 高峰论坛在北京成功举办，与会各方就 "一带一路" 国际合作达成积极共识，形成一系列合作成果。

2018 年 7 月 19 日至 29 日，从中东阿联酋到西非之角塞内加尔，从非洲内陆卢旺达到印度洋和大西洋环抱中的南非，再到东非岛国毛里求斯。跨越群山沙漠，纵横亚非两洲。这是习近平主席以中国国家元首身份第二次到访阿拉伯半岛，第四次踏上非洲大地。

2018年9月3日，北京。金风送爽，秋色怡人。在这美好的季节，中非友好大家庭的新老朋友们再次相聚，共襄2018年中非合作论坛北京峰会盛举。习近平主席在开幕式上作了《携手共命运　同心促发展》的主旨讲话。习主席强调，面对时代命题，中国把为人类作出新的更大贡献作为自己的使命。中国愿同世界各国携手构建人类命运共同体，发展全球伙伴关系，拓展友好合作，走出一条相互尊重、公平正义、合作共赢的国与国交往新路，让世界更加和平安宁，让人类生活更加幸福美好。（参见2018年9月4日，《人民日报》，第2版）

推动建设新型国际关系、构建人类命运共同体是习近平外交思想的重要内容。

正如《人民日报》一篇文章所说，"一带一路"是一条友谊的彩虹，东西方文明在这里交融激荡；搭建"一带一路"的平台，将为沿线国家的发展带来"如太阳般的光泽"。

习近平主席走到哪里，"一带一路"的东风就吹向哪里，务实合作的果实就收获在哪里。

2019年3月，习近平主席访问欧洲三国（意大利、摩纳哥、法国），利用访问契机，习近平主席在多个场合深入阐释"一带一路"的丰富内涵。

意大利马塔雷拉总统表示，意大利支持习近平主席倡导的"一带一路"倡议，相信这将有利于欧亚大陆互联互通和共同发展。意大利总理孔特说："我们很高兴抓住历史机遇，参与共建'一带一路'。我期待着出席第二届'一带一路'国际合作高峰论坛。"

抵达意大利前夕，习近平主席在意大利《晚邮报》发表题为《东西交往传佳话　中意友谊续新篇》的署名文章，将中、意两个伟大文明国家友好交往的故事娓娓道来：

早在两千多年前，古老的丝绸之路就让远隔万里的中国和古罗马联系在一起。汉朝曾派使者甘英寻找"大秦"。古罗马诗人维吉尔和地理学家庞波尼乌斯多次提到"丝绸之国"。（参见 2019 年 3 月 21 日，《人民日报》，第 1 版）

"一带一路"根植于历史，更面向未来。习近平主席讲到的这些历史典故，引发意大利参议长卡塞拉蒂的共鸣："我赞同习近平主席对两国上千年传统友好交往的评价。意中都是文化大国，意方愿同中方加强文化、艺术、语言等交流合作，鼓励青年交往、增进相互理解。"（参见 2019 年 3 月 28 日，新华网）

中国与摩纳哥的经贸合作具有务实、高效、灵活的特点。习近平主席在与阿尔贝二世亲王会谈中，认真探讨了摩方结合自身区位和产业优势，积极参与到共建"一带一路"国际合作中来，同中方开展包括开拓第三方市场在内的多种形式合作。中摩元首共同决定将双方体育、文化、旅游等领域交流合作推向深入。阿尔贝二世亲王积极支持中国办好北京 2022 年冬奥会。习主席欢迎阿尔贝二世亲王基金会在中国开展环保公益行动，不断丰富人文交流内涵。

爱丽舍宫缪拉厅，明媚阳光穿过玻璃穹顶照亮整个厅堂。

2019 年 3 月 25 日下午，习近平主席同马克龙总统在这里共见记者。

习近平主席指出，当今世界正经历百年未有之大变局，人类处在何去何从的十字路口。中法作为全面战略伙伴和负责任、有担当的大国，要继续探索独立自主、相互理解、高瞻远瞩、互利共赢的大国相处之道，为世界和平稳定发展贡献更多正能量。（参见 2019 年 3 月 28 日，《人民日报》，第 3 版）

法国总统马克龙说，法中全面战略伙伴关系的基调是合作。他多次表达同中方开展"一带一路"务实合作的意愿。马克龙总统在同习近平主席共见记者时，特别提到他去年访华将西安作为访问首站的用意："西安也是古丝绸之路的一端。我认为，中国和欧洲交汇，有益于整个世界。通过这几天跟习主席的交流，我对此更加深信不疑。"马克龙总统表示将派高级代表出席第二届"一带一路"国际合作高峰论坛。

习近平主席强调："我们追求中国人民的幸福，但我们从来没有忘记我们所承担的国际责任。中国的发展不是独善其身的发展，'一带一路'就是要同愿意与我们合作的世界各国，实现互利共赢的发展，最终实现人类的和谐共生。这也是5 000多年中华文明的精髓所在。"（参见2019年3月28日，《人民日报》，第3版）

从"一带一路"倡议与意大利"北方港口建设""投资意大利计划"进行对接，到中意、中法第三方市场合作稳步推进；从法国参议院呼吁法国在"一带一路"建设中发挥积极作用，到意大利政府成立"中国事务工作组"……互利共赢、共同发展的中国方案，正在欧洲获得更多支持响应。

共同的抱负，拉紧了与世界多国携手前进的合作纽带；务实行动，书写了开放包容、互利共赢的发展故事；使命担当，推动了构建人类命运共同体的团结努力。

回望走过的道路，"一带一路"倡议提出6年来，成果远远超出预期。

在全球层面，"一带一路"倡议同联合国2030年可持续发展议程有效对接，形成了促进全球共同发展的政策合力。在区域层面，"一带一路"倡议与东盟互联互通总体规划、非盟2063年议程、欧亚经济联盟、欧盟欧亚互联互通战略等区域发展规划和合作倡议有效对接，形成了促进互联互通、支持区域经济一体化进程的合力。

共建"一带一路"带动全球互联互通不断加强。中国倡导的共商共建共享原则，以及政策沟通、设施联通、贸易畅通、资金融通、民心相通的"五通"理念，有力促进了全球互联互通合作。共建"一带一路"助力沿线国家经济发展和民生改善的成功故事不断涌现。通过参与"一带一路"合作，有的国家建起了第一条高速公路、第一条现代化铁路，有的国家第一次发展起了自己的汽车制造业，有的国家解决了被困扰多年的电力紧缺问题。得益于共建"一带一路"，世界最大的内陆国哈萨克斯坦在中国连云港找到了太平洋出海口，中哈双方共同建设的物流合作基地成为中亚多国过境运输、仓储物流、往来贸易的国际经济平台。得益于中欧班列的蓬勃发展，在德国杜伊斯堡投资兴业的中国企业由 2014 年的 40 家增加到目前的 100 多家。

这些合作进展充分说明，"一带一路"已经成为各方携手加强互联互通、应对全球性挑战、促进世界经济增长、实现共同繁荣的机遇之路。当然，这些进展也仅仅是个开始，共建"一带一路"还有很长的路要走。中国将与各方继续共同努力，让这条机遇之路越走越宽广，越走越通畅。

实践证明，"一带一路"倡议顺应了时代潮流，契合各国合作共赢、共同发展的愿望，是广得人心、得道多助的。

2019 年 4 月 25 日至 27 日，中国在北京举办第二届"一带一路"国际合作高峰论坛，包括中国在内，38 个国家的元首、政府首脑等出席第二届论坛圆桌峰会。中国国家主席习近平出席高峰论坛开幕式并发表主旨演讲。论坛主题为：共建"一带一路"、开创美好未来。

中国国务委员兼外交部部长王毅表示，我们希望通过举办第二届高峰论坛，与各方一道，总结经验、规划未来、凝聚共识，切实推动"一带一路"国际合作迈向高质量发展。"一带一路"倡议源于中国，但机会和成果属于世界。

正如英国社会学家马丁·阿尔布劳所言："'一带一路'倡议就是符合经济全球化趋势的决策。""一带一路"上，无论是个人、企业，还是国家，都在成就着同世界开放联通的生动故事。

2 中非医疗合作："南南合作中的典范"

古丝绸之路上的声声驼铃、点点帆影，汇聚起开放包容的丝路精神的重要内涵。

正如中共中央政治局委员、中央外事工作委员会办公室主任杨洁篪所说，共建"一带一路"，坚持共商共建共享的全球治理观，走的是对话而不对抗、结伴而不结盟、互学互鉴的国与国交往新路，支持多边贸易体制，推动经济全球化朝着更加开放、包容、普惠、平衡、共赢的方向发展，是构建人类命运共同体和建设新型国际关系的重要实践平台。

卫生合作是"一带一路"倡议中必不可少的组成部分，是与其他领域的合作齐头并进，甚至是优先推进的，是贯穿于"一带一路"建设的各个时期、融入各个领域的重要工作。

2017 年 9 月 29 日，国务院新闻办发表了《中国健康事业的发展与人权进步》白皮书。

白皮书指出，中国积极开展对外医疗援助和全球应急处置，认真履行健康领域国际公约，勇于承担国际人道主义责任。中国是医疗卫生领域国际合作的倡导者、推动者和践行者，始终致力于实现国际人口与发展大会行动纲领，全面落实联合国 2030 年可持续发展议程，特别是健康领域可持续发展目标。

白皮书指出，中国较早签署《世界卫生组织组织法》，加入《麻醉药品单一公约》《精神药物公约》，参与制定《阿拉木图宣言》等一系列国际条约、宣言，响应《儿童生存、保护和发展世界宣言》。与世界卫生组织开展深度合作。中国与其他国家开展健康领域的经验共享和战略对话，每年举办多个医疗卫生服务领域的国际研讨会。

白皮书强调，自 1963 年以来，中国先后向 69 个发展中国家派遣了援外医疗队，累计派出医疗队队员 2.5 万人次，治疗患者 2.8 亿人次。其中有 2.1 万名援外医疗队队员先后奔赴 48 个非洲国家提供医疗援助。截至 2017 年 6 月，中国共有 1 300 多名医疗队队员和公共卫生专家在全球 51 个国家和地区工作，在华培养了 2 万多名受援国医疗卫生管理和技术人才。中国积极引领国际应急救援行动，先后加入应对安哥拉、圭亚那的黄热病、寨卡病毒等疫情。

中非医疗合作重点要事记

· 1963—2018年，2.1万名援外医疗队员援助48个非洲国家。

· 1963年4月6日，中国第一批援外医疗队援助阿尔及利亚。

· 2013年3月，中国国家主席习近平访问刚果（布）期间，看望了中国援刚果（布）医疗队，并首次总结出"不畏艰苦、甘于奉献、救死扶伤、大爱无疆"的中国医疗队精神。

· 2014年，中国援助几内亚、塞拉利昂等抗击埃博拉疫情。

· 2015年12月4日，中国国家主席习近平出席中非合作论坛约翰内斯堡峰会开幕式，并发表题为《开启中非合作共赢、共同发展的新时代》的致辞，提出了愿在未来三年同非方重点实施的"十大合作计划"，其中包括中非公共卫生合作计划。

· 2017年4月24日，中非部长级卫生合作会议在比勒陀利亚召开，中国国务院副总理刘延东出席会议并致辞。

· 2018年8月17日，中非卫生合作高级别会议在北京召开。中国国家卫生健康委副主任崔丽出席开幕式并讲话。

· 2019年4月9日，中国非洲研究院成立大会暨中非合作与人文交流学术研讨会召开，中国国家主席习近平致贺信。

2018年3月15日，美国《外交学者》报道，皮尤研究中心调查发现，很多国家对中国的好感正与日俱增。

中国医疗援助坚持实事求是，量力而行。一方面，中国以自力更生的精神发展自己国内的医疗卫生事业，对许多发展中国家起到了示范作用；另一方面，中国对受援国推行医疗援助完全尊重和照顾发展中国家的健康卫生事业的利益和需要，不附加任何的政治条件。

中国医生在困难的条件下施行心脏手术、颅脑手术、巨大肿瘤切除，以及断肢再植、全鼻再造术等,使许多受援国人民残而复康,盲而复明,聋而复聪。中国医疗队的规模和技术服务是世界上任何其他国家都无法比拟的,中国医疗队诊治过的患者涵盖平民百姓乃至部长、总统,受援国人民正是通过中国医疗队开始认识中国并与中国结下深厚友谊的,中国医疗队在受援国被称赞为"最受欢迎的人""南南合作中的典范"。

中非卫生合作是中非合作的重要组成部分,而中非卫生合作获得这种成就的重要方式之一就是中国提供公共医疗援助。

从撒哈拉沙漠到维多利亚大瀑布,从乞力马扎罗山到几内亚海湾,从尼罗河畔到东非大裂谷,从刚果河畔到赞比西河流域,从广袤的非洲大草原到茂密的丛林深处,到处都有中国医疗队的足迹。

中国医疗队在非洲大地留下了很多可歌可泣的感人故事。

1963 年 4 月,第一批 13 名中国医疗队队员援助阿尔及利亚,自此,拉开了中国医疗援非的序幕。

2014 年年初,埃博拉疫情暴发,在疫情肆虐的时候,中国政府立即启动应急预案,中国医务工作者第一时间赶到疫情严重的西非。在中国医护人员的守护中,疫区人民走出疾病阴霾,走向健康。

利比里亚总统瑟利夫曾这样对中国医护人员表示感谢:"在你穷困潦倒、身处困境、焦头烂额之时,仍能陪伴左右并给予你帮助的人,才是真正的朋友。太感谢你们了!"

马达加斯加是非洲最不发达的国家之一。2016 年 12 月 4 日深夜,一例急诊剖宫产手术让驻扎在安布翁贝的中国医疗队感到非常棘手。面对停水、停电、没有麻醉穿刺专用工具和药物的情况,医疗队迅速制订应急手术方案,依靠应急灯,采用将局麻药经腰椎间隙注入蛛网膜下腔的"腰麻"办法进行手术。在极其简陋的条件下,中国医疗队克服一切困难,用精湛的技术和大爱仁心,成功完成手术,一对双胞胎平安诞生,产妇转危为安。

这样的故事在非洲大陆不胜枚举。

有一位 60 多岁的几内亚老人，背上长了一个很大的脓包，苦不堪言，每天都奇痛难忍，然而，由于无钱诊疗，久病未医。当他听说中国医疗队的治疗是免费时，便跋山涉水，找到了驻地门诊。经过术前缜密的评估与考量，首都医科大学附属北京世纪坛医院骨科主任、中国第二十一批援几内亚医疗队队长于方在驻地的手术室为他做手术，手术非常顺利，老人的恢复效果很好。他甚是感激地对于方说："虽然我没有钱，但是我会用余生的每一天为你祈祷祝福。"

中国援助塞拉利昂医疗队队员讲述，在义诊的时候有一名妇女带着她的孩子来，激动地握着中国医生的手说，她的孩子已经长大成人，小时候是中国医生救了这个孩子，因此她给孩子起名叫"中国"。

在马里，妇产科医生刘晓琴给患有艾滋病的产妇进行剖宫产手术，术中扎破了手，患者的血突然喷出，溅入她的眼内，在做了及时的处理后，刘晓琴仍然坚持为这位患者做完手术，术后她交代同事说，如果我感染上艾滋病，我就不回国了，死后葬在马里……

在 50 多年的援外医疗历程中，因战乱、意外和疾病所致，中国有 51 位医疗队优秀队员献出了宝贵的生命，长眠在了非洲大地。

2008 年 12 月 5 日，在全国援外医疗队派遣 45 周年纪念暨表彰大会上，中共中央政治局常委、国务院副总理李克强在人民大会堂亲切接见了与会代表，并发表了重要讲话。李克强充分肯定了我国援外工作者为人类健康和世界和平作出的突出贡献。他强调指出，45 年来，一代又一代援外医务人员为祖国赢得了荣誉。援外医疗工作的开展，对维护受援国人民健康、促进受援国卫生事业发展、增进我国同受援国之间的友谊，发挥了不可替代的作用。李克强的讲话，进一步激励了全国广大援外工作者无私奉献的决心！

世界人民记录着中国为世界卫生健康所做的努力。2012 年 5 月，阿尔及利亚卫生部部长贾迈勒·乌尔德·阿拜斯在接见中国援阿医疗队代表时说："中国医疗队队员是我们最值得信赖的朋友，是中华民族的优秀使者！"

2013 年，在中国派遣援非医疗队 50 周年之际，阿尔及利亚邮政部门专门发行了一套纪念邮票，其中一枚邮票上，非洲地图上树立着一根象征医疗的蛇杖，蛇杖旁是阿中两国国旗化成的翅膀，蛇杖顶部是太阳散发着光芒，寓意"中华民族的优秀使者"为非洲大陆的病患带来了关怀、光明与希望。

南非卫生部部长莫措阿莱迪在会议上表示："非洲政府和人民永远也不会忘记，中国这么多年来在卫生领域对非洲作出的卓越贡献。非洲国家非常重视与中国之间密切友好的互利关系，因为双方有着相似的价值观和原则。"坦桑尼亚桑给巴尔副总统伊迪这样评价中国援非医疗队："有时候，桑给巴尔的患者们必须要找中国医生看病，因为中国医生医术精湛，对患者专注，他们救死扶伤。正因为如此，桑给巴尔的患者们对中国医生有一种依赖感。"

"如果没打过摆子，就等于没来过非洲。"这句话已成为医疗队中人尽皆知的事情。据援外资料介绍，半数以上的中国援外医疗队队员在援助非洲期间感染过疟疾，有的是反复多次发病。

十多年前中国在非洲设立了几十个防治疟疾中心。多年来，中国已为35个非洲国家援助价值2亿多元人民币的抗疟药物。中国还对非洲大陆的特定紧急医疗需求做出及时反应。

从中药中发掘而来的复方青蒿素抗疟药品，是中非医药卫生合作最闪亮的点。20世纪90年代，中国将青蒿素带到非洲，已挽救了非洲4 000万人的生命。现在，青蒿素已经成为治疗疟疾的首选药物。

2017年埃塞俄比亚宣布建设该国首家由华人出资建造的私营医院。作为"一带一路"倡议的一部分，中资公司为这家有600个床位的医院提供3 000万美元的支持。同年，辽宁一家医疗企业与坦桑尼亚政府签署协议，建造非洲最大的医疗设备生产厂。曾在非洲工作两年的中国医生沈龙江说："中国药企和医疗设备企业正在（非洲）迅速发展。"

目前，非洲也已成为中国医药产品出口增长最快的市场之一，并成为中国本土制剂出口的第一大市场。从2008年到2015年，中非医药产品进出口总额由9.80亿美元增长至24.23亿美元。2015年，出口总额为23.19亿美元。中国的医疗服务与药品质量赢得了非洲人民的信任。

2017 年 4 月 24 日，中非部长级卫生合作会议在南非首都比勒陀利亚召开。

此次中非部长级卫生合作会议主题为"中非卫生合作，从承诺到行动"。来自中国和 31 个非洲国家的卫生部部长，以及世界卫生组织、联合国艾滋病规划署等 6 个国际组织的高级代表，共同回顾了中非在卫生领域的合作。与会各方代表均高度肯定中国医药卫生发展取得的成就，赞赏和感谢中方向非洲国家提供的帮助和支持，期待与中方进一步加强医药卫生合作，助力非洲实现 2030 年可持续发展议程。会议期间，中国与马拉维签署了妇幼健康合作协议，与刚果（布）、加纳、毛里塔尼亚、赞比亚、尼日尔、乍得签署了对口医院合作协议，与塞拉利昂等国签署了开展"光明行"免费白内障手术合作协议。

在会后的新闻发布会上，中国国家卫生和计划生育委员会主任李斌介绍说，一年多来，中非双方协力推动落实峰会成果，取得积极进展。一是积极支持启动非洲疾控中心建设；二是大力打造卫生援非"升级版"；三是着力推动医药产品在非洲的可行性；四是为 1 000 余名非洲各类医疗卫生人员提供培训，涉及公共卫生、传染病防治、急救、疫苗、儿科、危重病治疗等领域。

2018 年 7 月 26 日，习近平主席在金砖国家领导人约翰内斯堡会晤大范围会议上，作了《让美好愿景变为现实》的重要讲话，使新时期中非合作的内容得到加强，质量得到提升。

中国政府要帮助非洲建设 100 个医疗合作项目、100 个妇幼项目、1+5+1 或者 1+5+N 的传染病防控，帮助非洲建设 CDC（疾病预防控制中心），帮助非洲建设成体系的疾病预防和控制系统。另外，中国帮助非洲 CDC 做基础设施建设。

在传统医疗队合作的基础上，中国试验并且推行了医院对口合作，就是一个中国医院帮助对口合作一个非洲医院，帮其进行重点学科建设等。比如，广东的疾控中心在加纳建的中加心外科中心、心脏中心，河南省卫健委帮助赞比亚建设腔镜中心，还有口腔的、妇幼的、麻醉的重点学科建设。中国正在非洲建设若干个中医中心，就是把中国人喜欢的传统中医药的精华向也喜欢传统中医药的非洲进行传播。

非洲受援国的卫生官员常讲一句相同的话："中国医疗队使我们的医务人员提高了医学水平，为我们培养了一批批不走的医疗队，我们感谢全体中国医生。"

透过时间的望远镜，可以更好地看清人类的未来。

在舟舶继路、商使交属的古丝绸之路上，互通有无，相知相交；在争取民族独立、人民解放的斗争岁月中，风雨同舟，患难与共；在发展经济、医疗合作、造福民生的振兴之路上，相互支持，合作共赢。

长期以来，非盟一直渴望有一个属于自己的现代化综合性大型会议中心，从而结束借用其他组织会议中心召开首脑会议的历史。2006 年 11 月 4 日，在中非合作论坛北京峰会期间，中国政府宣布将无偿援建非盟会议中心。

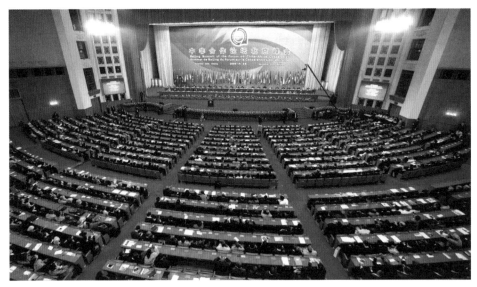

2006 年 11 月 4 日至 5 日，中非合作论坛北京峰会在北京隆重举行。中国与来自非洲 48 国的国家元首和政府首脑等齐聚北京，中非共同宣布建立新型战略伙伴关系，是中非关系新的里程碑。

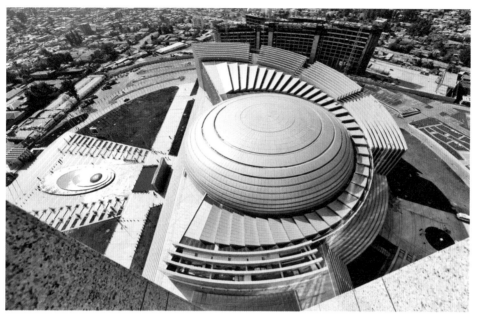

中国政府援建的非盟会议中心落成。新华社，2012 年 1 月 28 日

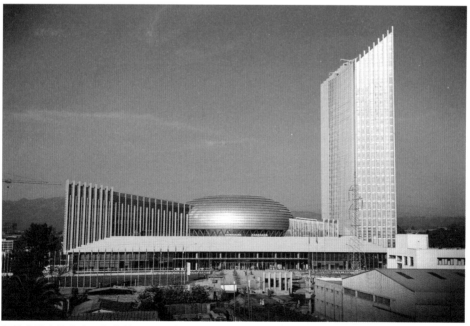

远眺非盟会议中心。新华社，2012 年 1 月 30 日

这一项目是继坦赞铁路后中国对非洲最大的援建项目。

非盟专门负责协调会议中心项目的高级官员范塔宏接受新华社记者专访时动情地说，长期以来，中国和非洲一直保持着良好的兄弟般情谊，中国政府想非盟所想，急非盟所急，慷慨无私地援建非盟会议中心，再次表明中国是非洲人民真正的朋友。他说，建设中的非盟会议中心象征着中非友谊万古长青，是中非关系发展的里程碑，也是见证中非友谊的丰碑，非洲人民对此将会永远铭记。建成后的非盟会议中心必定会推动中非传统友好关系再上新台阶。

2019 年 4 月 9 日上午，中国非洲研究院成立大会暨中非合作与人文交流学术研讨会在北京举行，51 个非洲国家及非盟驻华使节，中国和莫桑比克、南非等 40 个非洲国家学术机构、智库、政府部门的代表及媒体人士 350 多人共同见证了中国非洲研究院的成立。中国国家主席习近平致贺信，对中国非洲研究院成立表示祝贺。

中共中央政治局委员、中央外事工作委员会办公室主任杨洁篪宣读了习近平主席的贺信。杨洁篪说："在 2018 年召开的中非合作论坛北京峰会上，中非双方一致决定，构建更加紧密的中非命运共同体，实施中非合作'八大行动'。设立中国非洲研究院是其中人文交流行动的重要举措。"

习近平在贺信中还指出，当今世界正面临百年未有之大变局，中国作为最大的发展中国家，非洲作为发展中国家最集中的大陆，双方人民友谊源远流长，新形势下，中非深化传统友谊，密切交流合作，促进文明互鉴，不仅造福中非人民，而且将为世界和平与发展事业作出更大贡献。（参见 2019 年 4 月 10 日，《人民日报》，第 1 版）

非盟人力资源与科技委员安杨女士在致辞中指出，加强同中国的战略伙伴关系是非盟实现其"2063 年愿景"的重要组成部分，双方可以通过相互学习，加强互利合作。非洲人常说"独行快，众行远"，中非双方可以利用现有的知识技术来应对共同的挑战。安杨说："我们期待加强南南合作，希望中国非洲研究院为非中学者提供一个交流的平台，通过培训为（非洲国家）能力建设作出贡献。"

莫桑比克前总统希萨诺认为，成立中国非洲研究院是进一步巩固非中关系的全新举措，将有利于非中交流的持续和深化。

中非合作，会走得更远，走得更好。

3 习近平主席走进世界卫生组织总部

2017 年 1 月 18 日，中国国家主席习近平在瑞士日内瓦进行国事访问期间，访问了世界卫生组织总部。

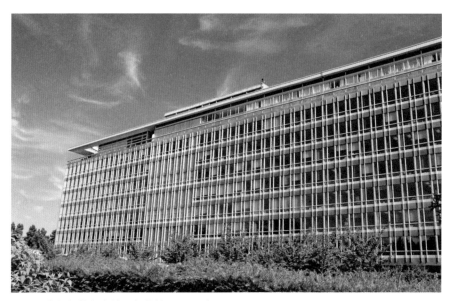

世界卫生组织总部大楼。新华社，2012 年 2 月 1 日

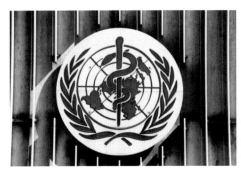

世界卫生组织总部大楼正面标志。新华社，2010 年 10 月 28 日

这是历史上中国最高领导人首度到访世界卫生组织总部。中国对全球卫生事业和世界卫生组织的重视与支持，得以进一步彰显。

在日内瓦，习近平主席会见了时任世界卫生组织总干事陈冯富珍。

双方共同见证了《中华人民共和国政府和世界卫生组织关于"一带一路"卫生领域合作的谅解备忘录》等协议的签署。

在会见当天，习近平主席强调，世界卫生组织是卫生领域影响最大的联合国专门机构，在全球卫生事务中发挥着领军作用。中国同世界卫生组织的合作堪称典范。推进全球卫生事业，是落实 2030 年可持续发展议程的重要组成部分。（参见 2017 年 1 月 19 日，《人民日报》，第 1 版）

国家卫生计生委规划与信息司副巡视员卢春山表示，在习主席倡导的人类命运共同体理念中，健康是一个不可或缺的重要组成部分。关于"一带一路"卫生领域合作文件的签署，表明中国将深度融入全球卫生治理的进程，在"一带一路"沿线国家卫生合作和加强人文交流方面发挥建设性的作用。

当前，中国正在全面推进健康中国建设，全民健康是中国实现"两个一百年"奋斗目标的基础。自中国提出"健康丝绸之路"后近半年内，中国就召开了全国卫生与健康大会、第九届全球健康促进大会，如期发布了今后推进国民健康的行动纲领《"健康中国 2030"规划纲要》。

"我们看到，这些会议和行动纲领，不仅把人民健康放在优先发展战略地位，而且把实施中国全球卫生战略，全方位积极推进人口健康领域的国际合作，包括促进中国和'一带一路'沿线国家卫生合作，以及积极参与全球健康治理作为实现健康中国规划纲要的支撑与保障。"北京大学公共卫生学院全球卫生系主任、世界卫生组织原助理总干事刘培龙说。

刘培龙认为，习近平主席此番访问世界卫生组织等一系列举动向全世界表明，中国提出的"一带一路"倡议，不仅是沿线国家经贸合作的丝绸之路，也是"卫生合作的丝绸之路"；中国将积极参与全球健康治理，重视和支持世界卫生组织在全球健康治理中发挥核心作用，并加强与该组织的合作。

2016 年 7 月 25 日，在北京，习近平主席在人民大会堂会见了时任世界卫生组织总干事陈冯富珍。

在这次会见中，习主席指出，当今世界，医疗卫生同政治、经济、文化、社会等各领域发展的关系日益密切，对国际关系和外交政策影响不断上升。中国政府高度重视维护人民健康，并在深化改革、健全全民医保制度、完善医疗卫生服务体系、建立基本药物制度、推进基本医疗和公共卫生服务均等化方面取得了重要进展。（参见 2016 年 7 月 26 日，《人民日报》，第 1 版）

同时，习主席也讲到了中国仍然面临许多挑战。中国政府作出了推进健康中国建设的决策部

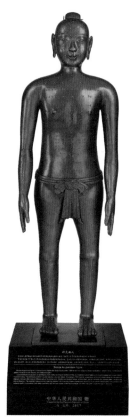

2017 年 1 月 18 日，中国国家主席习近平将"中医药瑰宝"针灸铜人作为国礼赠送给世界卫生组织。这对中医药文化的传承和发展、中医针灸的学术研究与临床应用、中医针灸标准国际化有着里程碑式的意义。

署，正在抓紧制订健康发展中长期规划。使全体中国人民享有更高水平的医疗卫生服务也是我们"两个一百年"目标的重要组成部分。

习近平强调，世界卫生组织作为联合国在卫生领域的专门机构，在及时有效应对传染病疫情、协调全球卫生事务方面发挥着越来越重要的作用。中国高度重视世界卫生组织的重要作用，同世界卫生组织有着长期良好合作关系，在防治传染病等广泛领域开展了务实合作。我们积极支持世界卫生组织在全球、区域、国家层面推动落实 2030 年可持续发展议程卫生相关目标，也愿在"一带一路"框架下开展医疗卫生合作。（参见 2016 年 7 月 26 日，《人民日报》，第 1 版）

在中国倡导的人类命运共同体中，健康是不可或缺的重要组成部分。

陈冯富珍表示，世界卫生组织高度评价中国政府在国际事务，特别是全球卫生合作领域的重要贡献。中方为落实联合国 2030 年可持续发展议程发挥了领导作用。中方提出的"一带一路"思路富有远见，为新形势下全球合作和全球治理提供了新的模式。中国率先落实千年发展目标、实现全民医保覆盖、积极推进医疗改革，引人注目，将为国际卫生事业提供新的推动力。世界卫生组织愿同中国进一步加强合作，并将继续坚定奉行一个中国政策。

中国支持世界卫生组织在全球卫生治理中发挥重要作用，支持其改革进程。中国将继续支持世界卫生组织、联合国艾滋病规划署、全球基金、全球疫苗免疫联盟等国际组织在相关领域开展工作。

中华民族是负责任、有担当的民族，从来都是把全人类的命运与自己的命运系在一起的。

4 "健康丝绸之路"：撑起大格局，实现新跨越

疾病没有国界，健康是全人类的追求。推进全球卫生事业，是落实 2030 年可持续发展议程的重要组成部分。中国将与各国一道，建设好健康丝绸之路，促进可持续发展，不断增进各国人民健康福祉。

2015 年，国家卫生计生委发布了《关于推进"一带一路"卫生交流合作三年实施方案（2015—2017）》。此方案明确"一带一路"卫生交流合作将主要按照"丝绸之路经济带"沿线、"21 世纪海上丝绸之路"沿线两个走向展开，打造"健康丝绸之路"。国家卫生计生委为"一带一路"卫生计生交流与合作设定了近期、中期、远期 3 个战略目标，合作机制建设、传染病防控、能力建设与人才培养、卫生应急和紧急医疗援助、传统医药卫生体制和政策、卫生发展援助、健康产业发展被列为合作重点领域。

2016 年 6 月 22 日，习近平主席在乌兹别克斯坦最高会议立法院发表演讲时提议，着力深化医疗卫生合作，加强在传染病疫情通报、疾病防控、医疗救援、传统医药领域互利合作，携手打造"健康丝绸之路"。（参见 2016 年 6 月 23 日，《人民日报》，第 2 版）

2016 年 10 月 25 日，中共中央、国务院印发《"健康中国 2030"规划纲要》，中央与地方政府主动谋划、紧密联动，以规划、政策和资源投入为引导，搭建平台，创造条件，营造氛围，带动社会组织、智库和企业积极参与"一带一路"卫生合作，提升合作能力，形成全国上下一盘棋的工作格局。在中央相关部委支持和相关政策引导下，支持中国疾控中心，构建公共卫生网络；支持中国医

学科学院，搭建医学科研合作伙伴关系；支持中国医院协会，建立医院合作联盟；支持中华医学会和国家卫生计生委人才交流中心等机构，促进医务人员培训与交流；支持国家卫生计生委国际交流中心，推进健康产业合作。

2016年10月26日至29日，国家卫生计生委、国家中医药管理局和广西壮族自治区人民政府在南宁市举办首届中国—东盟卫生合作论坛，并启动《南宁宣言》。在这次论坛上，国家卫生计生委副主任崔丽指出，"健康中国"建设与"2015年后东盟卫生发展日程"的理念高度契合。

2016年11月，由国家卫生计生委与世界卫生组织共同主办的第九届全球健康促进大会在上海举行，与会的联合国等国际组织代表和多国政要、卫生部部长等会议代表发表《上海宣言》，提出要加强健康的全球治理，让健康更好地促进其他可持续发展目标的实现。

2017年1月18日，中国政府与世界卫生组织签署了《中华人民共和国政府和世界卫生组织关于"一带一路"卫生领域合作的谅解备忘录》。不断夯实中国—中东欧国家、上海合作组织、中国—东盟、澜沧江—湄公河、亚太经合组织、金砖国家合作等多边机制下卫生合作，建立中国—东盟卫生合作论坛、中阿卫生合作论坛、中国—中东欧国家卫生合作论坛等区域多边部长级对话平台，夯实高层对话平台；参与中俄、中印尼、中南非等高级别人文交流机制和中以创新机制，深化与"一带一路"支点国家双边卫生合作。"健康丝绸之路"的主要目标是提高"一带一路"沿线国家整体的健康卫生水平，对双方合作提高沿线国家健康卫生水平具有里程碑意义。"健康丝绸之路"以多双边为基础，服务六大经济走廊和沿线支点国家的卫生合作战略布局初步形成；政府主导、上下联动、多方参与的合作机制不断完善；以早期收获为抓手，发挥示范效应，沿线民众获得感明显增强。

2017年7月18日，国家卫生计生委新闻发言人宋树立在"跨国沟通与人类命运共同体建设"主题对话活动上，就"健康丝绸之路"进行了阐述。她用三个故事，分享健康丝绸之路建设。关于过去的故事，是古代丝绸之路上的健康福音；现在的故事，是让丝路民众都能享受到中国医药服务；未来的故事，是健康丝绸之路。她引用一句波黑谚语"不管你的起点在哪里，终点才是最重要的"，这个终点就是我们的目标。

2017 年 8 月 18 日，"一带一路"暨"健康丝绸之路"高级别研讨会在北京举行。围绕"共筑健康丝路、共享健康发展"的主题，来自 30 多个国家和地区、世界卫生组织和联合国艾滋病规划署等国际组织的 20 多位部长级官员，以及相关政府部门、科研机构、非政府组织、智库和企业的代表进行了深入研讨。中国国务院副总理刘延东出席开幕式并致辞。

刘延东指出，中国政府大力实施"健康中国"战略，探索了一条发展中人口大国医疗卫生事业发展之路，努力为群众提供全方位、全生命周期的健康服务。中国积极落实联合国 2030 年可持续发展议程，愿与"一带一路"沿线国家和有关国际组织一道，深化卫生政策协调，加强传染病联防联控，提高应对突发公共卫生事件能力。推动抗生素耐药防控、先进医疗技术、药物研制等领域创新合作，增进健康服务和产品贸易。落实好 100 个康复助医项目、卫生人才开发千人计划和千名患者康复项目，发展"'一带一路'医院联盟"，建设30 所中医药海外中心，共享优质医疗资源，共同为促进民心相通、增进各国民众健康福祉作出努力。

世界卫生组织总干事谭德塞指出，"健康丝绸之路"的倡议不仅使古丝绸之路上的人民能够心连心，而且也让健康扮演了更加重要的角色，如果想要保障数十亿人的健康，就必须要抓住"一带一路"倡议所带来的机会。

经充分磋商，参会各方确定了《"一带一路"卫生合作暨"健康丝绸之路"北京公报》(简称《北京公报》)。

《北京公报》达成以下共识：

加强卫生政策交流合作，推进 2030 年可持续发展议程中健康相关目标实现；促进"一带一路"国家在重大传染性疾病方面的监测、防控和应对，以及对突发事件卫生应急的协调和合作，加强《国际卫生条例（2005）》核心能力建设；重视开展人员交流，通过开展互派卫生和医学专家、举办各类卫生专业技术培训班和研修班，加强经验交流和人才培训工作；促进传统医药政策、技术、研发和人员交流；鼓励医学科研机构间合作，在前沿医学科技、重大疾病防治、疫苗研发、临床研究等领域开展联合研究和技术攻关；支持发展健康服务贸易、健康医疗旅游和养生保健，探讨"一带一路"沿线国家相关药械准入标准互认等合作。

中国还将在"一带一路"沿线国家继续实施妇幼健康工程，推广儿科及妇产科适宜技术；继续做好"一带一路"沿线国家援外医疗队派遣工作，开展对口医院合作，通过"光明行""微笑行"等短期义诊及捐献药械等多种形式，向"一带一路"沿线国家提供卫生援助；继续支持世界卫生组织、联合国艾滋病规划署、全球基金、全球疫苗免疫联盟等国际组织在相关领域开展工作。

春耕夏耘，春华秋实。经过各国的携手努力，"一带一路"卫生交流合作将收获累累硕果，一条民心相通的亮丽纽带将惠及更多国家和人民。"构建人类健康命运共同体，这是我们的共同愿望，祝愿'一带一路'卫生合作取得更为丰硕的成果和更大的成功。"时任国家卫生计生委主任李斌说。

2020 年春天，一场突如其来的新型冠状病毒肺炎疫情席卷全球。

疫情，以一种残酷的方式，分外真切地警示我们：人类是一个休戚相关的命运共同体。

疫情既是一次大战，也是一次大考。对中国如是，对世界亦然。面对百年罕有之大疫，人类该何去何从？各国又肩负怎样的使命？大疫当前，人类命运共同体理念愈发凸显出其现实意义和时代价值。

此时的中国政府和人民，在自身疫情防控仍然面临巨大压力的情况下，迅速展开行动，力所能及地为国际社会提供援助——向世界卫生组织提供两批共 5 000 万美元现汇援助，积极协助世界卫生组织在华采购个人防护用品和建立物资储备库，积极协助世界卫生组织"团结应对基金"在中国筹资，参与世界卫生组织发起的"全球合作加速开发、生产、公平获取新冠肺炎防控新工具"

倡议。截至 2020 年 5 月 31 日，中国共向 27 个国家派出 29 支医疗专家组，已经或正在向 150 个国家和 4 个国际组织提供抗疫援助；指导长期派驻在 56 个国家的援外医疗队协助驻在国开展疫情防控工作；向 150 多个国家、地区和国际组织捐赠抗疫物资……

中国政府将继续携手推进"一带一路"卫生合作，共筑"健康丝绸之路"，为国际合作提供新机遇，注入新动力，推动实现开放、包容和普惠的全球卫生发展，让各国人民更加幸福，让世界更加美好！

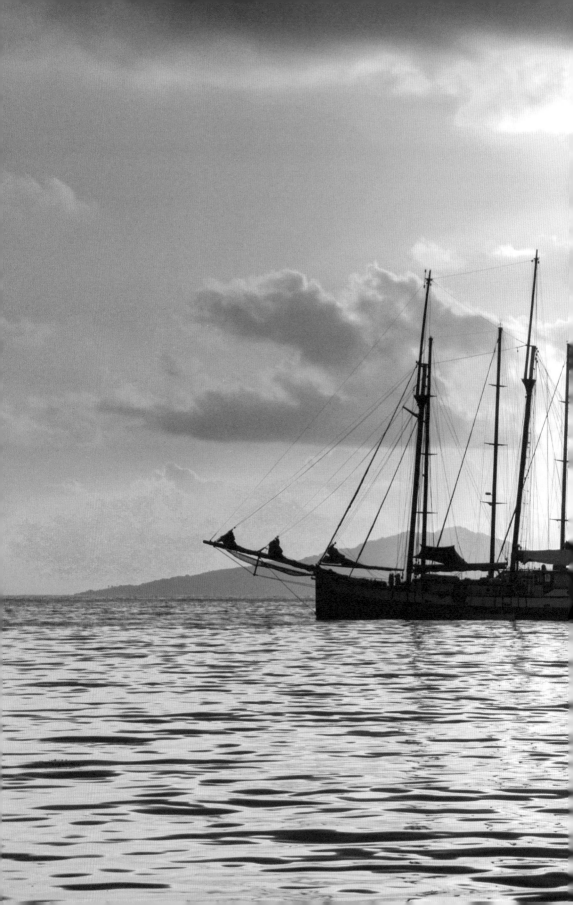

第二章

出发，为了庄严的承诺

　　"用奉献镀亮了一个年代，用深情温暖了万里风雨路。珠玉之弦弹家国之事，厚重之言语卿卿之爱。一张红色邀请函，多少心血染就，用中国医者的一片丹心架起了国际友谊的桥梁！"第十二批援坦桑尼亚医疗队队员张增在中国医疗队援助坦桑尼亚50周年山东淄博队员事迹访谈会上如是说。

　　"不畏艰苦、甘于奉献、救死扶伤、大爱无疆"的中国医疗队精神，展示了中国人民热爱和平、珍视生命的良好形象，为推进人类和平与发展的崇高事业作出了贡献。

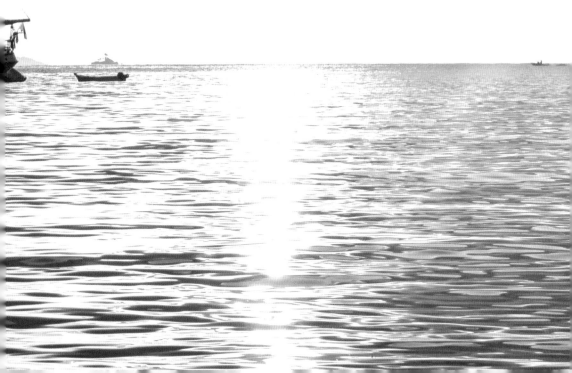

1 毛泽东大力支持新中国对外援助

中国的对外援助，肇始于新中国成立之初。

早在新中国成立之前的一个月，越共主席胡志明就派特使李碧山、阮德瑞到中国，并带来了他写给周恩来的亲笔求援信。

这封信以亲友间做生意的暗语请求中国援越抗法："敝店年来生意颇好，兹欲争取时机，打胜对方，谨派亲信伙计两人赶紧求你们帮助。"

1950 年 1 月 18 日，中国第一个承认越南民主共和国并与之建交。当月底，胡志明亲自到北京向中国求援，尽管中国自己百废待兴，但仍"对他们的要求均给以满意的答复"。这是我国最早的对外援助之一。（参见钱亚平：《60 年来中国的对外援助：最多时占国家财政支出 7%》，人民网，2011 年 5 月 27 日）

援助亚非拉人民的独立与解放事业，为人类作出较大贡献，也因此成为新中国领导人的一种奋斗理想与长远目标。

当时的对外援助，也是中国支持原殖民地半殖民地国家和人民为争取和维护民族独立而斗争的重要方式。

"国际主义"是中国对外援助的一面旗帜。1963 年 8 月，毛泽东在会见来访的非洲朋友时进一步表示："已经获得革命胜利的人民，应该援助正在争取解放的人民的斗争，这是我们的国际主义的义务。"（参见《毛主席接见非洲朋友发表支持美国黑人斗争的声明》，载《人民日报》，1963 年 8 月 9 日）

中共中央党校博士张郁慧在其论文《中国对外援助研究》中引述，进入20 世纪 70 年代，毛泽东曾几次主张大幅增加中国的对外援助。1970 年，毛泽东在会见巴基斯坦总统叶海亚·汗时，提出对巴基斯坦的援助要由原来的 2 亿元人民币增加到 5 亿元人民币。而 1973 年，中国对外援助数额创下了历史最高纪录，当年对外援助支出达到 55.839 1 亿元人民币。

2011 年 4 月 21 日，国务院新闻办公室发表《中国的对外援助》白皮书，综述了中国 1950—2009 年对外援助的情况，这也是国新办首次就中国对外援助发表白皮书，此前，中国官方从未就此发布过正式报告。

白皮书指出，截至 2009 年年底，中国累计对外提供援助金额达 2 562.9 亿元人民币，其中无偿援助 1 062 亿元，无息贷款 765.4 亿元，优惠贷款 735.5 亿元。

中国对外援助坚持不附带任何政治条件，不干涉受援国内政，注重发展和民生的实效，坚持平等互利、共同发展等基本原则，受到国际社会普遍欢迎和好评。赞比亚前总统瓦纳瓦萨说，中国为改善赞比亚人民生活条件作出了重要贡献。联合国前秘书长潘基文表示，中国一直努力与所有非洲国家发展合作伙伴关系，这令人鼓舞。

美国美利坚大学中国—非洲问题专家布罗伊蒂加姆教授认为，中国发布这一白皮书表明"中国正努力思考作为一个负责任的大国意味着什么"。（参见钱亚平：《60 年我们援助了谁》，新浪网，2011 年 5 月 23 日）

即使在"文革"期间，国际主义也成为我国对外政策的重要指导原则，我国的对外援助也没有停止，坦赞铁路便是一个鲜明的例证。

坦桑尼亚和赞比亚政府曾向西方等一些国家提出过援建要求，遭到拒绝后转而向中国求助。这条铁路全长约 1 800 公里，铁路由中国政府提供无息贷款援建，成为中非友谊的象征，被誉为"友谊之路""自由之路"。

这条铁路通过坦桑尼亚四个地区和赞比亚两个省，越过"地球的伤疤"——东非大裂谷，穿过高山深谷、悬崖峭壁、河流湖泊、森林草原与大沼泽地，地形地貌极其复杂，高低落差极大。1970 年，坦赞铁路开始动工，在坦赞铁路修建的近 6 年中，中国先后派出专家和技术人员 5 万多名。

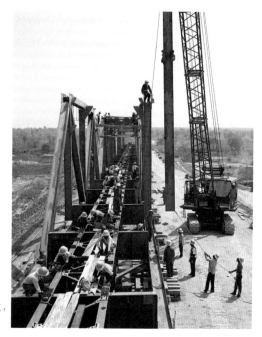

建设中的坦赞铁路。新华社，
1974 年 6 月 6 日

　　由于当时的中国技术设备落后，再加上这两个国家地形地况又非常复杂，大部分时间必须以"人海战术"取胜，施工高峰时，动用工人达两三万。在修建过程中，有 70 名中国工程建设者献出了宝贵的生命，其中 51 人葬在坦桑尼亚中国专家公墓，18 人葬在赞比亚，1 人海葬。一位西方工程师参观过坦赞铁路后感叹地说："只有修建过万里长城的民族，才能修建出如此高质量、高标准的铁路。"

　　1950 年以来，中国向亚洲、非洲、东欧、拉美和南太平洋地区的 170 多个国家和地区提供了援助，帮助受援国建成了近 2 000 个与当地人民息息相关的各类项目，约 10 万名各国官员及管理技术人员来华参加培训和研修。

　　紧随这一系列的援助项目之后的是大量的医疗援助。

　　比如坦赞铁路，随着援建队伍的入驻，医疗卫生队伍也紧随其后，在保障援建人员的基本医疗要求后，中国的医疗卫生队伍也对受援国的当地民众进行了无私的免费医疗。

　　除此之外，早在坦赞铁路建成前，1968 年 3 月，山东省卫生厅就派出了第一支专业的中国援坦桑尼亚医疗队，不远万里来到这个东非国家，用医者仁心、大爱无疆和无私奉献的精神，默默谱写着中坦友谊的篇章。

　　中国医疗队从事的事业不像大海的波涛，轰鸣喧嚣，也不是高耸的碑塔，可为人瞻望。但他们却似漫漫夜空的点点繁星，为受疫病折磨的非洲人民带来光明，带来万里之外中国人民的关爱和无私的援助。

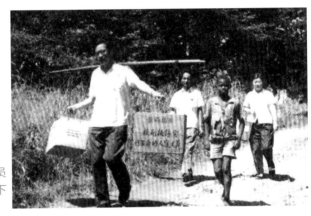

中国援坦桑尼亚医疗队队员挑着担子在坦桑尼亚送药下乡。（1968 年）

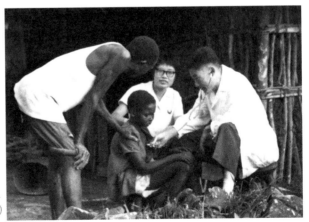

中国援坦桑尼亚医疗队队员在边远地区巡诊。（1969 年）

2 中国援外医疗第一站——阿尔及利亚

1962年7月，阿尔及利亚人民经过长期的浴血斗争，摆脱了外国殖民主义者长达130多年的统治，赢得了民族解放和民族独立战争的胜利。新生的阿尔及利亚政府面对弹痕累累、满目疮痍，亟须医治战争创伤，发展民族经济，填补西方医生撤走后留下的医疗空白，解救疾病缠身、求医无门、苦苦挣扎在死亡线上的平民百姓，当年年底，阿尔及利亚政府通过国际红十字会向全世界发出了紧急呼吁。

1962年12月中旬的北京后海，结着厚厚的冰。后海北沿44号的卫生部大院里，一个贴着国际邮票的狭长的白色信封，摆在了卫生部办公厅对外联络室29岁的工作人员钱君琦的办公桌上。

这是一封阿尔及利亚卫生部部长穆罕默德·纳卡叙亲笔签名的法文信函，由中国驻阿尔及利亚大使馆通过外交部转来，还附有大使馆致卫生部的一封简单公函。钱君琦所在的对外联络室共两个处：一个是社会主义国家处，有9个俄文翻译，上海姑娘钱君琦就是其中之一；另一个是资本主义国家处，有1个英文翻译。

1960年苏联专家从中国大撤退后，对外联络室的工作任务逐渐转移："主要是跟发展中国家发展关系，搞南南合作。"2012年4月下旬的一天，已经79岁的钱君琦告诉《中国新闻周刊》记者，当时由于室里没有相应语种的翻译，她临时找人翻译出了这封信函。原来，阿政府请求中国派医疗卫生代表团访阿，并希望中国派出医疗队长期在阿工作，提供具体的医疗援助。外事无小事，钱君琦立即将这份报告呈交对外联络室主任张惠新，经由卫生部上报中央。国务院外事办公室很快做出批示。

1963 年元旦，在西方国家还没有反应的情况下，刚刚从"三年困难时期"走出来的中国政府，为了表达中国人民对阿尔及利亚人民的友好情意，第一个响应阿尔及利亚政府的请求。

北京第一个向世界宣布：中华人民共和国将派出医疗队，支援阿尔及利亚。

阿尔及利亚位于非洲西北部。北临地中海，东临突尼斯、利比亚，南与尼日尔、马里和毛里塔尼亚接壤，西与摩洛哥、西撒哈拉交界。南北线长约 2 000 公里，东西最宽约 1 800 公里，海岸线长约 1 200 公里。全境大致以东西向的泰勒阿特拉斯山脉、撒哈拉阿特拉斯山脉为界。泰勒阿特拉斯山脉以北为地中海岸的滨海平原，两山脉之间为高原地区，撒哈拉阿特拉斯山脉以南属撒哈拉大沙漠，约占全国面积的 85%。阿尔及利亚国土的北部沿海地区属地中海气候，南部撒哈拉沙漠地区为极端大陆性沙漠气候，雨量极少，日照极盛。5 月至 9 月炎热，最高温度可达 55 ℃。

为了尽快落实党中央决定，当时的卫生部综合先遣赴阿考察小组摸底情况，很快就拿出了派遣方案，由新四军出身的谈泰阶任医疗队队长、陈海峰任医疗队的副队长，于当年 3 月派出卫生考察团并迅速组织一支由湖北为主，北京、上海、天津、江苏、辽宁、吉林、湖南等地的 24 名医疗专家组成的第一支中国医疗队，队员多在湖北省内挑选。

医疗援非对当时处处受西方封锁的新中国来说，是一个重大的政治事件，遴选队员的程序繁杂。除了要求是业务上的尖子，能独当一面外，还要求本人平时表现要好，工作积极，没有出过医疗事故，尤其是家庭中没有复杂的社会关系，直系亲属没有历史问题等。为了证明本人和家庭历史清白，组织人事部门为此还要详细审查。

审查是在当事人不知情的情况下进行的，由于选拔过程是在严格保密的状态下进行的，而且入选条件又非常苛刻，因此好多业务尖子因为政审不合格而被拒之门外，一些人接到通知时，离出发时间仅剩下几天了。

据第一批援阿尔及利亚医疗队队员巩恩厚回忆：

"就在我离开武汉的前两个礼拜，我的父亲从河南老家来我们医院看我，说我要出国了来跟我见个面。当时我并不知道这个信息，也不知道我父亲是从哪儿得到的消息。父亲说就在一个礼拜前，北京公安部门去了四个同志到我们家乡河南确山县，花四天四夜的时间，了解我家祖祖辈辈的情况，以及我童年、幼年和青年时代的一些情况，确定我没有问题。这时我才得知自己要出国的这个信息。当时我很惊奇，为什么单位没有告诉我这个事情，就贸然地去问了我们的领导。领导告诉我很简单的两句话：该你知道的，你知道；不该你知道的，你就不要过问。"

经过严格挑选的 13 名医疗队队员，陆续从全国各地到北京集结。

1963 年 3 月中旬的某一天，由卫生部办公厅工作人员钱君琦带队，到位于北京王府井的出国人员服务部为每人定做了一套中山装、一套西装，还有一套睡衣，面料和颜色由自己挑选。

卫生部给每个队员都制作了一个箱子，有关部门检查队员们在国内的衣服后，考虑到这批援非队员工作只有半年的时间，不让带私人衣物。当时发给每个人的置装费是 500 多元，差不多是一个医生一年的工资。

在北京的半个月时间匆匆而过，每天忙着做各种准备工作：注射疫苗，学习最简单的法语日常用语等。外交部礼宾司专门请了一位刚回国的大使夫人，给医疗队讲外交礼仪：怎么用刀叉，怎么喝汤；女同志不先伸手，就不能握手；上电梯女同志在前，男同志不能挤；在外面喝酒不能超过自己酒量的三分之一；等等。

出发前，卫生部领导给他们开会，交代说，这是新中国成立以来第一次派医疗队出国，任务艰巨。按照领导的叮嘱和纪律要求，每个队员在思想上和心理上，也做好了突发事件的应急准备。

1963 年 4 月 6 日，在接到命令的第三天，第一批着装统一的 13 名援阿尔及利亚医疗队，登上了北京开往莫斯科的国际列车。

由于当时新中国与西方国家还没有开辟航线，只能绕道莫斯科前往北非的阿尔及利亚去执行援外医疗任务，旅程显得颇为曲折而漫长。

1963 年 4 月 16 日，中国政府派遣的第一支援外医疗队，经过长途奔波，终于到达了阿尔及利亚西部位于撒哈拉沙漠边缘的塞伊达市，13 名队员开始了他们全新而充满未知的生活。

医疗队队员到达阿尔及利亚后，每天只有两顿饭。食物也比较简单，土豆、洋葱和西红柿（当时国人并不习惯吃它）三大样为主打，没有绿叶蔬菜，更别说在国内餐桌上常见的韭菜及各种调料了。中阿饮食习惯不同，阿方喜欢把土豆打成土豆泥，再把豌豆焖一大盘子。偶尔也有牛排，但做成巴掌心这么大，有一厘米厚，两面用火烤，表面上熟了，刀子切开还有血水，队员们不会吃，也不敢吃半生不熟的东西，看见就推开了，非常不习惯。得知这一情况后，当时的卫生部很快就从国内派了一名厨师过去，专门为队员们做饭烧菜，以使他们可以安心工作。

50 多年前的医疗队队员们，是靠邮寄信件的办法来与国内联系的。来往的信件只能通过外交部的信使，他们两人一组，每月往返一次。每个月只能够接到一次信件，在不顺利的情况下，可能两个月或者更长的时间都得不到一封回信。

徐贤泽临出国前，他的爱人怀孕有好几个月了，心里非常着急，担心爱人生产情况，他的心事多多少少地表现在工作上。细心的谈泰阶队长看出他的心事后，就跟使馆联系，由使馆跟国内相关部门联系，得知他的爱人于他出国后三个月时，顺利地生了一个男孩，他悬着的心终于落了下来。

到了 6 月，中国又先后派遣出两批共 11 名医疗队队员，从国内陆续来到了塞伊达。医疗队的总人数达到 24 人。

与此同时，中国无偿提供给阿尔及利亚的药品器械也陆续抵达。

中国医疗队出现在塞伊达时，引来了当地民众的极大兴趣，除了好奇，他们投来的更多的是疑惑的目光。

对于贫穷落后的非洲大地来说，乡村的状况并非"艰苦"二字所能道尽。人烟稀少不说，在乡村生活的都是最贫苦的老百姓，缺医少药的情况非常严重，这些地方也是当时国际上尤其是西方国家一些医疗援助队的"禁区"，西方国家一些医疗援助队即便到受援国，也只是在大城市给城市人、富人、官员看病，都不愿也不敢涉足偏远农村。

中国医疗队当然不是这样的。中国医疗队打破了"患者找医生，从乡下到城里看病"的思维定式，决定到边远地区去义诊，下乡做巡回医疗。

他们到达偏远农村后马上恢复了 14 个设在村落里的所谓"门诊部"，每星期定时定点回诊两到三次。在塞伊达一个偏远的牧区，当地百姓问得最多的就是：中国医疗队为什么要到这来？队员们回答最多的一句话就是：为广大农牧民治病！

一开始，许多人半信半疑，认为中国医生比不上欧洲的专家。中国医疗队队员魏金元曾经诊断了一个胃溃疡病例，患者不信，专门跑到 170 公里外的城市奥兰做检查，两边的检查结果最终一模一样。

中国医疗队真正得到认可，是在眼科医生刘钢给患者做好白内障手术以后。

白内障在当地被认为是无法医治的病，那些重见光明的人惊喜交集，奔走相告。"所以还是得有过硬的技术，没有过硬的技术哪里能站得住脚。"徐贤泽晚年接受《中国新闻周刊》记者采访时这样感慨。

为了继续扩大中国医疗队的影响，医疗队进一步提出"深入农牧区，面向农牧民"的工作方针，在省医院之外开辟新的巡诊基地。两名医疗队队员被派到梅谢里亚县医院工作，负责门诊和 80 张病床。

凭借着高尚的医德、医风和过硬的医疗技术，中国医疗队很快赢得了阿尔及利亚民众的心，赢得了当地百姓的广泛赞誉，也逐渐被院方和同行

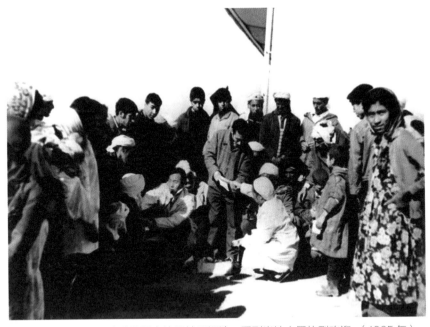

中国援阿尔及利亚医疗队队员在边远地区巡诊，受到当地人民热烈欢迎。（1965 年）

认可。

当时的院方有一位手握财政、行政大权的副院长，全家要出去旅游一个月，家里的钥匙不交给他的亲属，而是交给中国医疗队队员，队员们说："这样不好吧。"副院长却说："哎呀，你们是我真正的兄弟，我没有看到过这样的亲密友好的兄弟，我信任你们。"

最令援外医疗队队员们兴奋难忘的是，就在他们援外期间，在异国他乡的阿尔及利亚见到了来自祖国的亲人。

1963 年 12 月 26 日，周恩来总理、陈毅副总理带领中国中央代表团访问阿尔及利亚时，在奥兰市接见了中国援外医疗队全体队员。（参见《周恩来的非洲十国之行》，中国共产党历史网，2017 年 1 月 5 日）

陈海峰，作为中国第一批援阿尔及利亚医疗队副队长，原卫生部科教司司长，他有幸经历了周恩来总理接见医疗队队员的全过程。

那是他永生难忘的经历。

2013年3月22日，他在《健康报》撰文，回忆了这幸福温暖的一幕。

1963年12月24日傍晚，刚从牧区巡诊完返回医疗队驻地的陈海峰，接到中国驻阿尔及利亚大使曾涛同志打来的电话。他得知，第二天上午，周恩来总理和陈毅副总理要到阿尔及利亚的第二大城市奥兰市访问，由于当时奥兰市既无中方任何派出机构，也没有可以借助的友好单位，中国医疗队就成为唯一可以依赖的力量了。

而医疗队的驻地塞伊达市离奥兰市有数百公里，因此，中国大使要求医疗队队员们要克服困难，在第二天上午8点前务必赶到奥兰机场停机坪，协助使馆人员做好总理一行到达后的安全保卫工作。

放下电话，陈海峰就与医疗队队长谈泰阶同志商量落实方案。决定由陈海峰带15个人去奥兰机场，其他人由谈泰阶带领留守医院应付急诊。

为了不耽误事，陈海峰带着队员们凌晨就动身了，黎明前赶到了奥兰机场。

此时，机场停机坪还空无一人。天亮后，阿方人员才开始布置欢迎现场。专机刚一降落，在机场翘首盼望多时的欢迎人群立即挥动着中阿两国国旗和鲜花欢腾起来。

周总理和陈毅副总理走下舷梯，先与阿方官员握手，然后就径直走到打着"中华人民共和国医疗队"横幅的队员面前。这时，医疗队的麻醉师姜培芳和妇产科大夫张友明举着鲜艳的康乃馨花束迎上前去，分别送给了周总理和陈毅副总理，以及阿尔及利亚的本·贝拉总统。她们对周总理和陈毅副总理说："祝周总理、陈毅副总理访问成功，身体健康！"

周总理与她们握手致谢后，走到陈海峰面前说道："在飞机上，我已经从阿方官员那里得知，医疗队的工作很出色，得到当地群众的高度赞誉。阿方官员对医疗队的工作评价也很高，认为在阿尔及利亚工作的25个外国医疗队中，中国医疗队是最出色的、最值得信赖的一个医疗队。因此，我一定要抽点时间听一下医疗队的工作汇报。"

然后，总理又大声对大家说："同志们，你们辛苦了，听说你们的工作很不错嘛，要继续努力，为祖国人民增光。"听到周总理的这一席话，大家顿时觉得一股暖流涌上全身。

周总理和陈毅副总理在奥兰市只停留一天，要参观奥兰市的北非玻璃制造厂和阿尔及利亚压缩液化气厂及一个农场。按照预定计划，医疗队队员一直伴随在代表团的附近。

在参观阿尔及利亚压缩液化气厂时，周总理饶有兴致地询问了许多技术细节。因为该厂是荷兰援建的，设备都是当时世界一流的，中国当时还没有这样的设备。周总理回国后，还专门派石油部部长唐克去该厂考察，学习人家的经验。在阿尔及利亚压缩液化气厂会议室，当阿方人员介绍情况出现片刻停顿时，周总理突然回过身来，对身边的陈海峰说："本来我是想挤出一点时间，听一下医疗队的工作汇报的，但看来实在是抽不出空来了，只好委托陈毅同志专门听取你们的汇报了。"随后，他就与陈毅副总理打了个招呼。

在会议室的一角，陈海峰向陈毅副总理和乔冠华同志简要汇报了近一年来医疗队在阿尔及利亚的工作情况。

陈毅同志听了后，对于医疗队的工作给予了充分的肯定，并鼓励医疗队队员们继续努力，把工作做得更好。

参观结束后，医疗队队员陪同周总理一行返回奥兰市宾馆。

只见宾馆大门口已站满了等候欢迎的群众，人们兴奋地用当地语言呼喊着："我们的总理，欢迎你。"

此时，医疗队队员们的心情却开始紧张起来。

大家都想与周总理握手，大门口的秩序一时有些混乱。医疗队队员们立即下车，围成了一圈人墙，围在周总理一行和阿尔及利亚总统本·贝拉的周围。队员们组成的人墙在群众的簇拥下几次都险被冲散，费了九牛二虎之力才使总理一行顺利通过了大门，进入宴会厅。

本·贝拉总统在这里举办了一个盛大的宴会，宴请周总理一行。

在奥兰的那天，周总理因感冒正发着高烧，但他没有跟任何人讲，只跟陈海峰要了点抗感冒的药。他一直坚持进行国事访问，直到返回奥兰机场，还在机场贵宾室与阿方有关方面进行紧张的双边会谈。

尽管身体不适，周总理仍然没有忘记医疗队的同志们。会谈一结束，他就来到医疗队队员的身边，对大家说："你们是中国有史以来派驻国外工作的第一批医疗队，既光荣，任务又十分艰巨，而且，面临的许多困难基本上要靠你们自己来克服。中央相信你们一定能够战胜困难，为阿尔及利亚人民群众防病治病作出贡献。"

周总理还叮嘱医疗队队员要"学习发扬白求恩精神"，"更好地工作，把阿尔及利亚人民的健康当作中国人民的健康一样对待"。

说完，周总理又安排全体医疗队队员在机场前厅与他合影，并邀请本·贝拉总统一起合影留念。

闪光灯一闪，一张具有历史意义的照片就这样产生了。

周总理在登机前，还特意与每个医疗队队员都握了一次手，表示感谢。

他走上舷梯时，又突然回过头来，对医疗队队员们大声说："希望你们都成为白求恩式的医生。"（参见《周恩来的非洲十国之行》，中国共产党历史网，2017 年 1 月 5 日）

由于队员们表现优秀，在阿方政府的强烈挽留下，中国援外医疗队的援助时间，从最初约定的半年到最终又延长两年，也就是说第一批医疗队队员在阿尔及利亚整整工作了两年半。

1965 年 12 月 8 日，第二支援外医疗队 33 人，赶赴阿尔及利亚。

中国援外医疗第一批

　　中国医疗队在阿尔及利亚无偿援助的良好口碑，迅速在非洲大地传颂，一些国家与中国建交或复交，纷纷要求中国派遣医疗队并提供医疗援助，这种相互支持和鼎力相助，源自国家间的互相尊重和真诚信任。紧接着，中国开始向桑给巴尔、索马里、刚果（布）、马里、突尼斯等更多国家派遣第一批医疗队。[参见毛小菁：《中国对非援助之路》，载《经济》，2011（10）]

　　在 20 世纪 60 年代，中国还先后向桑给巴尔、老挝、索马里、刚果（布）、马里、坦桑尼亚、毛里塔尼亚、越南和几内亚等国派出医疗队。

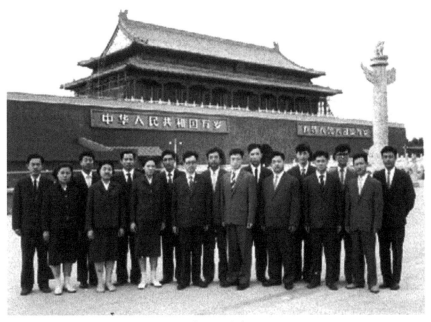

中国援也门医疗队第一队出发前合影。（1966 年）

　　至 20 世纪 70 年代，中国援外医疗队数量迅猛增加。主要原因在于：中国援外医疗队的名声在非洲传开，一些国家纷纷要求中国提供医疗援助；中国与新独立的 25 个非洲国家建交，20 世纪 60 年代与中国断交的 7 个国家——

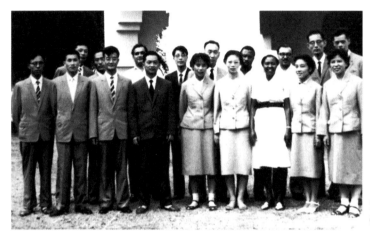

中国援坦桑尼亚医疗队第一队合影。
（1968 年）

20 世纪六七十年代中国向非洲派遣第一批医疗队情况

时间	援助省/区/市	受援助国家
1963年4月	湖北省	阿尔及利亚
1964年8月	江苏省	桑给巴尔
1965年5月	上海市	索马里
1966年6月	辽宁省	北也门
1967年6月	天津市	刚果（布）
1968年2月	浙江省	马里
1968年3月	山东省	坦桑尼亚
1968年4月	黑龙江省	毛里塔尼亚
1968年6月	北京市	几内亚
1968年12月	天津市	越南

时间	援助省/区/市	受援助国家
1970年1月	安徽省	南也门
1971年4月	陕西省	苏丹
1971年9月	辽宁省	阿尔巴尼亚
1971年10月	广东省	赤道几内亚
1973年3月	湖南省	塞拉利昂
1973年7月	江西省	突尼斯
1973年9月	河北省	扎伊尔
1974年3月	河南省	埃塞俄比亚
1974年11月	上海市	多哥
1975年5月	甘肃省	马达加斯加
1975年7月	福建省	塞内加尔
1975年9月	上海市	摩洛哥
1975年9月	上海市	柬埔寨
1975年11月	山西省	喀麦隆
1976年4月	四川省	莫桑比克
1976年6月	黑龙江省	圣多美和普林西比
1976年8月	广西壮族自治区	尼日尔
1976年10月	北京市	布基纳法索
1976年11月	辽宁省	科威特
1977年5月	天津市	加蓬
1977年9月	广东省	冈比亚
1978年1月	宁夏回族自治区	贝宁
1978年1月	河南省	赞比亚
1978年5月	浙江省	中非
1978年12月	江西省	乍得

扎伊尔［今刚果（金）］、布隆迪、中非、贝宁、加纳、肯尼亚、突尼斯同中国复交，同中国建交的非洲国家达 44 个；中国在发展中国家支持下恢复了在联合国的合法席位，为表达互相支持和感激之情，中国加大了对外援助力度。［参见李安山：《中国援外医疗队的历史、规模及其影响》，载《外交评论》，2009（1）］

因此，1971—1978 年被称为中国对外援助的"急剧增长阶段"。

在国家的大力支持下，全国很多省区市向非洲派遣了医疗队。中国援外医疗的宏大事业蓬勃开展起来。

1970 年，中国向南也门（安徽）派出医疗队。

1971 年，中国医疗队抵达苏丹（陕西）、赤道几内亚（广东）和阿尔巴尼亚（辽宁）。

1973 年，中国分别向塞拉利昂（湖南）、突尼斯（江西）、扎伊尔（河北）派出医疗队。

1974 年，中国向埃塞俄比亚（河南）、多哥（上海）派出医疗队。

1975 年，援外医疗队的派遣新增 5 国：喀麦隆（山西）、柬埔寨（上海）、塞内加尔（福建）、马达加斯加（甘肃）和摩洛哥（上海）。

中国医疗队于 1976 年抵达尼日尔、莫桑比克、圣多美和普林西比、布基纳法索和科威特，于 1977 年抵达加蓬和冈比亚，1978 年抵达贝宁、赞比亚、中非、乍得。20 世纪 70 年代，中国中断了与一些国家的医疗合作，包括越南（1971）、老挝（1974）、阿尔巴尼亚（1974），以及喀麦隆、埃塞俄比亚、乍得和伊朗（均为 1979 年）。

20 世纪 80 年代，中国向博茨瓦纳（福建，1981）、吉布提（山西，1981）、阿联酋（四川，1981）、卢旺达（内蒙古自治区，1982）、乌干达（云南，1983）、利比亚（北京，1983）、佛得角（黑龙江，1984）、利比里亚（黑龙江，1984）、津巴布韦（湖南，1985）等国派出了医疗队。

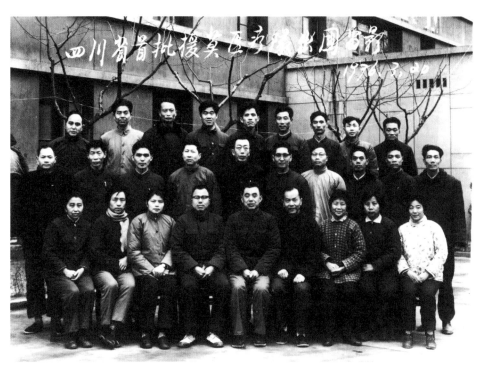

中国援莫桑比克医疗队第一队合影。（1976 年）

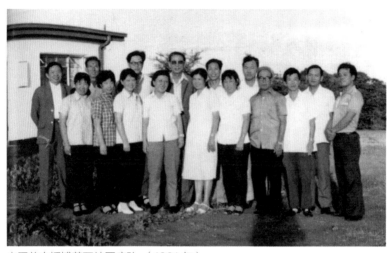

中国首支援博茨瓦纳医疗队。（1981 年）

　　1993 年，援外医疗队抵达圭亚那，这是中国首次向南美洲派出医疗队。

　　中国还向科摩罗（广西壮族自治区，1994）、纳米比亚（浙江，1996）、莱索托（湖北，1997）、厄立特里亚（河南，1997）和尼泊尔（河北，1999）等国派遣了医疗队。21 世纪以来，中国向巴布亚新几内亚（重庆，2002）和马拉维（陕西，2007）等国派遣了医疗队。

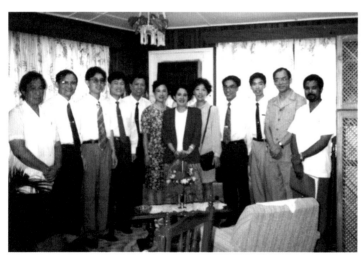

1993 年，中国向圭亚那派遣首支医疗队，中国援外医疗队首次进入南美洲国家。（1993 年）

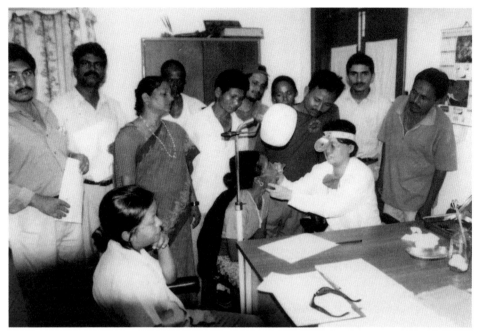

中国向尼泊尔派遣首支医疗队，中国医疗队首次进入南亚国家。（1999 年）

　　当然，中国也在特殊情况下对外进行医疗援助，如在海啸期间向泰国、印度尼西亚和斯里兰卡派出救灾医疗队，以及在巴基斯坦和缅甸地震时派出救灾医疗队；中国还向刚果（金）（2003）和黎巴嫩（2007）派出维和医疗队。此外，内蒙古自治区还向蒙古国派出了援外医疗队。

　　截至 2019 年 11 月，中国援外医疗队从第一批的 24 人累计到 2.6 万人次，先后远赴亚、非、拉、欧和大洋洲的 71 个国家，累计诊治患者约 2.8 亿多人次。

4 中国医疗外交大使第一人——吴阶平

半个多世纪之前开始的中国对外援助是无私的，不附加任何条件的，但也的确带来了良好的政治效应。

早在 1971 年，第 26 届联合国大会以压倒性多数票通过了阿尔巴尼亚、阿尔及利亚等 23 国提出的恢复中华人民共和国在联合国的一切合法权利，并将台湾当局从联合国一切机构中驱逐出去的提案。这 23 个国家中，有 11 个是中国派有医疗队的国家。对此提案投赞成票的 76 个国家中，有 51 个是亚非拉第三世界国家，其中绝大多数国家也都是中国的援助国。毛泽东主席在获悉 2758 号决议后曾生动形象地说，是非洲兄弟把我们抬进去的。一个"抬"字极其传神地表达了非洲朋友对中国的热情、真诚、支持之意。（参见 2011 年 5 月 27 日，人民网）

从这种意义上讲，中国医疗援助队队员无意之间充当了"医疗外交大使"的角色！

"医疗外交"既指利用医疗卫生工作来实现对外政策目标，也指利用对外政策来实现医疗卫生目标。在卫生发展领域开展国际合作是中国公共卫生外交政策的重要组成部分。

而充当新中国"医疗外交大使"这种角色，吴阶平可称得上是第一人了！

吴阶平是我国著名的医学科学家、医学教育家、社会活动家，在新中国成立后，担任多位党和国家领导人医疗组组长的职务。不仅如此，吴阶平还担负了为外国首脑看病的任务。这些医疗任务的圆满完成不仅显示了吴阶平高超的医学技术，更展现出他的政治智慧，使其成为中国"医疗外交"中特殊的"大使"。

1961年年底，中国政府接到邀请，印度尼西亚方面希望请中医专家去给苏加诺总统治病。

苏加诺总统对中国医生发出邀请当然是一件好事。

当时正值少数西方大国采取"冷战"政策，对中华人民共和国蓄意进行各个方面的封锁、遏制。面对这一现实，从团结第三世界打破西方封锁的目的出发，中国政府欣然接受邀请。周恩来总理亲自审定赴印尼医疗组的方案，考虑到吴阶平的政治素养和专业素质，周总理点了吴阶平的将。（参见2011年3月4日，中国网）

"要团结印尼的左派，争取一切可以争取的力量，尽一切可能为总统治疗，也要多为群众服务。"临行前周恩来、陈毅专门跟医疗组谈话，指出了此行的目的、任务，并任命吴阶平为医疗组的组长，心脏病专家方圻教授任副组长。组员有著名的老中医岳美中、杨甲山，以及放射科胡懋华等9位中西医专家。

作为一名泌尿科专家，吴阶平很清楚苏加诺总统患的是一种什么样的病。中医是否就一定能对总统的病有疗效，吴阶平并没有十分的把握。但他心里明白，这首先是个政治任务，必须高度重视，不辱使命。

1962年年初，中国医疗组专机由北京飞往昆明，再由昆明经缅甸到印尼。此时印尼反华浪潮刚平息不久，政局不稳。为了应付复杂局面，医疗组在专机上成立了临时党支部。

从严寒的北京来到酷热难耐的雅加达后，中国医疗组受到中国驻印尼大使姚仲明的接待。姚大使首先向医疗组全体成员介绍了印尼的社会及政治情况。同时，对苏加诺总统的病情也作了基本介绍。

听了姚大使的分析介绍，吴阶平心里有了点底。姚大使接着说："你们来之前可能听说了，印尼上层分为左、中、右三派，营垒分明。印尼军方是右派，实力很强，有不少高级将领都是亲美的。卫生部部长就是一个准将，极力反对总统请中国医生来。"

"苏加诺是一个什么样的人？性格怎么样？"吴阶平想了想，问道。姚大使笑着说："军队中的右派势力这么强却不敢把苏加诺怎么样，也是由于总统本人在印尼民众和军队中有很高的威望。"

吴阶平问："苏加诺脾气好吗？在交谈中有什么特别的禁忌？饮食起居有什么特殊的地方？"作为医生，他很注意自己会对患者造成怎样的心理影响，更何况是这样一个特殊的患者。

姚大使认真地回复了吴阶平的提问。

几天之后医疗组接到通知：明天苏加诺总统医疗小组将与中国医疗代表团就总统健康问题开会讨论。

第二天一早，讨论会按时开始了。按照事先安排好的，中国的西医专家首先发言。吴阶平看了苏加诺肾脏的 X 光片和厚厚一摞各国专家的诊断书，并与方圻、胡懋华等几位医生低声交换了一下意见，他首先说："各位教授，我们看了这些详尽的资料，对总统阁下的病情有了一个初步了解。"

吴阶平一开口，纯正、流利的英语就令在座的印尼医生们吃了一惊。他们静静地听着中国的吴阶平专家对总统 X 光片做的详细分析。

紧接着，方圻教授针对总统的病情也做了发言。

对于中国医生的发言，印尼医疗组的专家根本无法挑出什么毛病。

接着，由老中医岳美中为主，中国医疗组介绍了中医的历史、理论、体系，什么是汤药，什么是针灸，原理是什么，中西医结合有什么好处等。

岳医生是饱学之士，信手拈来，侃侃而谈。

吴阶平知道，中医对于对其一无所知的外国医生来说是很难理解的，也不可能很快消除这些医生对中医的疑虑，他就和岳美中等几位老中医商量，只有把中医讲解得通俗易懂，并尽量把中医与西医相通的地方联系起来讲，才能逐步改变印尼医生的看法。

持怀疑态度的印尼医生见吴阶平、方圻等都受过完备的西医教育，完全掌握西医，也熟悉医学领域的国际新进展，同时，他们又对中医如此了解、肯定、推崇，也无法提出异议。

苏加诺总统第一次接见中国医疗组、第一次接受中医治疗是在独立宫，印尼医疗组的成员也都在场。

第一次治疗比想象中要顺利，苏加诺很配合，对"号脉"等中医治疗手段感到很新鲜，只是对于针灸一时难以接受，犹豫了。

吴阶平用英语解释了半天，苏加诺还是半信半疑。

此时，吴阶平当机立断，他与针灸专家商量了一下，决定现场在自己手上扎给总统看，以打消他的顾虑。针灸专家同意了吴阶平的要求，针灸专家一边扎，吴阶平一边对总统解释，在场的人员和苏加诺总统看着吴阶平毫无痛苦、神色自若的样子，终于同意试一试。

银针扎进去要停留一会儿，为了分散苏加诺的注意力，吴阶平开始找话题和总统谈天。他聊天式地和苏加诺谈起了一般肾结石是怎么一回事儿，西医怎么治，中医怎样治，根据是什么。又向总统介绍来的几位老中医在中国国内中医界的地位，他们以前也曾遇到过类似的病症，经他们治疗，病情都有不同程度的好转，有的患者甚至康复了。

半小时不知不觉过去了，医生小心翼翼地把针从总统的各个穴位拔下来。针灸结束了，总统的谈兴却未减："吴博士，你的英语怎么讲得这么好？"他对这位风度翩翩、谈吐幽默的吴博士很感兴趣。吴阶平简单介绍了一下自己，准备告辞。他看见大管家已经站在了门口，大概总统下面还有安排。

"第二次什么时候看？"苏加诺问。

吴阶平估算了一下，中药一般每次是开五服，应该五天以后再看："礼拜六吧。"

五天以后，吴阶平没想到他们被车直接送到了离雅加达68公里的茂物，总统的别墅。住在茂物的是总统的第二夫人和他的两个孩子。

在茂物，除了总统的例行检查治疗，苏加诺还主动请求中国医生给他第二夫人和两个儿子看病。两个孩子一个七八岁，一个五六岁，都患哮喘，西医治疗效果不理想。几位老中医对小儿哮喘的治疗还是很有心得的，当场开了药。至于夫人并没有什么病，只是体质弱，也开了几服益气补血的药。后来听说两个孩子的哮喘用药见效，夫人很高兴，苏加诺也非常高兴，从此每周末去茂物定偕中国医生同往。

到印尼开展工作后不久，吴阶平听说了这样一件事：新华社访问印尼的代表团即将回国之时，一位团员患了急性阑尾炎住进印尼医院，医生要为他做手术。如果做手术，他就不能随团回国了。

吴阶平立刻想到，使用中西医结合的方法进行治疗，中药、针灸、抗生素，对急性阑尾炎是有疗效的。同时也可以利用这个机会宣传中医、中药和针灸的作用。他把这个意见和医疗组的医生们一说，立刻得到了大家的赞同。

中医治疗果然见效，疼痛开始减轻，直至逐渐消失，第三天患者就如期随团回国了。这一下使在场的印尼医生、护士大感惊讶。从西医的角度来看，急性阑尾炎必须手术治疗，没有想到拿几根小小的银针在身体的几个部位轻轻一扎就好了。

消息立刻就传开了。中国传统中医的广告效应出现了。记者们也到处宣传中医的疗效，神秘、新奇、惊叹、猜测，一时间人们议论纷纷。

中医对于调理、保养本来就十分有效，再加上患者又认真地配合，简直是药到病除，皆以为"神"。

没过几天，外面对于中国医生的评价就传到了苏加诺的耳朵里，总统也就更加信任医疗组，每次看病的气氛都十分轻松、融洽。苏加诺对中国医生的好感推而广之，成为对中国的好感。例如，中国大使想见总统，如果通过正常的外交程序，由礼宾司安排常常需等上一两个月。而吴阶平在给苏加诺治疗时说起："总统阁下，我们的大使很想来看看您。"苏加诺马上就说："让他明天就来吧。"

姚仲明大使对医疗组的价值和所起的作用十分清楚，经常利用这种有利条件请医疗组帮助传递一些消息。

这天又是例行治疗日，中国医生们来到独立宫。苏加诺心情大好，方圻和岳美中给他做了检查，接着就是针灸治疗。苏加诺放心地接受治疗，一边扎针一边和大家聊天："吴博士，看来爱喝你们'中国咖啡'的人还真不少，不少人的病都是喝了它好的，我感觉也不错。"（苏加诺把汤药叫"中国咖啡"）

印尼对苏加诺健康状况发布新闻公报之后，吴阶平认为中国医疗组此次为总统的诊治工作可告一段落，可以安排回国。经报周恩来总理批准，决定让医疗组回国。

历时近5个月的医疗任务圆满完成，吴阶平带领他的医疗队奏凯而归。

苏加诺与中国也结下了很深的友谊，总统的身体稍有不适，首先想到的就是中国医生。

1963年2月14日至3月29日、1963年8月8日至8月12日、1964年11月14日至1965年1月6日、1965年7月22日至9月1日，中国又先后四次接到苏加诺的邀请，每次都是吴阶平任医疗组组长前往印尼，为总统保健、治病，每次任务都完成得非常好。

外电评论：印度尼西亚与中国的关系非常密切，苏加诺总统离不开中国医生。特别值得一提的是，在第四次到印度尼西亚为苏加诺总统治疗时，苏加诺总统于1965年元旦授予中国医疗组以"伟大公民"勋章；授予组长吴阶平二级勋章，勋章级别相当于总理级；授予岳美中等专家三级勋章，相当于部长级。

中国外交部专门就中国医疗组出访写了一个通报，做出了这样的评论："用医疗组的形式到国外有很大好处，上可以直接见到元首，下可以给老百姓治病，影响很大，花钱不多。"［参见陈洋：《"医疗外交大使"吴阶平为苏加诺治病》，载《世纪风采》，2017（1）］

安南出乎意料用中文说："您好！谢谢你们！"

1997年1月2日上午10点，科菲·安南乘专车来到联合国总部，开始他作为联合国第七任秘书长的崭新历程。

在安南的两个任期内，他一直关注和关心非洲的安定与发展。在安南眼中，尽管非洲面临着种种挑战，但它仍是一个"有希望的大陆"。

非洲的全名叫"阿非利加洲"。"阿非利加"在拉丁语中意为"阳光灼热"，在梵文中又有"印度西边大陆"的意思，在腓尼基语中还有"富饶肥沃的水果之乡"的含义。非洲大体是一个起伏不大的高原，赤道横贯大陆中部，四分之三的地区年平均气温在20 ℃以上，几乎全年都是夏天，故被人们称为"热带大陆"。

非洲，它形如一个巨大的不等边三角形，南窄北宽，地中海、红海、印度洋和大西洋环绕四周，沿海岛屿不多，最大的岛屿是马达加斯加岛。在非洲3 029万平方公里的土地上，生活着约7亿不同肤色的居民，有黑人，也有白色人种，还有黄色人种，其中黑人约占总人口的三分之二。有700多个民族和部族，语言十分复杂。

非洲地大物博，资源非常丰富，人民吃苦耐劳。但是，非洲曾经遭受长达500年之久的殖民统治，帝国主义、殖民主义的侵略、剥削和掠夺，将非洲变为世界上"最贫困的大陆"。据联合国宣布，世界上最不发达的48个国家中有33个是非洲国家，非洲53个国家中，最不发达国家占总数的62%。

尼日尔共和国位于非洲中西部，是撒哈拉沙漠南缘的内陆国，为世界上最不发达国家（低度开发国家）之一，也是世界上最热的国家之一。从 2005 年 6 月开始，尼日尔中部、北部许多省份大闹饥荒，灾区严重缺少粮食，村民到野外采摘树叶充饥，很多儿童都患有严重的营养不良。灾区当地医院儿科病房的住院儿童，95％以上是因饥饿引发的疾病。

应尼日尔共和国政府请求，2005 年 8 月 24 日，联合国秘书长科菲·安南亲自率领联合国救灾团，在尼日尔共和国总统陪同下，乘专机飞抵津德尔市，实地考察当地严重的灾情。

安南秘书长听说在这个饥荒如此严重、环境如此艰苦的国家里仍有中国医生在这里坚持开展医疗援助工作时，主动提出要和中国医生见见面。

听到这个消息，中国医疗队队员们都惊喜异常。

当天上午 10 点，联合国救灾团在尼日尔总统和尼日尔卫生部部长的陪同下，乘车来到津德尔国家医院。医院全体医护人员列队欢迎安南秘书长，中国医疗队被安排在队列前排，何建辉作为中国医疗队的翻译，有幸参与了安南的整个接见过程。

"快看！这就是安南！"有人低声呼道。安南秘书长及其夫人、尼日尔共和国总统等官员出现在人群中。只是在电视里看见的"世界最大的官"，现在竟然真实地出现在了大家跟前。安南头发和胡子卷曲花白，目光坚定，充满睿智，在当地官员的引领下，迈着从容而沉稳的步子向中国医疗队走来。

安南最引人注目的是他那双眼睛。他的眼睛，映射出的不只是对这个既富饶又贫穷、既美好又痛苦的世界的忧患和悲悯，更多的是力量和希望。

此时，安南面带微笑，亲切地望着中国医疗队频频点头，安南极其重视此次会面，有备而来地学了几句中文，在与医疗队队员们逐一握手的过程中，他出乎意料地用中文说："您好！谢谢你们！"

"您好！谢谢你们！"这几个字，如一股热流迅速涌上中国医疗队队员们心头。顿时，队员们报以热烈的掌声。

接着尼日尔总统向中国医疗队走来，握着翻译何建辉的手说："您好！"

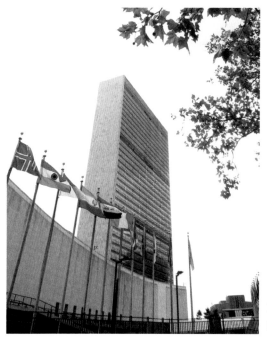

联合国总部大厦。
新华社记者侯俊摄

何建辉有礼貌地回答：“您好，看见您很高兴。”

尼日尔卫生部部长也过来与中国医疗队队员们握手，连声说：“谢谢你们。”医疗队队员们听到这些话，感到无比高兴，有什么能比中国医疗队的认真负责、精益求精的援外医疗工作得到联合国和当地政府认可而更高兴的呢？

这时联合国救灾团随团几十名电视、电台记者争相为中国医疗队和官员拍照，周围人群里关于“Chinois”（中国人）赞赏的话语传开来。这一刻，医疗队队员们的民族自豪感无比强烈，援非医疗工作中所有的艰辛和困苦，一下子变得微不足道了。

随后医疗队队员们陪同安南去病房探望了被救助的患儿。

安南秘书长脸色凝重，眉宇紧锁，脸上流露出极大的忧虑，而安南夫人则动情地把处于极度饥饿中的患儿久久地搂在怀里，眼里满是心疼和关怀，让人非常感动。

此刻，队员们心中也默默地下决心，一定竭尽全力与津德尔国家医院的医护人员一起救治好这些患儿。在送走联合国救灾团后，中国医疗队队员和当地医护人员一样，心情久久不能平静。

安南秘书长的到来，对于备受饥饿困苦的尼日尔人民来说，是一个希望。从此，大量的国际人道主义援助源源不断地送到他们的手里。

对于中国医疗队队员们来说，除了获得联合国秘书长肯定的荣誉感之外，也见证和亲历了一段历史，由此在心中激发了更为强烈的国际人道主义责任感。

安南肯定中国医疗队只是一个方面。中国医疗队在所援助国，更是受到当地民众的高度认可和所在国领导人的高度赞扬。

1974年12月初，阿尔及利亚赫利赞医院接收了一位意外断手的患者，是中国医疗队骨科医生杨炳生等勇敢地承担了这个几乎不可能完成的手术。

当时患者断手面比较整齐，要想做手术必须找到断手血管的动脉、静脉、神经、肌腱等正确的位置。由于失血过多，肌肉都是白色的，加之又缺乏必要的仪器来诊断，哪些是神经，哪些是肌腱，很难准确区分。只能凭临床经验先把骨头固定以后，再进行一条条神经连接，一根根血管缝合等。

手术成功后，时任阿尔及利亚总统府顾问特黑斯·杰夫利发来贺电说：中国医生遵照毛泽东主席阁下的教导，发扬国际主义精神，用精益求精的医术在我国开创了断手再植的先例，我国政府深表感谢。

1985年3月，中国第十一批援助阿尔及利亚医疗队队员整形颌面外科专家李金荣教授，为一个12岁的女孩菲露兹实施全鼻再造手术。

为了做到完美无瑕，李金荣决定放弃从前额取肉的传统方法，选择了有风险的上臂内侧移植的手术医疗方法。把鼻根部移植到手臂上，用石膏固定住，21天以后，当这个鼻根部借用手臂血液循环获得再生后，就从手臂上切下来，再移植到鼻子原来的位置。这项医学手术在今天看来比较成熟，按照手术程序一步步走，相对简单。可在当时的条件下，不能说不是医学上的一个奇迹。

在整个治疗过程中，络绎不绝的阿尔及利亚民众来到医院一睹中国医生的高超医术。

院长兴奋地说中国医生给阿尔及利亚乃至非洲创造了一个奇迹。

坦桑尼亚桑给巴尔副总统伊迪说："我可以这么说，中国医生们在桑给巴尔出色地完成了任务，桑给巴尔人民觉得他们像家人一样，队员们也像照顾家人一样去医治患者。"

世界卫生组织总干事陈冯富珍也曾说："在我对许多非洲国家的访问中，我亲眼看到许多中国医疗队在基层工作，为非洲人民提供医疗服务，这很让人欣赏。他们不光提供直接的医疗服务，同时也培训当地医务人员，提高了其医疗水平，达成了一种双赢的局面。"〔参见毛小菁:《中国对非援助之路》，载《经济》，2011（10）〕

半个多世纪以来，中国医疗队对受援国人民始终如一。一批批队员们用青春和生命实践着他们的信念：爱心没有国界。

"健康大使"的勋章

马达加斯加共和国位于南半球非洲大陆的东南部、印度洋西南面的马达加斯加岛上，为世界第四大岛，人们习惯称之为"大岛"。马达加斯加属最不发达国家之一。经济以农业为主，严重依赖外援，工业基础薄弱。

在马达加斯加共和国有一支来自中国甘肃省的医疗队。

这支医疗队，自1975年8月开始，40多年来一直在马达加斯加共和国开展援外医疗服务，为当地民众带去了健康，传递了友谊。

在这支医疗队中，有一名队员，他的名字叫钟良亭。

就是这样一位普普通通的援外医生，在马达加斯加书写了他不平凡的一生。

钟良亭在马达加斯加医疗队工作了 12 年，他把最好的青春年华奉献给了援外医疗事业。

因高尚的医德、精湛的医术和对中马友谊的突出贡献，2012 年，钟良亭被马达加斯加总统授予大将军勋章；2013 年，他又成为甘肃首位"全国援外医疗队派遣 50 周年先进个人"。

2013 年 8 月 14 日《甘肃日报》、甘肃人民网，以《身在异国的甘肃人用爱浇灌中非友谊》为题，对钟良亭的事迹进行了报道。

2013 年 8 月 9 日下午，《甘肃日报》记者在甘肃省卫生厅见到了钟良亭。此时，60 岁的钟良亭已经回国半年多了。他说："由于年龄的原因，我再也不能去那里转转，探望探望多年的老友，再也不能去为当地的老百姓再看看病……"

朴素的话语，发自内心的大爱。从这里可以看出，晚年的钟良亭是多么留恋自己的援外岁月！

从 1975 年 8 月开始，甘肃省卫生厅向马达加斯加派遣援外医疗队。至 2013 年，我国援外医疗队派遣 50 周年时，甘肃省共派出 19 批、559 名医疗队队员。援外医疗队在马达加斯加工作每个周期为 2 年。分别在首都点马义奇、东方点瓦图曼德里、北方点桑巴瓦、南方点昂布翁贝 4 个医疗点工作。

而钟良亭是甘肃省派出的首批队员之一。

1974 年，21 岁的钟良亭从甘肃张掖医学专科学校毕业后，被分配到甘肃省卫生防疫站工作。当时援外医疗队医护人员在马达加斯加工作期间在法语交流上存在很大障碍，为便于在当地更好地开展工作，甘肃省卫生厅开始着手法语翻译的培训工作。"当时培训法语翻译的要求很高，既要懂医，还要有很高的政治觉悟。经过层层选拔，1977 年，我被派到西安外国语学院学习了 4 年法语，1981 年回到甘肃省卫生厅从事援外医疗队的管理培训派遣工作。1984 年我自愿申请参加了第五批援外医疗队，同年 5 月，我和我的同事们踏上了前往马达加斯加的工作旅程。"钟良亭后来回忆说。

因当时条件的限制，钟良亭一行从兰州坐火车到北京，从北京乘坐飞机到卡拉奇，后又转机到埃塞俄比亚、肯尼亚，最后才到达了马达加斯加。

"出发前，总感觉要出国，心里很激动。但真正到了马达加斯加工作地后，我愣住了。这里非常贫穷落后，当地居民缺衣少食，出门都没有鞋穿，前往医疗点的地方也没有公路，车辆驶过后尘土飞扬。当地的气候四季炎热，蚊虫很多，非洲还是疟疾、艾滋病等的高发地。在这样的环境下工作，随时都有牺牲的可能。当时，一种从未有过的责任感和使命感在我的身上激发出来。"钟良亭说。

在两年的工作期满后，钟良亭回到国内。但他忘不了马达加斯加贫困而又朴实的居民，于1988年再次主动请缨，参加了甘肃省第七批援外医疗队。

1996年，钟良亭作为第十一批援马达加斯加医疗队队长，第三次前往马达加斯加，为当地群众解除病痛。

而这一次，恰好正遇上马达加斯加总统选举。

也正是这次选举让钟良亭与马达加斯加的官员有了接触。

选举前的一天晚上，总统候选人拉齐拉卡突然患病。在焦急不安之际，他想到了中国医生，想请中国医生尽快为他诊病。接到邀请后，钟良亭立即带领两名医生，冒雨前往40公里外的拉齐拉卡住地为他看病。中国医生的态度与技术，令拉齐拉卡感动不已。看着忙碌的钟良亭，他的心里一下子轻松了许多，脸上露出了笑容。

又经过4次治疗，拉齐拉卡康复了，也在这次选举中获胜。

拉齐拉卡忘不了中国医疗队，格外感激为他治疗的中国医生。钟良亭也因为这层关系，成了马达加斯加总统拉齐拉卡的好朋友。

从这以后，每隔两周，钟良亭就会带着中国医生去总统府为拉齐拉卡总统和他夫人做体检和治疗。

利用这个难得的机会，钟良亭一边为总统治疗，一边宣传新中国的外交政策和新中国的建设成就，为中马友谊和两国关系作出了突出贡献，为此，我国驻马达加斯加大使称赞他为"民间大使"。

然而，不测的情况不断发生。

2009 年，钟良亭任第十七批援马达加斯加医疗队队长时，马达加斯加发生了政变，出现了前所未有的严重动乱。

"2009 年的农历除夕的晚上，我们医护人员在首都点马义奇一边包着饺子，一边看着春节晚会。当地时间晚上 10 时许，我们得知了政变的消息，我立即通知其他 3 个医疗点的人员加强安全防范，取消外出活动。"钟良亭事后回忆道。

"当晚 11 时许，因当地医护人员罢工，一名受了刀伤的黑人男子被送到了马义奇医疗点。钟良亭打开大门立即将患者送到了手术台上，只见该男子心脏暴露，连心跳都能看得见，生命危在旦夕。紧急关头，钟良亭组织主刀医师郭学忠开始抢救患者。经过大家的齐心协力，该男子终于脱离了生命危险。"第十七批援外医生李勇说。

工作之外，钟良亭是个爱动脑筋想办法的人。在同事们眼中，他勤奋坚定又开拓进取。

马义奇医疗点距离首都有 40 公里，工作条件非常艰苦。作为队长的钟良亭，组织修建了医疗队驻地围墙和车库，安装了防盗门，还争取资金为医院打了一口新水井，解决了医院和队员们在旱季严重缺水的问题。

钟良亭还经常利用假日，驱车 1 500 多公里，前往马达加斯加最贫穷落后、最缺医少药的木伦达瓦地区，为中资企业索科马糖厂中方人员和马达加斯加工人及当地群众进行义诊。马达加斯加电视台向全国播放了中国医疗队义诊的消息和场面。这样的义诊，不但加深了两国人民的友谊，也提升了中国医疗队的影响力。

最难得的是，钟良亭更是一个正能量满满的热心人。只要有患者求助看病，钟良亭就随叫随到。他曾多次感染疟疾发烧至 40 ℃，但仍带病坚持工作。

为了表彰钟良亭为中马友谊和马达加斯加人民的健康作出的突出贡献，马达加斯加总统曾 4 次授予他国家级勋章，其中大将军勋章是中国人在马达加斯加获得的最高勋章，也是唯一一枚。

亮闪闪的奖杯、沉甸甸的奖状，记录着中国援外医疗队 50 多年来的辛勤劳动和收获。

1969 年 4 月 25 日，刚果（布）政府总理拉乌尔举行授勋仪式，授予天津市援刚果（布）医疗队第一队队长甄国才、副队长汪勤梅刚果独立二级勋章，授予 24 名队员刚果独立三级勋章。拉乌尔总理盛赞中刚友谊并对医疗队工作表示感谢。

1978 年 9 月 13 日，贝宁国家授勋委员会授予宁夏援贝宁医疗队纳点医疗队队长、石嘴山市医院外科主治医师胡昌凯贝宁共和国三级镀金骑士勋章，授予队员石嘴山煤炭公司职工医院内科主治医师冯鉴洲四级镀银荣誉勋章，授予翻译、北京外国语学院法语系教师李波文镀铜骑士勋章。该勋章（包括权杖和证书）是贝宁最高的国家荣誉勋章，通常授予为贝宁作出突出贡献的贝宁人及外国人士。

1983 年 10 月 5 日，马里卫生部部长代表马里政府授予浙江省援马里医疗队卡地医疗点骨科李世骐医师马里共和国二级骑士勋章。12 月 24 日，塞内加尔总统授予第四批援塞内加尔医疗队队员塞内加尔共和国骑士勋章，授予队长

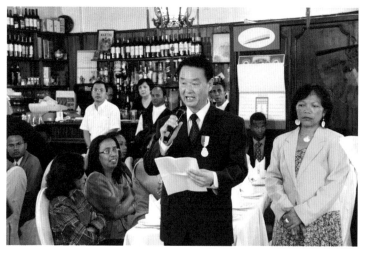

2010 年 11 月 25 日晚，在马达加斯加首都塔那那利佛，被授予国家级军官荣誉勋章的中国援马医疗队队长钟良亭在授勋仪式上讲话。新华社照片，塔那那利佛，2010 年 11 月 26 日

林品杰塞内加尔共和国狮子勋章。

1984年8月23日，以曲福仁为队长的浙江省援中非医疗队第三批13名队员完成两年援外医疗任务。中非卫生与社会部部长杨贡戈根据总统科林巴签署的命令，授予曲福仁队长中非复兴二级荣誉勋章，授予李茂盛等8名医师中非复兴三级骑士勋章，给另外4名队员颁发了奖励证书。

1985年3月，浙江省援中非医疗队队员程纪中为中非人民的利益献出了生命。5月29日，科林巴总统亲自签署命令，授予程纪中骑士勋章，并为其举行了隆重的告别仪式。12月13日，塞内加尔卫生部部长蒂尔诺·巴代表迪乌夫总统，授予福建省第五批援塞内加尔医疗队队长卢济梧塞内加尔共和国狮子勋章，授予其他16名队员塞内加尔共和国骑士勋章。

1986年7月4日，广东省第十二批援赤道几内亚医疗队队长和翻译荣获赤道几内亚银质国家独立勋章，其余18名队员荣获铜质国家独立勋章。赤道几内亚总统奥比昂在首都马拉博亲自为队员授勋并颁发荣誉证书。

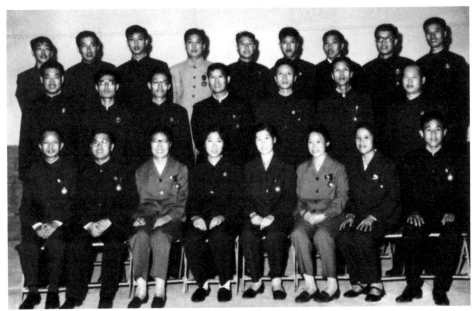

刚果（布）政府为中国援刚果（布）医疗队队员举行授勋仪式。（1969年）

　　1989 年 11 月 9 日，塞内加尔总统迪乌夫签署嘉奖令，授予福建省援塞内加尔医疗队队长魏忠义塞内加尔共和国狮子勋章，授予第七批援塞内加尔医疗队 16 名队员塞内加尔共和国骑士勋章。

　　1991 年 7 月 16 日，扎伊尔为 18 名表现突出的河北省援外医疗队队员颁发扎伊尔最高荣誉——国家骑士勋章。8 月 26 日，赫利赞省为了表彰湖北省援外医疗队的贡献，授予赫利赞医疗分队队长宋颖杰一枚 medaill 奖章和证书。9 月 7 日，扎伊尔颁布国家命令，再次单独授予总统保健医师李计留国家骑士勋章。10 月 1 日，塞内加尔总统签署嘉奖文件，授予福建省第八批援塞内加尔医疗队队长塞内加尔共和国狮子勋章，授予 16 名队员塞内加尔共和国骑士勋章。

　　1992 年 7 月 1 日，广东省第十五批援赤道几内亚医疗队全体队员荣获赤道几内亚铜质国家独立勋章。赤道几内亚总统奥比昂在首都马拉博亲自为队员授勋并颁发荣誉证书。9 月 19 日，扎伊尔国家授勋局在金沙萨"非洲统一组织总部"举行了隆重的授勋仪式，授勋局局长恩古卢法将军宣布了总统令，授

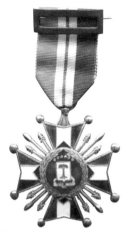

赤道几内亚银质国家独立勋章（1986 年）

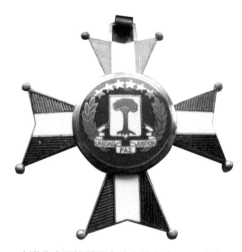

赤道几内亚铜质国家独立勋章（2006 年）

予在扎伊尔首都金丹堡医院工作的河北省援外医疗队队长石东芳、副队长诸云龙国家军官勋章，授予26名队员国家骑士勋章。10月，以北京同仁医院医疗队为主体的第八批赴布基纳法索医疗队全体队员，获布基纳法索政府颁发的骑士勋章嘉奖，其中4人获银质勋章，10人获铜质勋章。

1993年8月17日，在加蓬30周年国庆之际，加蓬政府在首都利伯维尔举行授勋仪式，授予天津市援加蓬弗朗斯维尔医疗点队长范友兰总统骑士勋章。11月24日，塞内加尔政府向福建省第九批援塞内加尔医疗队颁发了嘉奖令，授予队长杨祖谦塞内加尔共和国狮子勋章，授予全体医疗队队员塞内加尔共和国骑士勋章。

1995年11月17日，塞内加尔卫生部部长受总统委托，为福建省第十批援塞内加尔医疗队授勋，授予医疗队队长纪文忠塞内加尔共和国狮子勋章，授予16名队员塞内加尔共和国骑士勋章。

1996年6月4日，扎伊尔国家授勋局在金沙萨"非洲统一组织总部"举行隆重授勋仪式，授勋局局长恩古卢法将军宣布了总统令，授予在扎伊尔首都

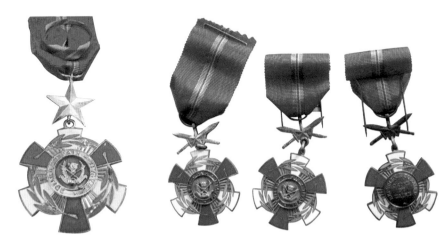

扎伊尔国家军官勋章（金质，1992年）　　　扎伊尔国家骑士勋章（银质，1992年）

金丹堡医院工作的河北省援外医疗队队长于之章、翻译穆清贤国家军官勋章，授予14名队员国家骑士勋章。7月17日，山西省第七批援喀麦隆医疗队姆巴尔马尤队队长李耀国、吉德队队长刘景峰分别被授予喀麦隆国家一级骑士勋章，喀麦隆总理亲自为两位队长佩戴勋章。

1998年4月21日，山西省第八批援吉布提医疗队口腔外科医生以其精湛的医术和高尚的医德，赢得了当地老百姓及官员的高度赞誉，被吉布提授予国家大骑士勋章。8月5日，埃塞俄比亚卫生部部长阿德姆代表埃塞俄比亚政府为河南省援埃塞俄比亚第九批医疗队13名队员分别颁发荣誉证书。

2002年1月，科摩罗政府颁给广西援科摩罗医疗队队员董桂甫一枚骑士勋章。这是科摩罗政府最高形式的奖励，从来只授予对国家有卓越贡献的本国人。董桂甫是第一个被授予此项荣誉的外国医生。

2003年1月23日，刚果（布）总统德尼·萨苏·恩格索签署命令，向天津市援刚果（布）第十六队队长和翻译授予官方荣誉勋章，向医疗队员、厨师授予骑士勋章。8月9日，中非总统签发总统令，授予浙江省援中非医疗队队长金文伟军官勋章。8月19日，山西省第十批援多哥医疗队卡拉点全体队员受到多哥卫生部嘉奖，多哥卫生部部长亲自为队员颁发荣誉证书。8月20日，贝宁国家授勋委员会授予宁夏援贝宁医疗队第二批保健组队员、银川市第一人民医院针灸推拿医生王舒拉贝宁共和国骑士勋章。

2004年5月31日，为了表彰浙江省第四批援纳米比亚医疗队队长吴欣和全体队员利用针灸和推拿为当地领导人和百姓治病疗疾作出的突出贡献，纳米比亚总统努乔马向队长吴欣授予纳米比亚"荣誉公民"称号，并向她颁发了证书。

2005年9月18日，第十三批援洛克萨医疗队总队长、宁夏回族自治区人民医院呼吸科主任刘华被贝宁国家授勋委员会授予贝宁共和国总统骑士勋章。第二批保健组组长、内科大夫、宁夏医学院附属医院ICU科副主任医师柳明，保健组针灸推拿医生、石嘴山中医院中医科主任王建国，保健组翻译、广西外办翻译曾令雅，被授予贝宁共和国骑士勋章。10月26日，庆祝中国向喀麦隆派遣医疗队 30 周年大会在喀麦隆首都雅温得举行。为表彰中国为喀麦隆人民的健康事业作出的突出贡献，喀麦隆总统保罗·比亚签署命令，为山西省第十三批援喀麦隆医疗队 14 名队员授予喀麦隆国家一级、二级骑士勋章。

2006 年 7 月 7 日，在首都班吉友谊医院大楼前，中非总理率全体政府成员举行隆重仪式，向浙江省第十一批援中非医疗队全体队员授勋，并为中国医生颁发勋章。中非总理代表博齐泽总统，向队长、翻译等 4 人颁发了共和国军官勋章，向其余 12 人颁发了共和国骑士勋章。

2007 年 9 月 22 日，宁夏援贝宁医疗队第三批保健组组长柳明等 3 人、第十四批援洛克萨医疗队总队长任建华等，被贝宁国家授勋委员会授予贝宁共和国骑士勋章。

2008 年 4 月 30 日，河南省第十四批援赞比亚医疗队队员仵民宪在赞比亚铜带省举行的"五一"国际劳动节庆祝大会上，被赞比亚政府授予"五一"劳动奖。

2008 年 7 月 16 日，黑龙江省第二十七批援毛里塔尼亚医疗队获毛里塔尼亚总统骑士勋章 1 枚、一级荣誉勋章 4 枚、二级荣誉勋章 21 枚。7 月 29 日，中非总统授予浙江省第十二批援中非医疗队陈建民等 5 人军官勋章，授予单子昂等 11 名队员骑士勋章，中非卫生部、合作部等 3 位部长为医疗队授勋。9 月 25 日，东帝汶副总理兼卫生部部长代表卫生部向四川省援东帝汶第二队妇产科医生陈旭军颁发荣誉证书，授予其"模范医生"称号，并对她在医院的工作表示赞扬。

2009 年 1 月 19 日，马里总统府在巴马科国际会议中心举行隆重的授勋仪式，授予浙江省副省长郑继伟、浙江省卫生厅厅长杨敬骑士勋章。2 月 21 日，埃塞俄比亚卫生部授予河南省援埃塞俄比亚第十四批医疗队全体队员"杰出国际援助专家"荣誉称号。7 月 30 日，马里政府为浙江省第二十批援马里医疗队举行隆重授勋仪式，授予总队长熊志明骑士勋章，授予其他 30 名队员雄狮勋章。11 月 12 日，援坦桑尼亚医疗队队长甘连喜被中国非洲人民友好协会评为"感动非洲的十位中国人"。

2010年8月20日，中非卫生部部长代表总统博齐泽向浙江省第十三批援中非医疗队16名队员授勋，授予队长金文伟总统勋章，授予2名第二次援中非的队员指挥官勋章，授予另13名队员骑士勋章。8月24日，塞内加尔卫生部部长率卫生部各部门官员视察了中国医疗队工作的医院，看望了中国医疗队队员。9月20日，东帝汶总理向四川省援东帝汶第三队医疗队队员颁发政府嘉奖荣誉证书。

2011年6月7日，桑给巴尔新任总统谢因在总统府接见江苏省第二十三批援桑给巴尔医疗队。桑给巴尔卫生部为全体21名医疗队队员颁发了金质奖章。7月27日，马里总统授予浙江省第二十一批援马里医疗队尹来等28名队员骑士勋章，授予胡坤喜等3名队员（厨师）雄狮勋章。10月7日，贝宁国家授勋委员会授予宁夏第十六批洛克萨医疗队总队长师蔡忠、第十七批援贝宁医疗队纳迪丹古点队长万忆春等3人贝宁军官骑士勋章，授予翻译师杜伟、内科医生熊静凌等贝宁共和国骑士勋章。

2012年7月6日，广东省第二十五批援赤道几内亚医疗队全体队员被授

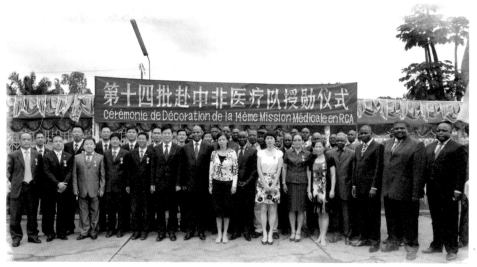

中国援中非医疗队在中非友谊医院接受中非总理福斯坦·阿尔尚热·图瓦德拉授勋。（2012年）

予赤道几内亚银质国家独立勋章。赤道几内亚总统奥比昂亲自给队员授勋，并颁发荣誉证书。

2012 年 8 月 20 日，中非政府在中国援建的中非友谊医院举行隆重仪式，为即将离任的浙江省第十四批援中非医疗队队员授勋。由中非总理福斯坦·阿尔尚热·图瓦德拉亲自为 16 名队员佩戴荣誉勋章。除连续四年在中非执行援外任务的金文伟主任医师荣获中非共和国功勋勋章外，其余 15 名队员分别荣获中非共和国军官勋章和骑士勋章。

中国援外医疗队所获证书展示

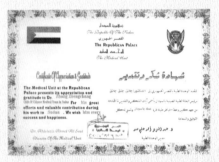

中国援苏丹医疗队队员获苏丹总统府颁发的奖励证书（2006 年）

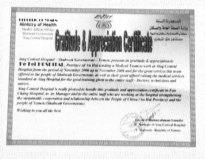

中国援也门医疗队队员获也门卫生部颁发的荣誉证书（2008 年）

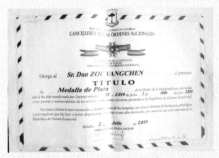

赤道几内亚政府颁发给援赤几医疗队队员的荣誉证书（2010 年）

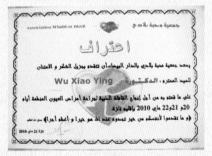

2010 年，上海援摩洛哥医疗队塔扎眼科医生吴晓颖荣获塔扎省白内障复明工程贡献奖

截至 2019 年 11 月，从第一批开始，中国援外医疗队约 2 000 人次获得受援国政府颁发的总统勋章等各种国家级荣誉。

医无国界，大爱无疆。

夜无眠，点燃患者生命的希望是医务工作者最大的欣慰；精技艺，妙手除病痛是医务工作者始终追求的目标。

中国的援外医务工作者，用辛勤的汗水浇灌生命的绿色，用劳动的果实奉献人类的幸福。勋章永远属于他们！

7 习近平主席盛赞中国援外医疗队精神

50 多年间，一代又一代援外医疗队队员成为健康和友谊的使者，赢得了受援国政府和人民的信赖与支持，也得到了历届中国党和国家领导人的高度重视和亲切关怀。

周恩银是中国建筑中西非分公司中刚友好医院项目技术组组长，参与了刚果（布）首都布拉柴维尔中刚友好医院建设的全过程，并在 2013 年 3 月 30 日的竣工剪彩仪式上见到了习近平主席。

回忆那难忘的时刻，周恩银言语间难掩激动之情：

"当时的场面我感觉确实非常震撼！确实非常荣幸，非常、非常自豪，非常骄傲！对我们中建来说，医院这个项目整体不是很大，但它是两国政府和人民之间友谊的一座桥梁、一座丰碑，我觉得政治意义非常大！我们有幸看见了习主席为我们竣工剪彩，到现在我们还感到那一刻的情景历历在目，还是一种非常震撼的感觉！确实，我觉得这一生值得留恋这个地方！"

玛蒂娜·贝娅特丽丝·彭圭是中刚友好医院院长，她也参加了 2013 年 3 月 30 日医院竣工的剪彩仪式，对那一时刻有着非常深刻的记忆。她说："感谢中国！（习近平主席和萨苏总统）为中刚友好医院竣工剪彩是两国医疗卫生合作的一个历史性时刻，我院也是习近平当选国家主席后在整个非洲地区首次参加剪彩的一家医院，因此我们感到非常荣幸。刚果共和国有了一家中国建立的友好医院，而且我们认为在非洲这是首次，这一医院是中刚友谊的象征。两位国家元首的莅临，所有的刚果人民都有着深刻的记忆。"

刚果（布）卫生部国际合作办公室主任米兰朵·埃马纽埃尔也曾在中刚友好医院竣工剪彩仪式上见到过中国国家主席习近平。

他说："习近平主席是刚果共和国人民的朋友，我们非常爱戴他！习主席能够亲自来到刚果共和国为医院剪彩，我们感到非常荣幸。他为非洲人民作出了很大贡献。"

2013 年是中国援外医疗队派遣 50 周年，8 月 16 日上午中共中央总书记、国家主席、中央军委主席习近平在人民大会堂会见受到表彰的全国援外医疗工作先进集体和先进个人代表，代表党中央、国务院，向他们表示热烈的祝贺，向曾经参加和正在国外执行任务的援外医疗队全体同志致以诚挚的慰问。

上午 9 时 30 分许，习近平主席等走进人民大会堂河北厅，来到代表们中间，同大家亲切握手，询问他们的工作和生活情况，并同大家合影留念。

在热烈的掌声中，习近平发表了重要讲话。

习近平指出，长期以来，一代又一代援外医疗队队员牢记党和祖国的重托，发扬国际人道主义精神，以精湛的医术和高尚的医德，全心全意为受援国人民服务，促进了受援国医疗卫生事业发展和人民健康水平提高。

习近平强调，大家远离祖国和亲人，克服了种种困难，以实际行动铸就了"不畏艰苦、甘于奉献、救死扶伤、大爱无疆"的中国医疗队精神，展示了中国人民热爱和平、珍视生命的良好形象。大家的辛勤工作和无私奉献，加深了中国人民同广大发展中国家人民的友谊，为推进人类和平与发展的崇高事业作出了贡献。你们不仅是医疗卫生战线学习的榜样，也是全国各行各业学习的榜样。

习近平指出，卫生援外工作是我国外交工作的重要内容。希望大家继续努力，完成好党和祖国赋予的光荣使命。有关部门和地方要加强组织领导，完善有关政策，提高援外医疗队员待遇，切实解决援外医疗工作中的实际困难和问题，不断开创卫生援外工作新局面。（参见 2013 年 8 月 17 日，《人民日报》，第 1 版）

习主席的讲话极大地鼓舞了医疗队队员们的士气，在以后援外的日子里，医疗队队员们时刻牢记主席嘱托，不忘肩负的重任，更加出色地完成了祖国赋予的光荣使命。

"不畏艰苦、甘于奉献、救死扶伤、大爱无疆"的中国医疗队精神，正是"源头活水"，使中国援外医生"清如许"，且源源不断，汇江入海。

潘建刚，第二批援加纳医疗队队员，2013 年 8 月，他梳理回顾了自己的援外岁月，写下了《积跬步　至千里》一文。

这篇文章，展示着中国医者的大爱仁心和博大情怀，在很大程度上代表了广大援外医生的心声。

这里选摘部分如下：

每周四是我的门诊时间，也是我最忙的一天，在这一天里面，我大约需要处理 50 个患者。有一个患者让我非常感动，她是一个开放手术后切口长期不愈合的患者。第一次就诊时，一看我是中国医生就要求换本地医生，我耐心地向患者解释说中国医生是到非洲来帮助他们的。半信半疑后，她和我叙述了自己的病情，她接受手术后 3 个月来伤口一直感染，伤口伴有恶臭，无法愈合，非常痛苦。

追问病史，原来患者患有糖尿病，我要求患者积极控制血糖的同时由我亲自给她换药。患者表示惊讶，喃喃自语地说："你是医生，怎么能够亲自给我换药呢？"非洲同事也劝我："不要亲自换。"我告诉他们，在中国都是由医生观察处理患者的伤口的。我把这个患者介绍到内分泌科进一步调整血糖，同时送到外科门诊进行抗感染治疗，彻底引流伤口，隔两天我和患者约好在门诊换药室给她换药，随着分泌物减少，改为每周随诊。患者同时遵守内科医生的医嘱，规律服用降糖药物。大约过了4周时间，患者的伤口愈合。

最后一次，患者满面春风地来到我的门诊，激动地说她的伤口已经愈合，心里面充满了阳光，终于可以回到自己的工作岗位上专心地工作了。

2012年10月，医疗队利用国庆假期开始了为期两天的加纳海岸角巡回医疗义诊，其中有个患者让我记忆尤深，她的面容让我久久不能忘怀。这位患者是一位发烧的年轻妈妈，在外面排了好长时间队，终于有机会能够让我们看病了，眼神中流露出喜悦之情；但是，她看起来还是精神不振，浑身疲乏，背上还背着一个3岁的孩子，见到我后，第一句话就说，她太累了。我赶快询问病史，得知她发烧已经整整两天了，还伴有间歇性全身发抖，我用手一摸她的额头，很烫手。在非洲，遇到发烧和寒战的患者首先要考虑到疟疾，我想到了这点。这时患者拿出了她的病历，说她已经到当地医院看过了，医生说她是疟疾，已经开了药，但是她没有钱去买，前一天已经听说将有中国医疗队来义诊，所以早早排队等候我们的到来。

听到这话，我的心里真不是滋味，这个妈妈无奈和恳求的眼神，使我终生难忘。我安慰她，请她放心，不要着急。

我马上把抗疟药分给她，交代好如何服药，确认她已经完全明白我的意思。我特地多发了一些抗疟药给这位妈妈，告诉她，以后如果再有发烧发抖，首先要到当地医院明确诊断，如果是疟疾的话，就可以口服我们的药品。

准备告别的时候，这位妈妈看着我诊桌上的水，问我能不能把这瓶水给她，她现在就想吃药，这个小小的要求我当然可以满足她，临走的时候，这位妈妈说："上帝会保佑你的，中国医生。"如果真有上帝，我倒是真心地希望上帝能保佑她早日康复。

我们援外医疗就是在这点点滴滴的小事情中实现自己的价值的，我相信，两年的援外医疗是我这一辈子宝贵的财富，是人生的一笔不可缺少的历练。

2011年年底，来到桑给巴尔不到半年的医疗队队员孙永虎，收到了母亲因患癌症去世的噩耗，伤心欲绝。白天，他默默坚守在工作岗位上；傍晚，他独自来到海边久久伫立，像一尊雕像，面向大洋彼岸家的方向，遥寄自己对母亲的深深哀思。

"一朝赴非洲，终身援外人。"医疗队队员、甘肃省庆阳市人民医院心胸外科主任李珲这样说。援外医疗是每一个队员一生中最难忘的经历，有欢笑有泪水，有忙碌有孤寂，有收获也有无奈。

50多年来，援外医疗队队员远离祖国和亲人，克服了种种困难，以大无畏的爱国精神和国际主义情怀为受援国人民提供良好的医疗服务。

正如第十二批援坦桑尼亚医疗队队员、淄博市中心医院张增主任，2017年12月14日下午，在中国医疗队援助坦桑尼亚50周年山东淄博队员事迹访谈会上所说："用奉献镀亮了一个年代，用深情温暖了万里风雨路。珠玉之弦弹家国之事，厚重之言语卿卿之爱。一张红色邀请函，多少心血染就，用中国医者的一片丹心架起了国际友谊的桥梁！"

全国援外医疗工作先进集体名单

（2013 年，援外医疗队派遣 50 周年表彰）

北京市（1 个）：第二十一批援几内亚医疗队

天津市（1 个）：天津市对外医药卫生交流中心

河北省（1 个）：河北医科大学第四医院

山西省（1 个）：山西医科大学第二医院外事科

内蒙古自治区（1 个）：内蒙古包钢医院

辽宁省（2 个）：中国医科大学附属盛京医院　辽宁省卫生厅外事办公室

吉林省（1 个）：长春中医药大学附属医院

黑龙江省（1 个）：第二十九批援毛里塔尼亚医疗队

上海市（2 个）：第十二批援摩洛哥医疗队拉西地亚分队　上海交通大学医学院人事处

江苏省（1 个）：第二十四批援桑给巴尔医疗队

浙江省（1 个）：第二十二批援马里医疗队

安徽省（1 个）：安徽医科大学第一附属医院办公室

福建省（1 个）：第十三批援塞内加尔医疗队

江西省（1 个）：第十八批援突尼斯医疗队克比里分队

山东省（1 个）：第二十二批援坦桑尼亚医疗队

河南省（1 个）：第十六批援埃塞俄比亚医疗队

湖北省（2 个）：武汉大学中南医院大外科　第八批援莱索托医疗队

湖南省（1 个）：第十五批援塞拉利昂医疗队

广东省（1 个）：首批援加纳医疗队

广西壮族自治区（1 个）：第十六批援尼日尔医疗队

重庆市（1 个）：重庆医科大学附属第一医院人事处

四川省（1 个）：首批援安哥拉医疗队

云南省（1 个）：第十二批援乌干达医疗队

陕西省（1 个）：首批援马拉维医疗队

甘肃省（1 个）：甘肃省人民医院医务处

青海省（1 个）：青海省人民医院医务处

宁夏回族自治区（1 个）：宁夏石嘴山市第二人民医院

第三章
出发，只为那渴望眼神

有些故事总让人心里温暖，而又让人泪流满面。"如果生命只开一次花，那么，天堂的圣水就留给别人吧。我只用尘土洗净生命，交给世界。"

第二十一批援突尼斯医疗队队员郭璐萍2016年回国后的工作日记中写道："如果重新选择，我还是会做医生，还是会报名去援非，即使明天就面对死亡也不后悔。我现在只想早点回去，那边还有很多生命等着我去救治……我的返程机票还在，我还与几十名患者约好了到她们分娩的时候为她们做接生手术。我非常想念我的工作，我的队友，我想早日归队，重返雁群。"

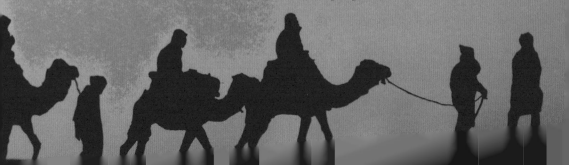

1 花开：她们用妙手托起新的生命

我是一名援外医疗队员，
来自遥远古老的东方。
远离家乡和亲人，
为了非洲儿童的快乐和健康。

蚊蝇马蜂与我相伴，
伺机吞噬我的血液与营养。
疟疾伤寒同我共舞，
病魔觊觎着我的健康。

持续的酷热高温终生难忘，
漫天飞舞的沙尘是对肺部严峻的考量。
远涉重洋的干菜是四季主要的口粮，
鲜嫩的蔬菜水果是我的向往。

简陋的平房是栖身之所，
重病缠身的儿童是服务对象。
潮涌的思念常常泪湿衣襟，
祖国的关怀是最好的精神食粮。

我用爱心诠释坚强，

用真诚构建和谐医患双方。

我用行动演绎白求恩故事的精彩，

用汗水谱写国际主义的新篇章。

没有觥筹交错的致谢盛宴，

有的是非洲人眼里闪烁的泪光。

少有辞藻华美的语言，

多的是发自内心的"你好""谢谢"在耳畔。

我快乐，我是一名援外医疗队员，

功绩载在了非洲的医疗史册上。

重新回到祖国和亲人的怀抱，

援外生活的酸甜苦乐化作五彩霞光。

我自豪，我是一名援外医疗队员，

经受住了岁月的考验，

守护住了崇高的理想，

为援外事业作出奉献，赢得了辉煌。

这首诗写于 2013 年 8 月，题目叫《我是一名援外医疗队员》。

作者是李红玮，第十九批援马里医疗队队员，现在是浙江省永康市妇幼保健院副院长、主任医师。

这首诗展示了中国援外医疗队队员在异国他乡的工作和生活，抒发了一名援外医疗队队员对祖国、对事业、对非洲人民的真挚感情。

非洲的生活虽然艰苦，在这里行医却是苦中有乐。"援外的日子是枯燥的，乐趣是需要自己创造的。"援外医疗队队员郭璐萍也这样说。

 故事一　郭璐萍，"现在我只想早日康复，再赴非洲"

据中国江西网记者王樊、邬强，实习生刘芳芳报道：

2016 年 3 月 7 日，南昌市第三医院乳腺二科病房里，病床上璐萍戴着帽子，微笑地坐着。她最心爱的长发因为化疗已经剪去，胸口装着注入化疗药物的"输液港"。15 个月前，江西省新余市妇幼保健院副主任医师郭璐萍和中国第二十一批援外医疗队 11 名新队友抵达北非国家突尼斯西迪大区，开始进行医疗援助。15 个月后，她因过度劳累，被诊断出乳腺癌。她说："我只是一个普通的医生，做了医生都会做的事。现在我只想早日康复，再赴非洲，那里还有很多生命等着我去救。"

2014 年 11 月 28 日凌晨，江西省新余市妇幼保健院的妇产科医生郭璐萍，和中国第二十一批援突尼斯医疗队队员一起从北京出发，经过 4 天的日夜兼程，抵达北非国家突尼斯的西迪·布济德省。

一声声的中文"你好"，让郭璐萍深深感受到当地居民的热情和对中国医生的尊重，感受到肩负使命的神圣与崇高。

在突尼斯工作的 15 个月，郭璐萍以精湛的医术和优质的服务抢救了数百名危重患者。

2016 年 4 月 20 日下午，南昌市第三医院住院部，郭璐萍的病房来了几位探望者，他们是中国第二十二批援突尼斯医疗队的队员。当聊起援突尼斯的工作生活，郭璐萍的话就多了起来。临走前，南昌市第一医院妇产科医生刘芬上前给了郭璐萍一个大大的拥抱，彼此道了声"珍重"。这是她们之间非正式的"交接"，2016 年 10 月，45 岁的刘芬也将远赴突尼斯，接替郭璐萍"未完"的工作。

援非充满自豪与神圣，与此同时更充满危险，甚至是牺牲。目睹着病榻上文静端秀的郭璐萍，大伙儿心里酸酸的。

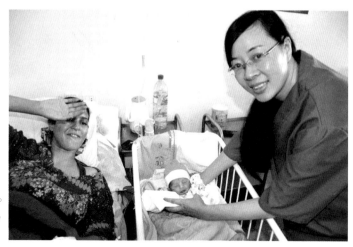

郭璐萍（右）在查房。
江西省卫生计生委供图，
中央电视台卢小凡摄

"援外工作比较辛苦，但没有动员郭璐萍就第一个主动请缨，加上她2013年获得过'全省产儿科理论知识及实践技能大比武'团体一等奖，业务能力过硬，我们综合考虑，就同意她去了。"新余市妇幼保健院长符卫民说。

2003年"非典"、2008年汶川地震等大灾大难发生后，她都主动报名参加一线医疗救护工作，但未能如愿。直到2014年3月的一个下午，郭璐萍刚刚从产房手术台下来，听到同事们都在议论援非医疗队报名的事。"去援非不但可以为祖国出一份力，还可以锻炼和提高自己的医术。"郭璐萍当天在电话里说服家人后就立刻报了名。

突尼斯国内资源匮乏，农业生产落后，粮食无法自给，失业率特别是高学历者失业率居高不下。西迪·布济德省医院规模相当于我国的县级医院，医疗水平还很落后。"刚到突尼斯的第二天，就做了20个B超，还上了7台手术，成功抢救两对高危妇婴。"回忆起突尼斯的援外经历，郭璐萍脸上露出兴奋的表情。

"突尼斯妇女通常会生育四五个孩子，当地奇缺产科医生，突尼斯西迪·布济德省医院有60名妇产科护士，对应的却只有2名妇产科医生。1个月住院患者就有400多人，最多时候一天手术十多台。"郭璐萍笑着说，"最累的时候实在站不住，只能休息一会儿，起来再做手术。"

郭璐萍对这样的工作强度早就习以为常。在突尼斯，郭璐萍每天做手术少则四五台，多则十几台，经常工作到深夜，累计完成手术 496 台，迎接了 1 436 个新生命。

"一些孕产妇太不容易了，坐着简陋的牛车、驴车一路颠簸，甚至光着脚走上几个小时赶到医院，怎么忍心推辞呢？"郭璐萍认真地说。

2015 年 3 月 16 日的一幕，让她至今仍记忆犹新。

当日凌晨 4 点，突尼斯西迪·布济德省医院一名孕妇频繁宫缩，宫缩时胎心音只有 80 次 / 分，以往这种情况基本上结局都是胎儿死亡。

"是急性胎儿窘迫。"郭璐萍凭着近 20 年妇产科的临床经验，立刻判断并告知全体值班人员进入抢救状态。情急之下，郭璐萍迅速实施"局麻抢救"。

为争分夺秒，刀片都没上刀柄便飞快手术。"胎儿取出来了。"宫内只有几十毫升羊水，胎儿全身被脐带紧紧捆绕了 3 圈。

一个可爱女婴脆亮的啼哭声划破了夜空。

此时，距离孕妇进手术室仅有短短 3 分钟。这次抢救成功打破了医院在同种情况下抢救零成功的纪录，令当地医院的医务人员对中国医生刮目相看。

"你问我手术为何做得又快又好？因为我的眼睛'长'在我手上。"凭借手中灵巧的手术刀，郭璐萍一次次扮演着生命守护神的角色。走在路上，常有居民竖起大拇指向郭璐萍打招呼："您就是顶呱呱的中国妇产科医生吧！"

2015 年 5 月 7 日晚 8 点左右，郭璐萍正在手术室准备两台急诊剖宫产手术，突然，一名当地私人诊所妇产科医师匆匆将一名刚分娩不久、大出血休克的产妇送进手术室。

一番检查后，产妇被判断为子宫破裂大出血，由郭璐萍主刀、突籍男医生配合的子宫修补抢救术争分夺秒地展开了。血很快被止住了，产妇生命体征也逐渐平稳。就在大家长舒一口气时，细心的郭璐萍再次仔细地检查，发现子宫内有一个血肿急需处理，否则仍会危及生命。郭璐萍随即进行了妥善处理。

对这两例手术，郭璐萍在手术笔记中这样写道："生命高于一切。医生不管在哪儿，面对的都是患者，你眼前的患者没有国籍种族之分，我会把每一位非洲患者都和我的国内同胞一样来对待。"

郭璐萍作为医生，对患者的爱是无国界的，这也是她心底对每一个生命负责的承诺。郭璐萍受到了当地卫生部门和院方的高度赞赏，西迪大区医生协会给她颁发奖章。

西迪大区居民以行贴面礼表达亲昵和喜爱，贴面次数越多，表示喜爱越甚。自从女儿经郭璐萍手术平安生产后，当地一名老太太每次见到她都要给予贴面五六次的"大礼"待遇。

郭璐萍认真钻研，因地制宜，通过附加手术"子宫动静脉上行支高位结扎术加子宫背带式缝合术"用于治疗突尼斯妇女子宫收缩不良病症。她以"传、帮、带"的方式，手把手培训当地医务人员，帮助他们提高医疗水平，力争留下一支"不走的"医疗队。

郭璐萍说："我去时医院只有一间妇产科手术室，手术完后打扫、准备的时间至少要半个小时，产妇等不起啊！"为了尽可能"压缩"手术间隔时间，解决手术压台、产妇抢救不及时的难题，郭璐萍力排众议在外科开辟多个妇产科手术间。

2015年4月12日12点30分，已完成交班的郭璐萍接到医院妇产科打来的电话，告知一名产妇胎儿脐带脱垂。这是极为凶险的病症。郭璐萍迅速折返回医院，此时大量脐带已脱出，只可触及微弱的血管搏动，胎儿可能几分钟内死亡！而医院仅有的一间妇产科手术间正在手术中，再等下去胎儿难保。

情急之下，郭璐萍决定把手术安排到外科手术间。

第一次进入外科手术间，陌生的环境和人员让她陡感压力。抛开杂念，郭璐萍深吸一口气，独自一人承担了剖宫、吸羊水、取出胎儿胎盘、缝腹壁等整套工作。20分钟，手术成功完成。在边上旁观的医务人员，纷纷给予"très bien"（很好很棒）的赞美。（参见2016年4月27日，央广网）

急诊科护士扎贝塔常年目睹中国医生为突尼斯人民健康所作的贡献，她热情邀请医疗队队员去她家做客，共度宰牲节。产妇吉姆康复后经常来医院看望郭璐萍，并带来亲手做的蛋糕请她品尝。看到多台手术后的郭璐萍体力不支，常有国外同事递来热水与面包，帮她捶背缓解劳累，扶她休息。"这不但是对我个人技术的肯定，更是对中国医生的肯定。"郭璐萍说。

援非的15个月，郭璐萍最多时曾连续4天工作在手术台，情况危急时一人连续做多台手术。

高强度的工作，让她的身体也出现"异样"。

2015年3月，郭璐萍心脏出现连续多天的剧痛。院方给予她6天的休假时间，但是郭璐萍只休了3天。2015年7月，郭璐萍出现左胸肿痛症状，丈夫刘君多次催促她回国检查。

"当时也预感到可能不好，但自己觉得最多是个早期的，坚持一天就能多看几个患者，多做几台手术，多挽救几个生命。"就这样，郭璐萍在突尼斯带病工作了5个月。直至回国探亲，才到医院接受检查。

那是2016年1月25日，郭璐萍到南昌市第三医院检查，诊断出乳腺癌的结果后，她却暗自庆幸："还好肿块在左边，不会影响我以后给患者做手术。"（郭璐萍以右手执手术刀。）

郭璐萍的胸口装着注入化疗药物的"输液港"。按医学常规，一般化疗患者的"输液港"多装在手臂上，医保全报销，但要求患者每周赴医院接受输液。然而，郭璐萍却选择将"输液港"装在胸口上。这虽属自费项目，但好处则是患者可自行输液，不用跑医院，不影响手臂运动功能，因为她的目标是再次奔赴非洲。

2016年2月2日，左乳切除手术后的第7天，王忆丽来到郭璐萍床前，准备给她拆线，郭璐萍面带微笑地询问："我在非洲还有很多患者等着我，能否半年之后再来做化疗？""不行，安心把病养好了再说。"主治医生王忆丽坚定地回答。"从来没有看见过这样淡定的患者。"王忆丽感叹而又惋惜。

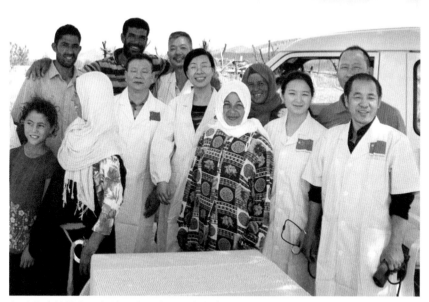

郭璐萍（前排左四）随西迪医疗队下乡义诊。江西省卫生计生委供图，中央电视台卢小凡摄

"那我能不能把化疗带到非洲去做？因为我的缺岗，妇产科两位同事的任务更重了。一想到可能会有患者因此延误治疗，影响整个医疗队的形象，我就恨不得能马上回去。"郭璐萍坚信会有奇迹发生，"我答应了突尼斯的朋友，要给他们带些雨伞、茶叶、风油精等有中国特色的小礼物……"

"我，穆罕穆德·扎勒·艾哈迈迪，作为突尼斯卫生部西迪·布济德省卫生局局长，代表西迪·布济德省医院全体同人，向郭璐萍医生致以最诚挚的感谢。郭医生是中国医疗队的妇产科医生，她在西迪·布济德省医院的妇产科里竭尽全力照料患者，作出了杰出的贡献。"每次看到这封从突尼斯发来的法文感谢信，郭璐萍总是热泪盈眶。

因忙于工作和事业，在妇产科工作近 20 年的郭璐萍却还没有生孩子。家人不是没有催过她，但她却说："生孩子要时间，我是妇产科医生，时间久了，技术就生疏了，现在工作忙，先缓缓再说吧。"

回国时，郭璐萍把手机留在了突尼斯，并买好了返程机票。"回国之前和一些突尼斯的孕妇约定了为她们接生，现在不能回去，好惭愧啊！"

面对厄运，郭璐萍把自己的生死看得很淡，却把别人的生命看得很重，一心只想回到突尼斯去。

得知郭璐萍病重的消息后，西迪·布济德省医院工作人员和当地居民纷纷发来问候视频，盼望她早日康复重返工作岗位。"我也非常牵挂他们，不知道回国前那些向我预约手术的孕妇身体怎么样了。"在病房中，郭璐萍两个月记满了 6 本笔记，内容大多是数十名预约手术的孕妇身体状况、手术风险等。

"下午好，Julie（郭璐萍的法文名）。听说你生病了，祝你早日康复，希望善良美丽、医术高超的你早日回到我们身边来。"西迪·布济德省医院妇产科主任 Ben Messaoud Rachid 用法语发来视频问候。

到底是什么样的动力让她在患病后还希望重返非洲？郭璐萍说："我出生于医学世家，从小耳濡目染。身体出现不适继续坚持工作，不仅是我，很多医生都会这么做。即使明天不能醒来，回想自己的医生之路，也不会后悔。"

2017 年 5 月 14 日，郭璐萍作为江西省和中国援外医生代表受邀出席"一带一路"国际合作高峰论坛的开幕式及高级别会议。她真切感受到了祖国的强大，由衷地为我们国家感到骄傲和自豪。她表示，作为一名医务工作者，加入健康丝绸之路建设责无旁贷，愿意为"一带一路"卫生健康事业，贡献自己的一份力量。

故事二　韩英俊，"有困难中国医生必须上！"

2013 年，时任黑龙江省佳木斯市妇幼保健院妇科主任、主任医师，医院的学科带头人韩英俊以 50 多岁的年龄，参加了黑龙江省第三十批援毛里塔尼亚医疗队驻塞利巴比医院分队。

毛里塔尼亚位于非洲西北部，地处北纬 15°～27°，全境有 2/3 的地区是沙漠。西北部地区属热带沙漠性气候，高温少雨，年平均气温 30 ～ 35 ℃，年降雨量 100 毫米以下，多哈马丹风和龙卷风。

刚到塞利巴比医院不久，韩英俊就遇到一个急诊大手术。

这天，医院的另一名妇产科医生正好休假，下午快下班时，妇产科突然来了一位难产的产妇。

韩英俊立即为产妇做了检查。凭借自己丰富的临床经验，她诊断：产妇需要马上做剖宫产手术。可是，此时麻醉师没在医院，无法麻醉，手术如何进行？！

然而，病情不等人。手术的临界点稍纵即逝，临产儿在母体内多待一分钟就会多一分危险，也会时时刻刻威胁产妇的生命。韩英俊深吸了一口气，再次对产妇进行了仔细的检查，决定采用产钳术为产妇做阴道助娩。

产钳术是一种非常费力气还需要技巧的手术。

韩英俊为此做好了一切术前准备，并指导助产士在助产时保护好产妇。在她娴熟的产钳操作下，很快，胎儿顺利地分娩了，成功完成了塞利巴比医院第一例产钳手术。

产妇和助产士们齐声欢呼：韩医生真棒！

湿透了衣服、汗流满面的韩英俊也欣慰地笑了。

作为妇产科医生，韩英俊注定是无法像正常人一样正常休息的，她处置完产妇和婴儿回到驻地后已经是夜里 12 点钟了。洗漱完毕正要休息的时候，手机突然急促地响了起来，护士告诉她医院又来急诊了。

"急诊"就是救急，迟疑不得，韩英俊立刻穿上衣服打着手电筒赶到诊室。

又是位难产的产妇。对产妇进行检查后，韩英俊顿感六神无主，现在该怎么办啊？！

这是个双胎的产妇，阴道助娩根本无法娩出胎儿，必须剖宫产手术取出胎儿。

可是，在没有麻醉师的情况下，做手术的风险太大了。

医院的院长也来了，为产妇联系了其他医院，写好了转院条，让产妇转院。

可是产妇知道情况后，说什么都不走，家属表示死也愿意在塞利巴比医院。

面对产妇祈求的目光和在场医护人员期盼的眼神，韩英俊跟院长谨慎地商量后，决定在局麻下做手术。她再次拖着疲惫的身躯走上了手术台。

在风险和挑战面前，韩英俊镇定自若。她按照操作规程和经验，利索地从产妇子宫里取出了一对龙凤胎。当韩英俊穿着被汗水湿透的手术服，筋疲力尽地走出手术室的时候，一直等候在外面的院长走上前来双手合十，深深鞠躬，连声道谢。所有在场的医护人员、工作人员都为她鼓掌欢呼。

当她走回医疗队驻地的时候，天已破晓。

一个治病救人的不眠之夜留给了塞利巴比医院……

当地患者绝大多数是医盲，对一些基本的医疗护理常识根本不了解，有许多死亡的案例本来是可以避免的，但是很多时候却还是发生了，令人痛心。

韩英俊到塞利巴比援医刚刚过去两个月，塞利巴比医院迎来了一位巨大子宫肌瘤患者。面对这巨大的肌瘤，塞利巴比医院当地医生似乎不敢"动刀"，这种手术是妇产科中的高难度手术，情况多变而复杂，风险很大，这时医院想到了中国医生韩英俊。

"有困难中国医生必须上！"

韩英俊丝毫没有犹豫，拿起手术刀，经过艰苦细致的手术，顺利地切除了"依赖"在患者子宫里的巨大肌瘤，患者术后被安置回了病房。经过 6 个多小时的术后观察，患者的术后情况良好。

当地的患者甚至是护士的医疗和护理常识的匮乏程度令人忧心、震惊，经常会由于违背常识而导致出现令人意想不到的严重后果。她再三交代完术后医嘱和注意事项后，才回到了驻地。

在医院累了一天的她回到床上刚躺下不到 40 分钟，医院的病房就十万火急，并传来了不幸的消息：患者家属及护理人员擅自扶挪患者起床排便，造成体位性循环障碍，患者心搏骤停而死亡。

另一件事是有个孕妇从毛驴车上摔了下来，在家时腹痛、流血，家属看到孕妇头晕流血太多才送来医院。当韩英俊接诊这个孕妇的时候，孕妇已经出现失血性休克，加上医院没有血库，这个孕妇错过了抢救时机。

面对现状，韩英俊很难用难过和心痛来形容她的那份医者仁心的沉重心情，她有空就和身边的每个医护人员说：要在工作中尽可能地教会当地的护士尽可能多的有关护理的知识，哪怕是最基本的常识，不要让这种遗憾再发生！

韩英俊以她娴熟的医术技巧和丰富的临床经验赢得了塞利巴比医院的医生和患者的信任和好评！她对待患者的强烈责任感和奉献精神，唤起了身边队友们的工作激情，队里有一个共识：来到塞利巴比，做最好的自己。

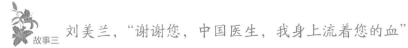

故事三　刘美兰，"谢谢您，中国医生，我身上流着您的血"

1970年，山东省潍坊市益都中心医院护士长刘美兰，作为山东省第二批援外医疗队队员，来到了坦桑尼亚。

坦桑尼亚全称坦桑尼亚联合共和国，位于非洲东部、赤道以南，北与肯尼亚和乌干达交界，南与赞比亚、马拉维、莫桑比克接壤，西与卢旺达、布隆迪和刚果（金）为邻，东临印度洋。坦桑尼亚经济以农业为主，是联合国宣布的世界最不发达国家之一。

一天，一位名叫多玛拉的曾患麻风病的妇女又临产了。多玛拉以前做过3次剖宫产手术，胎儿均未成活。此次临产又一次剖宫，剖出的胎儿全身苍白，处于重度窒息状态。当时在场的印度、阿联酋等国家的医生不无遗憾地说："这是上帝的安排，无可挽救了。"坦桑尼亚的医生非常惋惜地说："四次剖宫产手术已达患者的最大承受能力，倘若救不活这胎儿，她将再也不能做母亲了。"

听了这番话，刘美兰心里五味杂陈，再看看那生命脆弱的苍白婴儿，一股热浪冲上心头，解除患者的疾苦是白衣天使的职责，她决定全力抢救这个婴儿。

刘美兰当机立断，毅然俯下身去，口对口地吸婴儿嘴里的羊水，给婴儿进行人工呼吸……

此刻，刘美兰顾不得婴儿可能患有传染病的威胁，一直执着地坚持着。40

分钟过去了，婴儿的小脸渐渐红润，"哇"的一声，像一声春雷响彻在产房上空。大家欢腾起来，在场人员都纷纷向多玛拉报以热烈的祝贺。坦桑尼亚医生高兴地抱起孩子，对多玛拉说："是中国医生救活了你的宝宝！"

多玛拉含着热泪激动地说："中国医生是我真正的朋友，你们比上帝万能啊！"接着她恳求刘美兰给小宝宝起个名字。刘美兰说："就叫'友谊'吧，作为中坦两国永久的纪念。"大家热情地鼓起掌来。

8个月后，多玛拉一手抱着胖小子，一手拎着一只老母鸡来到医疗队队员们的住处高兴地说："友谊来看中国妈妈啦！"

1971年除夕，大家忙碌了一天之后，在门诊室趣谈祖国春节的欢乐时，3个人突然推门进来。其中两个搀扶着一个受伤的人，伤者腹部包着被血染红的布，汗顺着脸颊往下滴。年龄稍大的一位几乎哀求地喊着："救救我的孩子吧！"

伤者叫卡苏，20岁左右，在砍柴草时被野牛抵伤。经检查卡苏的腹部被牛角抵破，肠子露在腹外，血流不止，血压测不到。

"抢救！手术！"这是不容置疑的命令。

卡苏的伤势太严重了，肠子多处穿孔，有的需要切除，有的需要修补，手术难度很大。患者的血压又测不到，手术难以继续进行。见此情景，坦桑尼亚医官（即院长）失去了抢救的信心，无可奈何地说："不行了，缝合吧！"

"输血！"刘美兰毫不犹豫地伸出胳膊，"抽我的，我是O型血！"

鲜红的血液带着她的体温缓缓地注入了卡苏的体内。

时钟在滴滴答答声中走着，卡苏的血压在缓缓地回升，脸色渐渐有些红润，手术又继续下去了。

"手术成功了！""卡苏终于得救了！"站在手术台旁的坦桑尼亚医官，竖起大拇指，连声赞道："佩服，佩服，医术高明的中国医生！"

多年的工作经验告诉刘美兰，伤势严重的患者过了手术关，还要渡过感染关。术后卡苏因失血过多加之严重感染，出现了高烧、昏迷等症状，生命仍危在旦夕。刘美兰原本就比较瘦弱，抽血后总觉得天旋地转，虚弱无力，出冷汗，但看到卡苏危急的病情，她心想："一定要救活他。"于是，她强撑着身子，又担负起特护的重任。在整整 3 天里，她和其他同志细心观察，精心照料，及时抢救卡苏。饿了啃口干粮，困了打个盹儿，就这样卡苏终于脱险了！

出院时，坦桑尼亚医官望着刘美兰对卡苏说："你身上流着中国医生的血，是她救了你！"

卡苏感激得热泪盈眶，紧握着刘美兰的手再三说："谢谢您，中国医生，我的救命恩人！今生今世永远不忘！"

刘美兰说："这是毛主席教导我们这样做的。"

卡苏万分激动，恳切地向医疗队要了一枚毛主席像章，端端正正地戴在胸前，兴奋地高举双臂喊着："乌呼鲁！"（毛主席万岁！）他父亲也感动得老泪纵横，对刘美兰说："卡苏身上流着你的血，你就是他的妈妈！"

故事四 吴玉萍，"如果国家需要，我会义无反顾地再去"

2015 年 10 月 9 日，吴玉萍与湖北省第十批援非医疗队其他队员一起，离开温暖舒适的家和熟悉的医院，来到了莱索托。

这年，担任武汉市江夏区人民医院妇产科副主任的吴玉萍 41 岁，正是一名职业医生最好的年龄。顷刻之间，她从繁华的武汉市来到了这样一个人口只有 185 万，被喻为"人均财富是一床毛毯"的地方。

飞机在莱索托上空飞行，舷窗里的这个国家让吴玉萍和队友们有些吃惊：在最繁华的城市中心，只有一条公路，一排排低矮的平房夹杂在几乎寸草不生的土地间，而临街的居民家，竟然很多都是廉价的铁皮房。到了莱里贝区最大的百年公立医院，也就是医疗队的工作地点时，才发现医院只有二十来位医生，里面的医疗设备和药品，更是残缺不全。

坐了 13 个小时飞机的队员们还没有来得及休整，一个严峻的考验已等候多时：当地正逢 50 年一遇的大旱，农民们几乎颗粒无收，吃水用水成问题不说，商店里吃的喝的都几乎被抢购一空。

为了应付日常生活，工作人员找到涂料桶来储存从很远的水塘抽出的浑浊黄水，购买明知道重金属超标也要用的地下水。由于饮食不适应以及 3 000 多米海拔的高原反应，没几天，医疗队队员们身体就出现各种状况，同行 9 人全部病了，或是上吐下泻，或是血压猛增，喘息气短，年轻的翻译小伙一下就瘦了 20 多斤，而出发前一切正常的吴玉萍，血压突然猛蹿到 150 mmHg，人也开始浮肿，不得不吃起了降压药。

吴玉萍笑称，那时每天每人只发半盆水，洗漱全部用这些。在那样的大热天，大家脏得几乎无法忍受。后来队员们跟一家位于莱索托首都马塞卢的中资企业建立了联系，就每周开车 120 公里，跑山路近两小时，去那个企业洗澡洗衣。

"出发前我们曾预想过所有的困难，但所遇到的却远远超过了设想。直到几个月后，队员们才渐渐地接受了这里的生活，慢慢地，我们才能以是一种珍贵经历的状态去看待这些。"吴玉萍说。

吴玉萍是援莱索托医疗队中的妇产科医生，每天都接诊各种产妇。由于医疗条件不好，在国内根本无法想象的各种场景，她在这里都遇到了。

刚到不久，吴玉萍就接诊了一位 30 岁的产妇，剖宫产下孩子后，突然出现心衰，呼吸急促，面色发绀，还口吐白沫。大家赶紧找来心内科医生一同抢救。可找遍药房却发现，根本就没有控制急性心衰的药，医生们急得要跳脚。这时，有经验的心内科医生急中生智，让大家协助把手术床给竖起来，让患者的身体直立，以减小呼吸的压力。奇迹出现了，患者的呼吸慢慢好转，后来竟恢复了正常……

还有一次，吴玉萍正在给一位产妇做剖宫产手术，刚把子宫切开，手术室里突然一黑，停电了！吸引器马上停止了工作，羊水没法吸出，大伙慌忙去找电源，吴玉萍就凭借经验，用手摸索着将孩子取了出来。众人用手机上的手电筒为她照明，她用纱布将羊水一点点揾干，借着昏暗的光，争分夺秒地完成了缝合手术。事后说起这事她都觉得有些后怕，可后来才知道，手术室停电在当地已是见怪不怪了。

也有让她哭笑不得的经历。

当地不少女性身材肥胖，200斤以上的很常见。有一次来了一个特别胖的产妇生孩子，躺到病床上时，竟然哐当一声将床压垮了。而给这样的产妇手术就更是特殊：一人手术，旁边需要三四个人来帮忙拉开产妇肚子上一层层的肉，这样，手术医生才不会切错、缝乱。

最可怕的一件事发生在吴玉萍给一位260斤的胖产妇做手术的过程中。

那次，由于产妇过胖，手术一人难以完成，大家七手八脚地帮忙。吴玉萍戴着手套在肉堆里为产妇缝合，手术结束后，她才惊恐地发现自己的手套和手都被扎破了。

当地住院患者中，很多都是艾滋病病毒携带者。作为产科医生的吴玉萍，没敢告诉家人在手术中手套和手都被扎破这件事，她内心忍受着极大的压力，连服了20多天的艾滋病病毒阻断药物。直到半年后，自己和那位产妇的窗口期都过去了，被证实没有感染艾滋病病毒，她才彻底放下心来。

一次，莱索托首相将自己瘫痪在床的女亲戚送来医院，希望中国医疗队来医治。患者由于脊柱受伤已卧床多年，腿脚萎缩，身上还长了巨大的褥疮。吴玉萍有祖传中医的底子，懂针灸，于是就尝试着为患者做了一个月的针灸治疗，跟队友一起为她护理褥疮。一个月后，首相这位亲戚的褥疮基本好了，更难得的是，她的双手活动自如了，下肢渐渐有了感觉，能坐轮椅了。首相激动地答谢了医疗队，热情地跟大家合影，与队员们建立了深厚的友谊。

不久，当地媒体对此事进行了专题报道。很快，莱索托全国上下都知晓了中国医疗队队员吴玉萍的妙手仁心。

到莱索托一年来，吴玉萍共做了大小手术398台次，门诊诊疗7 112人次，并跟队员们一起完成了莱索托全国的18次义诊。

国之交在于民相亲。吴玉萍说，自己最感动的一次，是在义诊结束后，村民们围着他们载歌载舞表达感谢。一个天真的孩子问村长："今天大家这么高兴，这么隆重，是什么节日吗？"村长情不自禁地回答："这是中国医生给我们带来了好运，比什么节日都好！"

"那一刻，无论是义诊路上几次爆胎，还是其他困难，都烟消云散了，内心充满了满足感。"回国后，每当吴玉萍想起在非洲的那一幕幕情景，心中依然涌动着阵阵暖流，"那高原上格桑花满地的美景，会经常浮现在我的记忆里。如果国家需要，我会义无反顾地再去！"

"如果生命只开一次花，那么，天堂的圣水就留给别人吧。我只用尘土洗净生命，交给世界。"这就是援外女医生的心灵写照。

2 执着：一次一次非洲行，哪怕疟疾与炮声

每次援外任务结束后回到祖国的怀抱，看到"欢迎你们凯旋"的条幅，三赴阿尔及利亚的孙启群心中都是感慨万千："能在这么艰苦的环境中，代表祖国，通过自己的双手为异国他乡的患者解除病痛，造福非洲人民，这是多么难得的人生体验和人生经历！"

他们都是普普通通的援外医疗队队员，然而他们又是"不普通"的。

普通，在于他们都是一线医务工作者；"不普通"，在于他们都是一而再、再而三地踏上非洲大地。从当初的第一次陌生而慌乱，到再次的熟悉而镇定，再到最后的热爱而难舍，他们用自己的特殊经历和妙手仁心，书写着援外岁月的情怀与奉献。

故事一　闫文双，三次援外，做了三件大事

1977 年，1987 年，2007 年。这跨越三十年的三个年份，放在一个人身上，就是生命长河里最闪亮、最辉煌的岁月。

闫文双，作为一名医务工作者，一生之中三次援外。第一次是 1977 年，第二次是 1987 年，第三次是 2007 年。这三个时段，构成了他人生中最难忘最精彩的华章。

从第一次小伙子到第三次白发之人，现任河北省邢台市第三医院主任药师闫文双，把一生最美好的岁月都献给了援外医疗事业。

三次援外，做了三件大事。

第一件事是填补受援国扎伊尔不能制药的空白，彻底解决了金丹堡医院输液难的问题。

金丹堡医院是有 1 000 张病床，每天 800 多门诊量的大型综合医院，每天患者很多，但液体严重不足。结果就是各种危重患者因缺液体抢救不及时而死亡，在这种情况下，医疗队决定自己制药，解决金丹堡医院输液难的问题。在驻外大使馆、国内省厅和卫生部的全力支持下，金丹堡医院制剂室从 1 间屋扩建成 6 间大型灭菌制剂室，有自动生产流水线和自动加压过滤设备，制剂品种

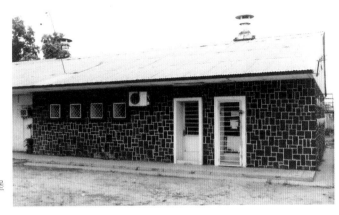

建立于 1977 年的金丹堡医院制剂室。

从单一普鲁卡因注射液，增加到各种糖盐、林格、甘露醇、甲硝唑、氯化钾、碳酸氢钠、乳酸钠、右旋糖酐等液体，以及各种点眼、滴鼻、滴耳剂和各种药膏，共30多种药品，制剂数量从一次制18瓶到一次制360瓶，一个月生产4 300多瓶。这样无论从品种还是数量都完全满足了1 000张床位患者的输液需求，彻底解决了金丹堡医院输液难的问题，扎方院长高兴地说："今后再也不用为输液难发愁了，大夫手中有药，就可以得心应手地做手术、查房、看门诊、抢救危重患者，感谢中国药师。"

扎伊尔卫生部部长亲自到金丹堡医院视察了制药全过程，部长兴致勃勃地说："金丹堡医院在中国药师的帮助下，中扎合作建成了金沙萨唯一的大型灭菌制剂室，填补了我国不能制药的空白，生产出质量高、品种全、数量大的几十种药品，实实在在解决了金丹堡医院药品不足和输液难的问题。制出的药，中国药师先在自己身上试验后，没问题，再用到我们患者身上，你们这是对我们扎伊尔国民的尊重，你们就是中国的'白求恩'。在这里，我由衷地感谢中国政府给我们派来这样好的医疗队。"

第二件事是培养受援国的制药技术人才。与闫文双合作的共有5位扎方

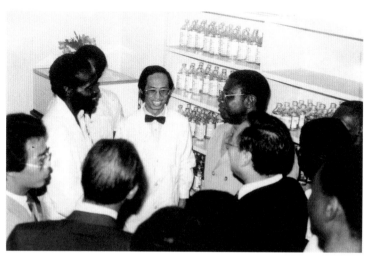

扎伊尔卫生部部长到医院制剂室和药房视察制药的全过程。（1987年）

朋友，为了尽快让他们学会制药技术，他用法语把制药设备与仪器、制水与制药流程、药检、动物实验、人身试验、留样观察等全部内容编成教材，人手一册，采取理论授课与实际操作相结合的方法，不厌其烦地手把手教，一个人一个人地反复教，要求学员一项内容一项内容地反复学，经过苦学苦练和严格考核，5个人都能单独熟练操作和熟记全部内容，培养了"带不走"的制药人才。

美国玛玛耶姆医院药房主任、比利时的恩格丽玛医院药房主任和扎伊尔社会科学院药物研究所的药师，到金丹堡医院制剂室参观整个制药过程，并详细翻阅了生产、药检、动物实验、人身试验、留样观察、临床随访记录后，伸出大拇指说："我们非常佩服中国药师的制药技术，你们做到了科学制药、按标准制药、规范制药，向你们学习。"并主动要求与中国药师合作开发药物。

为了确保自制药品安全，做到万无一失，闫文双反复在自己身上做试验。几年试验，他身上不知被扎过多少次，但换来了放心药、安全药。

第三件事是中刚药房愉快合作。闫文双第三次援刚果（金）[1997年5月，扎伊尔改名为刚果民主共和国，简称刚果（金）]，工作在中刚友谊医院。对药房的管理，闫文双提出，中国药房有啥药，用法语列出单子，交给刚方药房和刚方大夫，刚方药房有啥药也列出单子交给中国药房和中国大夫。刚方大夫开的处方可以到中国药房去拿药，中国大夫开的处方也可以到刚方药房去拿药，临床抢救危重患者，护士可以到两个药房去拿药。这一举措方便了患者，方便了工作，双方合作非常愉快。通过实践，双方共同摸索出一套中刚两个药房人员共管、资源共享、药品互补、处方互取、统一收费的合作管理模式，这个模式很受欢迎。中刚友谊医院因此受到刚果（金）卫生部的表彰，部长亲自到医院颁发荣誉证书。

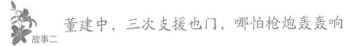

董建中，三次支援也门，哪怕枪炮轰轰响

故事二

董建中，沈阳市口腔医院口腔颌面外科主任、主任医师，三次参加赴也门医疗队，前后在也门塔兹革命医院工作6年多。

也门塔兹革命医院是 20 世纪 70 年代由中国政府援助建设的医院。董建中在医院主要从事口腔颌面外科疾病的诊疗工作。

当地生活条件比较艰苦，口腔颌面部肿瘤、先天性畸形等都很高发。特别是当地颌面部外伤的患者较多，多为交通事故所致。加之也门当地医疗条件较差，医疗器械比较匮乏，一些口腔颌面外科专科器械根本没有。在这样的条件下，董建中克服了重重困难，脚踏实地开展工作，并且因陋就简，自己创造条件完成了一系列高难度手术，用自己高度的责任心和高超的医疗技术，保证了患者的安全，无一例死亡病例发生。

刚到也门工作不久，他就遇到一位面部枪伤的急诊患者，子弹弹头穿过患者面部，停留在面深部近颅底部位。弹伤造成患者面部软组织贯通伤，颌面部多发骨折，患者伤情十分复杂危重。手术治疗是唯一的办法，但手术极其复杂，风险也比较高，以前该院遇到的这类患者有在手术过程中死在手术台上的情况。

这种病例在国内的医疗工作中也很少遇到，他深深地知道其风险性和手术复杂程度。但当董建中看到患者家属焦急的面容，听到家属苦苦的哀求时，他没有考虑更多，毅然走上了手术台。在麻醉科医生和脑外科医生的密切配合下，顺利地取出了颅底的弹头弹片，复位固定了骨折的骨片，修复了软组织缺损。

还有一次，另外一支外国医疗队也到也门进行义诊，接诊了一名颜面部巨大神经纤维瘤的患者。患者肿瘤波及半侧颜面部，眼、鼻、上颌骨和下颌均受牵连和影响。外国医生认为患者肿瘤巨大，当地条件较差，建议患者到国外进行手术治疗。院长知道后，抱着试试看的想法，把患者带到了董建中的诊室，询问能否进行治疗。

看过患者后，董建中很有信心地说只要院方配合，能完成这例手术。院长当即表态，需要什么，医院提供什么。经过术前全面的检查，董建中精心设计了手术方案，做好了各种手术中意外情况的预案，而后患者被推进了手术室。

经过 13 个小时的复杂手术，肿瘤被顺利切除，术后患者顺利出院。患者和家属对治疗效果都非常满意，院长也对中国医生表示了由衷的赞叹，医院内外都很震惊：中国医生了不起！

董建中注重与当地医护人员的合作与交流，经常指导帮助当地医生。塔兹省口腔医学会聘请他为客座教授，邀请他参加当地的学术会议，并在会议期间进行讲学。

2010年3月，他第三次到也门医疗队工作。当时也门政局发生了极大变化，反对派与政府军之间的争斗升级。各地时常爆发武装冲突，经常能听到激烈的枪声。在也门这段动荡不安的危险时期，董建中被任命为医疗队队长。

这无疑是临危受命。一方面，董建中要带领医疗队队员正常上班；另一方面，他要保护好队员的人身安全，做好队的思想工作。同时，还要做好驻地的防护工作。董建中向院方提出加强对队员的人身安全保护，努力争取院方同意在队员上下班途中，派出当地军人和武装警察护送。

在当地武装冲突激烈之际，一次，有十几位患者一起被送至塔兹革命医院，要求立即救治。院长请求已经下班的中国医疗队队员回院参加抢救工作。

此时，董建中和医疗队队员不顾自身安危，立刻赶赴医院，迅速进入手术室，对送来的患者展开急救工作。

当天中国医疗队共救治7名重症枪伤患者，董建中单独完成两例急诊手术。当地的政府官员和医院院长，握住董建中的手，对中国医生冒着极大的生命危险来医院救治患者的行为表示了衷心的感谢。

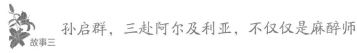

孙启群，三赴阿尔及利亚，不仅仅是麻醉师

孙启群，湖北省沙洋县人民医院副主任医师，分别于2004年10月、2007年9月、2010年11月，三次赴阿尔及利亚。2009年荣获卫生部"先进工作者"称号，2012年11月荣获阿尔及利亚艾茵迪夫拉省"先进个人"称号。

第一次援外，孙启群被分配到阿尔及利亚君士坦丁省君士坦丁大学中心教学医院，从事临床一线手术和教学工作。在初到医院的前三个月，所有手术麻醉都是由孙启群一人完成的，常常是一个人要管 3~4 台手术。面对生活和工作中的困难以及院方的考查，孙启群没有任何抱怨，而是尽心尽力地做好手头的每一台手术。三个月考核期满的第二天上班时，孙启群就发现已有两个麻醉技师在办公室门口等候他安排工作。从此以后，除难度较大的手术麻醉需亲自上台外，孙启群都一直是从事指导工作。

第二次援外，是在马思卡纳省省立医院从事麻醉师和复苏师工作。该医院是当地最大的一所医院，手术往往是一台接着一台，繁重的工作加上与国内不一样的作息方式，让孙启群吃了不少苦。但他始终践行着自己的诺言："我是一名援阿中国医疗队队员，我要让我的白色工作服上赫然印着的五星红旗更加鲜艳，更加耀眼！"

第三次援外，是在阿尔及利亚的艾茵迪夫拉省立医院。他所在的队有 16 名队员，是援阿最大的医疗队。队员们都是四五十岁年纪，远离自己的亲人和熟悉的环境，虽来自不同的单位，但彼此都没有陌生感。身在异乡，面对全新的工作和生活环境，新队员有疑惑就来问他。因之前他已在阿工作过 4 年，对当地的生活习俗和语言还是比较了解的，他也因此经常为队员们担任临时翻译，给他们讲述在阿工作的所见所闻，为他们排遣心中的孤独和压力。

阿尔及利亚是个较发达的北非国家，政府实行医疗、生育、教育费用全免，又是一夫多妻制，所以人口出生率高，病患率也高。加之艾茵迪夫拉省立医院紧邻首都阿尔及尔，门诊和住院人次是阿尔及利亚所有医院中最多的，而且，周边有很多中资机构，他们除了为当地患者治病疗伤，还担负着为同胞提供医疗服务的重任。

手术室里，每个人都在紧张有序地忙碌着，由于专家与患者沟通困难，他还兼职翻译，一天下来，全身湿透，疲惫不堪。但每每目睹术后患者的兴奋，感受着患者把他们当作真主派来的使者样的敬重与感激，他心中都充满了喜悦。他除了麻醉科的工作外，还同时参与门诊和 ICU 患者抢救和处理工作，工作量大是不言而喻的，工作的辛苦更不用说，有时一天连续做十几台手术，经常

24 小时连轴转，还冒着感染艾滋病的风险。

三次援外工作，孙启群时时处处以一名中国共产党党员、骨干的标准严格要求自己。不管是白天还是夜间，他总是随叫随到，从无怨言。

三次援外工作，他不仅是麻醉医师，也是复苏医师，有许多危重患者经过他的抢救和处理，从死亡线上重回人间。

三次援外工作，他没有辜负祖国和人民对他的期望，圆满完成了党和人民交给他的光荣使命。

 仵民宪，三个国家，十年援外，九死一生
故事四

三个国家、长达十年的援外医疗，对仵民宪来说是一生中最刻骨铭心的经历。

仵民宪，陕西扶风县人，毕业于西安医科大学医疗系，现为河南省三门峡市中心医院普外科主任医师。

2001 年 1 月，仵民宪 38 岁；2015 年 7 月，仵民宪 52 岁。作为一名医生，这 14 年间的十年，他在非洲的三个国家诊治患者约 3 万人次，赢得了三个国家的赞誉。

这三个国家分别是厄立特里亚、赞比亚、埃塞俄比亚，都是非洲条件较为艰苦的地区。这些地区贫穷落后，医疗条件相当简陋，缺医少药的状况让人难以想象。

"我感觉缺医少药的非洲人民需要我。在那里，每时每刻我都在感受一个医生治病救人的价值。"回忆起十年援非经历，仵民宪这样表达他长期坚守非洲的深层原因。

在仵民宪获得的诸多荣誉中，有一项显得弥足珍贵。那就是赞比亚外交部部长为仵民宪颁发的奖状和证书。

2008 年 4 月，在赞比亚"五一"国际劳动节纪念活动中，仵民宪被授予该国的"五一"劳动奖，赞比亚外交部部长为他颁发了奖状和证书。他不仅是

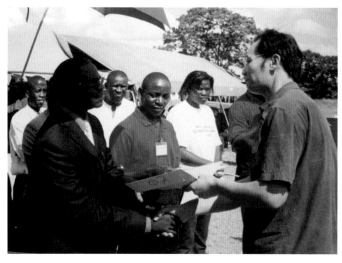

赞比亚外交部部长（左）向中国援赞比亚医疗队队员颁发"五一"劳动奖状和证书，感谢医疗队为赞比亚医疗卫生事业作出的贡献（2008年）

获奖的唯一一位外国人，也是首次获得这一荣誉的中国医生。

此时正是仵民宪参加援外医疗的第五个年头。他已经从非洲东北部的厄立特里亚"转战"到了非洲中南部的赞比亚。相对于厄立特里亚的高原环境，赞比亚的自然环境更为恶劣，特别是当地疟疾、艾滋病肆虐，让人苦不堪言。因为仵民宪工作出色，第一届援外任期还没结束时，赞比亚方面就多次向我方提出申请，希望他继续留在赞比亚工作。

2001年1月，仵民宪作为援厄立特里亚第二批医疗队队员，首次执行援外医疗任务时，他的女儿刚刚11岁，上小学五年级。那时，他觉得女儿开始懂事了，家里没有太大负担，再加上家人都很支持他的选择，人生中有幸能够到非洲执行援外任务，机会难得。

终于，经过层层选拔，仵民宪成为三门峡市首批仅有的两名援外医疗队队员之一。

2001年至2003年，仵民宪参加援厄立特里亚第二批医疗队；2005年1月至2009年6月，他先后参加援赞比亚第十三、第十四批医疗队；2011年2月至2013年6月、2014年4月至2015年7月，他又先后成为援埃塞俄比亚第

十六、第十七批医疗队队员。

就连仵民宪自己都没有想到的是，他不仅在 38 岁的时候，有了第一次机会参加援外医疗，并且能够 5 次加入援外医疗队，先后在非洲工作和生活长达十年之久。

这 10 个援外年度中，仵民宪的女儿仵静宜已经大学毕业，参加了工作。在女儿的记忆里，爸爸从她上五年级时去非洲后，就几乎"长"在了非洲。

尽管已经对在非洲的艰苦工作做好了充分准备，可是对于经常面临的生死磨炼，仵民宪还是有点吃不消。

最惊险的是，在援赞比亚期间，他先后多次与艾滋病"擦肩而过"。

第一次，手术还没有做完，当地护士报来检查结果说，患者被检查出艾滋病病毒抗体阳性。这是仵民宪在手术中手被针扎伤后，第一次发生艾滋病病毒职业暴露。听到这个消息后，虽然已经在非洲当援外医生两年了，想到有可能会感染上艾滋病，他还是第一次感受到了前所未有的恐惧。

然而，这仅仅是个开始。仵民宪涉及职业暴露的手术，包括胆囊切除、剖腹探查、疝气手术等。只要是动手术，就可能发生职业暴露，感染的可能性就随时存在，防不胜防。

援赞比亚 4 年间，仵民宪尽管时时小心谨慎，但还是多次在手术中手被扎伤，其中有 5 次患者被检查出艾滋病病毒抗体阳性。每次职业暴露后都要连续服用一个月艾滋病病毒阻断药物，这种药物有严重的恶心、呕吐、眩晕等副作用，甚至会发生一个月内连续呕吐，使人难以忍受。更让人难以忍受的是心理的压力——万一感染了艾滋病怎么办？

除此之外，仵民宪还先后经历了 4 次车祸，每一次都万分惊险。其中两次，都是车开着开着，轮胎突然爆裂。特别严重的一次，是车祸发生的时候，车连着翻了几个跟头，幸亏系了安全带，只是受了点轻伤。

在赞比亚 4 年多的时间里，仵民宪还 12 次患疟疾，每次发病都发热发冷，全身非常难受。即使这样，他还是硬撑着带病坚持工作。

在赞比亚执行援外医疗任务期间，仵民宪为一位叫格兰黛丝·茜苏的23岁患者切除了重达20公斤的巨大肿瘤，在该国引起了巨大轰动。

这名患者见到仵民宪时，腹部肿瘤已经长了1年多，从外表看起来就像临产的孕妇，行动十分困难。这样的手术，即使在国内，也是比较复杂的大手术。患者四处求医一年多，始终求医无门。仵民宪经过仔细研究，顺利为其实施了手术。

手术第二天，患者如释重负，下床活动了。赞比亚最大报纸《赞比亚时报》在头版头条进行了报道，并配发评论，称赞"实施这一具有里程碑意义的手术的，是一位名叫仵民宪的中国医生……"。

仵民宪所在的这家医院系铜带省的恩多拉中央医院，是赞比亚的第二大医院。在这家医院，有来自埃及、印度、乌克兰、乌兹别克斯坦等多国的医生，患者多，压力大，医疗条件差。由于不能得到及时诊治，加上条件有限，一些在国内很普通的疾病在这里就变得复杂起来，如巨大甲状腺肿、巨脾、巨大肿瘤和晚期肿瘤等。为了多治疗患者，仵民宪经常加班加点、见缝插针安排手术，并在术前精心准备，术中一丝不苟，完成了很多疑难复杂的手术。

赞比亚前总统奇鲁巴的夫人温瑞女士一次外出发生车祸，身体多处受伤，经过仵民宪的精心治疗，最终转危为安；2006年4月，在赞比亚第十四届外科年会上，作为唯一一名中国医生，仵民宪用英语做了"腹腔镜胆囊切除术"的大会发言，受到与会者的一致好评。

厄立特里亚位于非洲东北部，西邻苏丹共和国，南邻埃塞俄比亚、吉布提，东隔红海与沙特阿拉伯和也门相望，扼红海进出印度洋的门户，地理位置十分重要。厄立特里亚以雨育农业为主，80%的人口从事农牧业。生产落后，丰年粮食自给率仅60%~70%，属世界上最不发达的国家之一。

仵民宪到厄立特里亚执行援外任务的时候，该国有350万人口，却只有30多名医生。

仵民宪支援的该国最大的医院哈利贝特医院，医疗条件还不如我国一个县医院。患者做一个普通手术需要排队等待很长时间，少则数月，多则几年。

有的患者就在等待中死去。为了能给更多的患者解除病痛，仵民宪经常加班加点，中午在手术室和当地医务人员吃点儿英吉拉；晚上有急诊时，经常做手术到后半夜。

厄立特里亚的疾病谱还与国内不同。为了提升疗效，仵民宪经常尝试不同的疗法，并向当地医生介绍交流中国国内的新方法、新技术。他有时还帮助其他中国医生翻译和书写病历，充当助手协助他们完成手术，这无意中为他以后在非洲的工作打下了基础。

在埃塞俄比亚执行援外医疗任务期间，仵民宪曾经和两名队员，被派遣到总统吉尔马·沃尔德·乔治斯的家乡——图卢布卢。

图卢布卢本是一个小镇，环境恶劣。图卢布卢医院只是一所新建的乡镇级医院，有 50 张床位和两名年轻的当地医生，医院条件非常简陋。这样简陋的条件，还吓跑了两名来这里支援的其他国家医疗队的医生。但是仵民宪和队友并没有被这样的困难吓倒，他们到这里没有多久，就让这里从未启用过的手术室运作起来。

这个医院做的第一例手术即是乳腺癌根治术，且成功了。这在当地引起了不小轰动。新华社驻埃塞俄比亚记者、当地报纸都做了报道，产生了较大影响。之后又有多项突破性的外科手术实施。后来到了埃塞俄比亚首都中国援建的新医院后，仵民宪还和队员一道，继续攻坚克难，开展了不少高难度的大手术，如巨大甲状腺肿切除术、甲状腺癌根治术、乳腺癌及直肠癌根治术等。

对于援非的记忆，仵民宪在自己的著作《我的非洲 10 年》中，进行了倾情书写。非盟委员会主席祖马说："仵大夫的这本《我的非洲 10 年》，是第一本讲述中国医务人员在非洲工作故事的图书。自上个世纪 60 年代以来，两万多名中国医疗志愿者来到非洲，救治了数百万患者的生命。作为一个非洲人，我代表非盟委员会，谨向曾经和现在在非洲服务的中国医疗工作者致敬！希望有一天这本书能在非洲发行，让我们的人民更好地了解这些故事。"

3 传承：援外医疗父子兵

中国医疗队的技术在异域他乡生根发芽，他们的精神也在国内感召着同行以及后人。

在援非医疗队中，不乏"子承父业"者。

子承父志，薪火相传。红色基因，书写着追求的执着，演绎着跨越时空的大爱。

第十五、第十八批援马达加斯加医疗队队员黄玫，她的父亲曾作为第九、第十一批中国援马达加斯加医疗队队员，在该国工作4年。

黄玫从懂事后，便在充满憧憬和好奇的心里，悄悄地开始追寻着父亲的背影。

在《追梦——踏寻父亲的足迹》一文中，黄玫深情地写道：

走进父亲曾经工作过的医院，看到了医疗队队员们曾经和现在仍居住的小楼，尽管小楼已经比较破旧了，房间里墙壁的颜色已较黑暗，不过我还是感到格外亲切，毕竟父亲曾在这里生活4年。

早些年就多次听老队员们说，父亲当年刻了名字的胖树已经长高大了，而且还成了当地一景，自然心里一直惦记着要和这棵有着纪念意义的大胖树合影。推开通往后院的大门，一眼就看到了刻有父亲名字和年月日的胖树。后院杂草丛生，有许多大树小树都与杂草分享着这片不大的面积，唯有这棵树又高又胖又大，就像父亲魁梧的身躯。

这棵胖树似乎领会此情而顽强地、茁壮地成长，把这份留念和对中国医生的思念批批相传，年年相传，好像在告诉医疗队队员们，马国人民时刻想念中国医生。伴着时间的脚步，刻字也随着树的长高而长高长大了。顶着高过头顶的刻字，我和大胖树合了影，此刻心中感到些许的安慰。

…………

当我给已退休的父亲重现我追逐的梦——在昂布翁贝我的目睹、我的感受和追忆的图片，他欣慰地笑了。

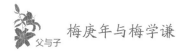

梅庚年与梅学谦

梅学谦是梅庚年的儿子。在梅学谦心中，父亲永远活着，永远都在教育他如何立世做人，教诲他厚德尚医。

父亲牺牲时，梅学谦还年幼，但父亲的不畏艰苦、甘于奉献的形象和救死扶伤、大爱无疆的精神一直感染着他、激励着他，并伴着他长大成人。

中学毕业后，梅学谦毅然决定报考医科院校，走上和父亲一样的治病救人的道路。

1998 年，梅学谦追寻父亲的足迹，也成为河南省援助埃塞俄比亚医疗队的一员，他来到父亲长眠的土地，继续父亲未竟的事业。

梅学谦在埃塞俄比亚援外的岗位上，时时以父亲为榜样，总是为他人考虑，工作上严谨认真，努力用自己的技能服务于患者。大家似乎从梅学谦身上看到了梅庚年的影子。

而对于自己的父亲，梅学谦只有缅怀和思念——

往事不堪回首。

1975 年 8 月 22 日《人民日报》《光明日报》同时刊登了这样一则消息：

新华社亚的斯亚贝巴一九七五年八月十九日电 中国医疗队队长梅庚年的追悼会，八月十六日在埃塞俄比亚首都亚的斯亚贝巴市政大厅举行。梅庚年队长是不久前因公牺牲的。埃塞俄比亚救济和复兴局局长希梅利斯、副局长特塞玛，公共卫生部常任秘书阿塞法·蒂科尔、副部长梅斯芬·方塔和中国驻埃塞俄比亚大使杨守正出席了追悼会。希梅利斯局长和杨守正大使分别在追悼会上致了悼词。

短短的172个字，顿如晴天霹雳，让人们沉浸在无比的悲痛之中。

"梅庚年"到底是何人？他又是怎么牺牲在非洲的异国他乡？

20世纪70年代的中国，通信传播手段非常落后，信息闭塞。十几天之后，全国上下才慢慢知道梅庚年的英雄事迹。

梅庚年，是中国援助埃塞俄比亚首批医疗队队长兼党支部书记，牺牲前曾长年担任河南省安阳地区（当时叫安阳专署）人民医院党委书记兼院长。1971年按组织要求组建安阳地区肿瘤医院。牺牲时间是1975年8月11日，年仅51岁。

就这样，梅庚年这位无产阶级国际主义战士、中埃人民的好医生永远留在了非洲大地。

1974年3月29日，梅庚年率领一支由13人组成的中国医疗队，到达埃塞俄比亚卡法省省会季马市医院。

季马市自然环境恶劣，医疗条件和水平都很差，当地群众对中国医生的医术也是陌生的。时任中国医疗队队长兼党支部书记梅庚年首先组织队员学习《纪念白求恩》一文，告诫大家"放下专家架子，以实际行动增进相互了解"，并决定用中国传统的针灸疗法打开局面。

为消除患者的疑虑，他们反复在自己身上做示范，并且主动出诊。很快，他们便赢得了各方面的信任和赞誉。卡法省副省长阿巴比耶的父亲，患坐骨神经痛，多年治疗都没有好转，他亲自把父亲送到季马，让老人长期住在这里，靠近中国医疗队。经中国医疗队针灸治疗后，效果明显，痊愈后，老人专程赶到首都亚的斯亚贝巴，通过电台赞扬中国医疗队和针灸疗法。亚的斯亚贝巴电视台也为中国医疗队拍了电视片，向全国播放。6月22日，卡法省省长格布里率省市官员和宗教界人士70多人，在吉昂饭店宴请中国医疗队全体成员以示感谢。

埃国卫生大臣贾马尔在视察了季马医院后，称赞"中国医疗队做了出色的工作"。另一位埃方高级官员看到前来就诊的人络绎不绝，则风趣地说："季马成了朝圣的地方。"

1974年国庆节来临，当地卫生局局长莫加安排中国医疗队放假。但当梅庚年看到露宿草地等待就诊的患者时，便决定全队不休息。莫加局长得知这一消息，竟感动得落下泪来，说："请原谅我今天的激动，这是14年来第一次。我真正感到你们同别国专家不一样：你们是来工作的，不是来享受的。我代表卫生局和季马医院全体工作人员以及患者向你们表示衷心感谢！假如医院所有的人都像你们中国人那样工作就好了！"

当时，在埃国设立医疗机构的国家不止中国一个，所以每个队员肩上的责任都非同一般。为了确保万无一失，梅庚年要求凡重大病例都要集体研究并制订周密的治疗方案。对手术病例，他更是要求从一刀一剪到一针一线都要严格进行检查和操作。这也是他在国内20多年临床工作中养成的一贯作风。

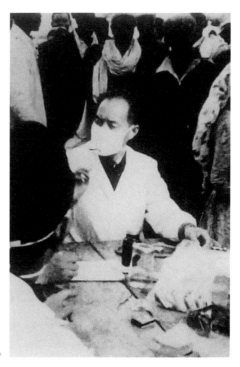

梅庚年医生在援外出诊中。

短短几个月，医疗队诊治了无数患者，其中为两名农村妇女切除了重达26公斤的巨大卵巢囊肿和重达3公斤的巨大甲状腺囊肿。这样的手术在季马医院的历史上是没有过的。

当这些被疾病长期折磨的患者痊愈出院时，梅庚年的心情无比激动。

一天，一位在当时苏联主办的巴尔查红十字医院经多方治疗无效的脊髓炎截瘫患者，被抬着来到中国医疗队。梅庚年得知这位"特殊患者"的情况后，当即指示：全力救治！他们为患者制订了一套中西医结合的治疗方案，几个疗程下来，患者完全瘫痪了的双下肢奇迹般地恢复了功能！出院时，这位患者兴奋地像时装表演一样走来走去，连连高呼："柴那都噜诺！"（中国好！）

紧张的工作、长期的劳累，使梅庚年的高血压、心脏病几次复发，身体也日渐消瘦。队员们劝他去首都住几天，他说："我的岗位在季马！"他只是吃片药，坚持上手术，坚持夜查房。

1974年11月，梅庚年在卡法省农村考察时，发现这里缺医少药现象严重，便主动申请走出医院，下乡搞巡回医疗，使馆党委经研究批准了他的申请。

1975年6月24日，由梅庚年率领的4人巡回医疗队开始下乡巡回医疗，每到一地，他们都被贫苦的农民围得水泄不通。一天下来，要接诊300多人次，还要做4~7例手术。除了吃饭，一刻都不能休息。乡村的条件很艰苦，他们经常在树荫下支张桌子，站着接诊患者。

在季马东55公里的阿森达波，巡回医疗队遇到一位因胎盘滞留、失血过多而处于昏迷状态的产妇。恰逢产科医生不在，梅庚年当即决定："救人要紧！"在低矮的房子里，他坚持弯着腰做完了手术。产妇得救了，梅庚年却大汗淋漓，险些休克。

8月1日晚，梅庚年刚从75公里以外的巡回点回到季马，便接到使馆指示：埃政府因加木戈法省发生旱灾而向各国发出求援呼吁，中国政府决定派一支由7人组成的医疗队赴埃，为抢时间，由驻季马医院医疗队临时抽派部分人员先行赶赴灾区，并让他于3日至4日到使馆接受任务。

梅庚年连夜召开紧急支委会决定救灾人选，会上他第一个报了名。他哪里还等得到 3 号！当即决定第二天一早就出发。

这一夜，他通宵未眠，起草了给使馆党委的报告。使馆党委得知他要下去救灾，考虑到整个工作和他的身体状况，劝他留下。但他坚持要去。杨守正大使只好说："下次一定不要再去了。"他笑了笑说："考察以后再说吧。"

8 月 9 日，梅庚年率领救灾医疗队到达加木戈法省。

梅庚年见到省长的第一句话就是："请告诉我，这里灾情最重的地方在哪里？我们要到那里去！"

省长对中国医疗队的率先到达再三表示谢意，并详细地向他介绍了情况。之后，医疗队便立即赶往了灾区。

1975 年 8 月 11 日上午，考察刚结束，梅庚年便急忙驱车返回亚的斯亚贝巴汇报工作。11 点 23 分，当疾驰的汽车经过绍阿省沙沙马镇时，突然发生车祸，梅庚年不幸以身殉职，留下了尚未成年的一双儿女。

2014 年 9 月 29 日，在首个烈士纪念日到来之际，梅学谦谈起自己的父亲梅庚年，他百感交集："在我的记忆中，父亲永远一身正气，严于律己，严谨治学，严格管理。他留给我们最大的财富就是如何做一名好医生，我在踏着父亲的足迹继续前进。"

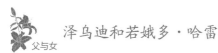

泽乌迪和若娥多·哈雷

父与女

泽乌迪是梅庚年在埃塞俄比亚的患者，梅庚年治好了他的病，他也亲眼见证了梅庚年这位中国援外医生为当地民众真情服务的点点滴滴，深为梅医生的技能和爱心所感动，后来，只要一有空他就去找梅医生。

就这样，梅庚年也成了他的朋友。

1975 年 8 月 11 日梅庚年不幸离世后，泽乌迪非常悲痛，他真诚地提出要把中国医生梅庚年的墓地设在自家院子里。经当地政府、医疗队领导及相关部门共同商议，决定同意泽乌迪的建议，安葬仪式在季马举行。

　　季马人民为了纪念梅庚年，在他的墓前分别用中文、英文、阿姆哈拉文立了3块大理石墓碑。

　　泽乌迪想起梅庚年在季马的日日夜夜，仿佛梅庚年还在给乡亲们看病，不禁感慨万千。他毅然决然地提出要为梅庚年守墓。

　　而这一守就是30多年。

　　在泽乌迪去世后，家里人按照他的遗嘱，把他葬在了梅医生的旁边，守墓的接力棒又传到了他的女儿若娥多·哈雷手中。

　　"我要跟我父亲一样，打扫墓园，给墓园种树，我会告诉周围的人这个中国医生的故事。"在埃塞俄比亚季马市郊外，一个名为"中国小镇"的社区里，老人若娥多·哈雷传承守护着中国医生的墓园。

　　泽乌迪老人一家两代人的义举，正是中非友好的真实写照。

　　直到今天，墓地定期打扫、清理，墓地周围的开阔地也成了当地居民自发聚会的小广场。

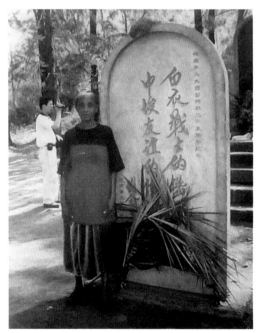

若娥多·哈雷为中国医生梅庚年守墓。

2016年清明节期间，驻埃塞俄比亚使馆部分工作人员及援埃塞俄比亚医疗队全体队员赴埃塞俄比亚季马市，举行祭奠仪式，深切缅怀41年前在季马牺牲的援埃首批医疗队队长梅庚年烈士。

仪式由张霖参赞主持，使馆工作人员、援埃塞俄比亚医疗队全体队员、季马政府官员和当地村民向梅庚年烈士默哀3分钟，中国驻埃塞俄比亚大使腊翊凡代表中国政府向梅庚年烈士墓敬献了花篮。季马市副市长代表埃塞俄比亚政府致辞，他感谢中国政府长期以来的无私帮助，感谢中国医疗队数十年来坚持义诊活动，为当地人民带来健康幸福。

为了感谢义务为梅庚年烈士守墓30余载的泽乌迪老人，由中国政府出资，中国江苏国际集团为老人新建了一所民房，腊翊凡大使代表中方向泽乌迪老人转交了新房钥匙。

仪式后，第十八批援埃塞俄比亚医疗队进行了为期两天的义诊活动，向季马当地群众免费提供中西医诊疗服务和常用药品。

2018年4月5日，在驻埃塞俄比亚大使谈践的带领下，驻埃塞俄比亚使馆工作人员在清明节期间祭扫了长眠于埃塞俄比亚季马市近郊的梅庚年大夫墓地并慰问了守墓老人。第二十批中国援埃塞俄比亚医疗队队员、季马市政府官员、季马大学代表和当地村民参加了祭扫和追思活动。

追思会上，使馆工作人员、埃塞俄比亚官员和民众纷纷为梅庚年烈士敬献鲜花，以寄托对梅大夫的敬仰和怀念。第二十批中国援埃塞俄比亚医疗队队员在烈士墓前庄严宣誓，矢志秉承烈士遗志，不怕牺牲，忘我工作，救死扶伤，为中埃医疗卫生合作事业不懈奋斗，以告慰烈士在天之灵。祭扫活动结束后，医疗队全体队员现场为村民开展义诊活动，赢得了广大村民的热烈欢迎。

2018年4月5日，以中国援埃塞俄比亚医疗队首任队长梅庚年烈士命名的"梅庚年奖学金"首批获奖者颁奖仪式在埃塞俄比亚著名高校季马大学举行。驻埃塞俄比亚大使谈践、季马大学校长菲克勒到场致辞并为获奖学生颁奖，使馆经商参赞刘峪及季马大学师生代表等近百人出席活动。

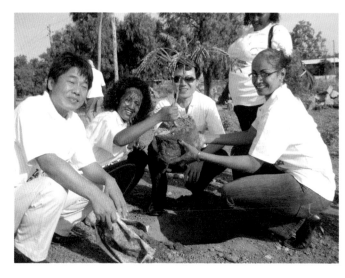

中国援埃塞俄比亚医疗队
队员与当地医院同事共植
友谊树。（2010 年）

2018 年，中国政府资助为梅庚年墓所在的季马市巴吉村开通了一条用梅庚年的名字命名的公路。中国政府援埃塞俄比亚医疗队同样一直秉承着烈士遗志。从 1974 年至今，二十多批中国援埃塞俄比亚医疗队、700 多名中国医护工作者来到埃塞俄比亚义诊，走遍了埃塞俄比亚的山山水水，共诊疗患者 200 多万人次。中国政府还在埃塞俄比亚先后开展了"光明行"和"微笑儿童"慈善项目，免费为埃塞俄比亚民众进行白内障手术、唇裂缝合手术，并为亚的斯亚贝巴市部分小学孤儿、残障儿童等提供简便午餐。

中国驻埃塞俄比亚大使谈践表示，中国政府将继续弘扬梅庚年烈士的国际人道主义精神，致力于深化中埃、中非友好合作，助力埃塞俄比亚早日实现 2025 年成为中等收入国家的发展目标。

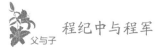

程纪中与程军

程纪中、程军父子的故事，也同样深深感动着中非人民。

2002 年 10 月，中非共和国人口与卫生部部长卡里特访问中国时，提出要到杭州看望历届援中非医疗队队员，还特别要求见一次程军医师全家。卡里特部长向程纪中队员的遗孀、程军医师的母亲献上了一束艳丽的鲜花，以表达对他们全家为中非人民所作的巨大贡献的感激之情。

卡里特部长为何如此强烈地要求要见到程军医师及其家人？个中原因，要从程军之父程纪中谈起。

1984 年 7 月，杭州市第二人民医院的优秀驾驶员程纪中参加援外医疗队，成为第四批援中非医疗队队员。

此时医疗队所在的洛巴耶省，社会经济十分落后，物资匮乏，医疗队的日用品、食品等需要定期到 100 多公里外的首都班吉去采购。工作条件更是简陋，医疗用电靠发电机支持，用水要到 20 公里外的采水点用汽车运输。

程纪中虽然只是医疗队的一名司机，但他的工作却非常重要和辛苦。他不仅每天开车接送医生们去离驻地 10 公里的医院上下班，到 20 公里外的一个水井拉水，负责队里伙食采购，还要维修保养医院的发电机，保障医疗队用电。

在最繁重的工作面前，程纪中总是充满阳光、乐观向上。不论工作日还是节假日，不论白天还是夜晚，只要是工作需要，他都随时保证出车。

在中非开车很辛苦，路面差，道路泥泞，高低不平，车轮打滑，驾驶汽车非常吃力，但程纪中师傅总是全神贯注，谨慎行驶，从来没出过差错。他不怕脏，不怕累，对工作一丝不苟，还经常利用休息时间和节假日维修车辆和机电设备。他平时待人热情，助人为乐，把中非人当作兄弟，常常帮助医院的当地司机修理救护车，因此中非朋友都把他当知己。就连手术室的玻璃储水瓶破了，也请他帮忙修理。

然而，天有不测风云。1985 年 3 月 20 日，下午 2 点多了，程纪中还没有吃午饭，刚准备回驻地，听说医院电路坏了，检验室急等通电化验。他二话没说，又投入电线检修工作中。程纪中发现天花板上的电线被老鼠咬断了，就不顾个人安危，毅然爬上去修理。正在紧张工作时，天花板突然碎裂，程纪中从高处跌下，由于头部着地，不治身亡，以身殉职，倒在了异国他乡……

1985 年 5 月 29 日，科林巴总统亲自签署命令，授予程纪中骑士勋章，并举行了隆重的告别仪式。

程纪中牺牲时，儿子程军只有 17 岁。

懂事的程军努力学习，发奋向上，从刻骨铭心的丧父之痛中走了出来，并决心学习医学专业。

1990 年，程军从医学院毕业，被分配到父亲工作过的杭州市第二人民医院工作，成为一名脑外科医生。在外科医生的岗位上，程军总是想起父亲小时候对自己的教诲和母亲的期望，时时告诫自己要做一名有担当有追求的好医生。

2000 年 8 月，在母亲和家人的鼓励和支持下，程军决心继承父亲的遗志，追寻父亲的足迹，参加援外医疗队，成为第九批援中非医疗队队员。

对程军来说，去中非就是为了解除当地群众的病痛，只要他有时间，大小手术都要做。患者到了这里，找上程军，他都是来者不拒。仔细检查、认真询问，他常常是一天完成好几台手术。

程军对患者态度好，技术高，中非医生和患者一谈到他，都纷纷竖起大拇指，称赞这位中国好医生。

一天，一位阑尾炎手术患者预约了中非方的外科医生，但手术那天，中非医生未能来上班。患者焦急万分，程军看到患者再等下去有阑尾穿孔进而继发腹膜炎的危险，毫不犹豫地施行了手术，患者和家属都非常感激。

在姆拜基医院，患者需要做重大手术的无不来找中国医生。

每到这个时候，程军总是做好充分的术前准备，细致地选定手术方案。两年来，程军做了腹腔巨大肿瘤切除、乳腺癌清扫术、甲状腺手术、多种严重骨折的复位和治疗等各种大手术 200 余例。

每期队员到达中非后，都要安排时间去洛巴耶省医院程纪中的墓地扫墓。每次，当地群众都会自发地来看望安葬在这里的中国医疗队队员，一起悼念这位为中非人民光荣殉职的朋友。

2002 年 6 月 1 日，程军在结束援外任务回国前夕，再一次来到父亲的墓地敬献花圈，祭奠先父。

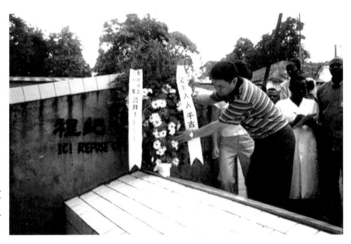

程军医师在中非祭拜父
亲——中国医疗队原队
员程纪中。（2002 年）

在父亲的墓前，程军含泪说："爸爸，您安息吧！"

陪同的卡里特部长在墓前悼念时说："今天我们来到这里，纪念 17 年前在这里去世的程纪中先生，我要感谢中国政府和中国人民为中非所作的援助和贡献，程纪中先生为中非人民牺牲了，他的家人继续为中非的医疗事业和中非人民的健康作奉献，为此我对他们一家表示钦佩和感谢！"

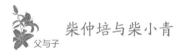

柴仲培与柴小青

1997 年至 1999 年，2001 年至 2003 年，柴小青两度参加援也门中国医疗队，分别在也门拉哈杰省依本·哈莱顿总医院及亚丁省亚丁总医院工作近 5 年。其间分别担任这两家医院特聘麻醉科主任，担任第十六批亚丁医疗队队长、党支部书记。

柴小青一踏上也门国土，就开始寻访父亲当年走过的路。

柴小青的父亲柴仲培是安徽省著名的普外科及整形外科专家，1987 年至1990 年参加援南也门中国医疗队，分别担任第九批亚丁队队长、第十批医疗队总队长。在此期间，他以无疆的大爱、精湛的技术救治了大量急危重症患者，被誉为"金手指外科专家",备受也方外科医师尊崇,在全也门外科医师协会中具有很高知名度,更是赢得了也门人民的高度赞扬。

重访父亲救治过的患者、重温父亲当年救死扶伤的感人故事时,柴小青倍感亲切。一开始,他几个晚上都无法入睡,总感觉父亲就在他身边注视着他,指导着他。

很快,也门的医护人员及患者得知柴小青是当年"金手指外科专家"柴仲培的儿子,不禁感慨万千。父子两代人不远万里来也门援助,感动了也门的医院同行。大家抑制不住内心的喜悦,激动地拉着柴小青的手,友好之情与敬重之意无法用言语表达。

柴小青首次来到拉哈杰省依本·哈莱顿总医院麻醉科工作,生平第一次感到此行责任重大,任务艰巨。院方考虑到他的技术和管理能力,更重要的是对他的高度信任,聘他为麻醉科主任,全面负责整个科室的工作。柴小青变压力为动力,兢兢业业,严谨认真,把科室建设一步步推向正规有序。

两年后的 2001 年,他再度参加援也门医疗队,担任亚丁医疗队队长及党支部书记,带领医疗队进驻亚丁总医院。亚丁总医院鉴于柴小青在依本·哈莱顿总医院有口皆碑的出色表现,也聘请柴小青为麻醉科主任,聘期两年,负责全科一切行政事务。这是亚丁总医院历史上第一次聘请担任行政职务的外国人,此事非同寻常,在当地成为美谈。

也门亚丁是世界著名的港口,是扼守红海通向印度洋的门户,系欧、亚、非三洲海上交通要冲,具有十分重要的战略地位。亚丁为也门重要经济文化中心,不少国家在此设有总领事馆。作为我国援外工作的重要组成部分,援外医疗有着非常重要的作用,亚丁总医院作为重要外交阵地,长期有医疗队驻守。

然而,由于多种原因,2000 年也门卫生部发文,决定改派中国医疗队去塔兹山区工作,这意味着中国医疗队将撤出亚丁市。

作为第十六批拟进驻亚丁总医院医疗队的队长,柴小青在飞往也门亚丁的航班上,感到责任尤其重大,有种如履薄冰之感。令柴小青惊喜的是,在机场出口，他看见了已等候他多时的海纳院长，此次海纳院长是专门迎接他本人的，原因是海纳院长师从柴小青父亲，对老师崇拜至极，并与柴小青有兄弟之情。

当他得知柴小青本次所率医疗队队员英语水平高，手术技术精湛，能开展腹腔镜胆囊切除术及关节镜微创手术时非常高兴，亲自驾车将医疗队接进亚丁总医院专家公寓入住。通过海纳院长3天的努力，最终也门卫生部批准医疗队重新回到亚丁总医院工作。

医疗队回归进驻亚丁总医院意义非同寻常。一是医疗队能留在也门经济文化中心亚丁，守住医疗外交阵地；二是为日后第十九批医疗队进驻亚丁总医院，打下了坚实的基础。这一成果，源于柴小青的努力和他父亲早年在这里打下的良好基础。

柴小青初到拉哈杰省时，天气极度炎热，水土不服、蚊虫叮咬考验着他的忍耐力。柴小青心想：自己是队长，父亲曾经就是在这样的环境下工作和生活的，我怎么不能克服和战胜这些呢？于是，他把全部的注意力都集中到工作当中，尽自己最大努力，夜以继日地做好手术麻醉工作，除白天的日常工作外，还承担了几乎全部的急危重症抢救手术的麻醉工作，以及院内深静脉穿刺工作。作为科室主任，柴小青开展技术培训，传授各种麻醉技术与监测手段给也方医护人员，提高了科室总体医疗水平。

不知疲倦的工作似乎也麻醉了自己的身心。两年来的努力换来了拉哈杰省卫生厅厅长欧墨然及依本·哈莱顿总医院上下一致的赞扬与好评。

两年间，柴小青带领也方医护人员圆满完成各种手术麻醉工作，满足了各科各类手术需求。与此同时，他还通过加强科室人员技术培训，加强安全管理，降低了手术麻醉并发症的发生率和死亡率。同时，他率领中国医疗队队员，开展全院性继续教育学习和一对一授课创新教学，使医疗质量有了很大提高。

在柴小青的率领下，医疗队不负重望，救治了大量疑难危重患者，其间为也门总统，商务部部长、省长等地方官员及亲属提供医疗服务，扩大了医疗队影响，增进了友谊，得到了也方高度赞扬。2013年，在援外医疗队派遣50

周年之际，柴小青被评为全国援外医疗工作先进个人。

目前，柴小青是安徽省立医院麻醉科的主任医师。回忆起自己两次参加援也门中国医疗队的经历，回想到父亲对自己的教诲和影响，他再一次深深体会到厚德尚医的责任和担当。

正是因为有了"不畏艰苦、甘于奉献、救死扶伤、大爱无疆"精神的传承，医疗队去了一批又一批，后继队员们如有根之树枝繁叶茂，如有源之水清泉长流。

4 创新：他们书写着手术传奇

"保存生命，这是唯一的幸福。"100多年前，法国学者、医生史怀泽在非洲行医经历中，提出要"敬畏生命"。这也成为生命伦理学的思想基础。

这里是三位援外的外科大夫的故事，他们实践着"敬畏生命"的理念，为三个国家的患者解除了病痛，留下了厚德尚医的尊严和创新奉献的传奇。

 巴布亚新几内亚，胡平深夜再植断肢

故事一

巴布亚新几内亚是南太平洋西部的一个岛国，是世界上较不发达的国家之一，也是大洋洲面积第二大、人口第二多的国家。经济主要是农业。国内陆路交通很不方便，海路也很不方便。首都莫尔兹比港已经开通了公路通往国内大部分城市。巴布亚新几内亚的首都莫尔兹比港是南太平洋地区治安最恶劣的城市之一，抢劫、枪杀、强暴事件频频发生，尤其是夜间。因此，医疗队的外科医生特别忙，手术抢救经常通宵达旦。

2005 年 12 月 18 日深夜 3 点多，一阵急促的电话铃声把创伤急救科的胡平医生从梦中惊醒。

莫尔兹比港总医院值班外科医生告知，有一名腕关节被砍断的伤员经当地外科顾问医生初诊后不能处理，要求中国医生去会诊。

在挤满人的急诊室里，胡平找到了那位腕关节被砍断的伤员。

这是一名青年男性患者，他等待医生的抢救已经 14 个小时了。歹徒砍断了他的左手腕，仅余约 2 厘米皮肤相连，血管、神经、肌腱完全离断，近端伤口流血不止，远端伤口无活动性出血，受伤 14 个多小时的手掌已非常肿胀、发绀、冰凉，按创伤急救的概念，肢体离断后超过 6 个小时，尤其是在南太平洋炎热的气候条件下，手术的成功率大幅度下降。当地外科顾问医生和胡医生的助手都非常担心是否有再植的指征，手术是否能成功。

伤员含着泪哀求着说："中国医生，您救救我的手吧！没有手我怎么活……"

胡平望着伤员祈求和期待的目光，感到了作为一名中国援外医生肩上担子的重量。

胡平心里想，只要手术有一线成功的希望，就应该尽百分之百的努力去争取，于是他立即决定施行断肢再植手术。

经过 7 个多小时的精心救治，患者远端伤口开始慢慢渗血、流血，直至喷血，指端的颜色渐渐红润了，断肢变暖了，断肢再植手术成功了。在无影灯下关注手术的当地顾问医生、其他外科医生、麻醉师、护士等数十人都露出了笑脸，纷纷竖起大拇指说："Very good！ Chinese doctor Hu！"（非常棒，胡医生！）

断肢再植手术后的护理非常重要，不凑巧的是当天巴布亚新几内亚的护士为了争取合法权益开始全国性大罢工，术后护理只能靠医生自己来完成。每天定时观测伤肢色泽、肿胀程度、温度，伤口情况，全身情况，甚至输液等也需医生亲自动手。通过十余天的精心护理治疗，患者渡过了血管栓塞关、感染关，再植后的断肢终于保住了。

胡医生的助手 Aisi 医生对他说："我没有想到这个手术会成功，因为这类伤员在过去都是按常规进行截肢，我想跟你多学一些创伤急救手术，而且希望有一天能到中国去进修学习。"

当地《国民报》记者来莫尔兹比港总医院采访患者时，这位青年男子热泪盈眶地拉着胡平的手说："谢谢您，是中国医生挽救了我的手。"就是这一句饱含深情的话语，给了胡平无比的自豪和快乐。

12 月 29 日，当地《国民报》以《中国医生救了伤残患者的手》为题进行了报道，赞扬中国医生为巴布亚新几内亚人民所奉献的精湛医术和敬业精神。

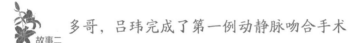

故事二 多哥，吕玮完成了第一例动静脉吻合手术

吕玮来自山西晋城煤业集团总医院，是急诊骨科副主任医师。在国内，他有着稳定的职业和不错的收入，可是，当得知山西省卫生厅选拔援外医疗队队员时，就好像一种责任在驱使着他，他义无反顾地第一个报了名。

可援非，意味着至少两年半看不到亲人——半年时间学习法语，两年时间在多哥进行医疗援助。吕玮马上就要高考的女儿听说爸爸要去援非这么久，便问他："爸爸，奶奶、爷爷身体不好，我马上高考了，你能晚些走吗？"女儿的话令吕玮的内心很纠结。这时，最理解他援外情结的妻子站出来，支持他去圆这个援外梦。

很快，吕玮飞赴非洲的多哥共和国。

多哥共和国位于西非，东面与贝宁，北面与布基纳法索，西面与加纳相邻，南面有一小段海岸线面向几内亚湾。

卡拉地区是多哥的疟疾高发区，蚊虫肆虐。吕玮多次感染疟疾，一旦发病，高烧、寒战令人痛苦不堪。但是，每次吕玮都没有退缩，而是乐观向上，稍一好转就立刻投入到工作中，因为每天有大量的患者在等着他治疗和手术。

有一次，他感染伤寒，高烧不退，在驻地躺着输液时，心里还惦记着患者，说："我怎么这个时候得病啊！病房还有好几个患者等着我做手术呢。"温度稍微一退，他就又去上班了。

艾滋病等传染病在这里时常存在。

吕玮作为骨科医生，这种威胁对他来说更大。在骨科手术中，患者的骨折断端及手术器械极易刺破医生的手套。但是，吕玮从没有因害怕而退缩。当问到他是否害怕时，他说："怕！但是我是医生，我的职责是治病救人。"

当地医院骨科医疗器械十分简陋，固定材料严重匮乏，手术常常因没有合适的工具和材料而陷入困境。吕玮克服困难，积极想办法，创造条件，认真进行术前准备，因地制宜，充分利用现有工具及材料，采用替代或转换的方法，努力为患者开展手术，完成了如难治性骨髓炎、化脓性髋关节炎、采用股骨和胫骨两处切口矫正重度先天性膝外翻畸形、腓肠肌肌皮瓣修复、陈旧性胫腓骨骨折伴骨外露及腹部皮瓣修复前臂内侧软组织缺损伴骨外露等高难度手术，并为当地慈善机构免费手术治疗肢体先天畸形，骨髓炎、脊髓灰质炎后遗症儿童32例，得到了当地宗教慈善机构的赞扬！

吕玮在多哥卡拉地区是一面旗帜。由于卡拉地区仅有他一个骨科医生，因此，他的工作量最大，是最忙的医生，在医院时刻都能看到他忙碌的身影。

2013年大年三十，当国内人民正在欢度除夕之际，吕玮突接急诊电话。在简陋而酷热的手术室里（空调机坏了），他利用有限的手术器械为一名急诊膝关节脱位合并腘动静脉断裂患者，完成了当地第一例动静脉吻合手术。手术历时6个小时，成功吻合了动脉、静脉，保全了患者即将坏死而需要截肢的肢体。手术结束时，他的手术衣已全部湿透，累得迈不动步了。

这次手术再一次得到当地医院和患者的好评，并开创了多哥断肢再植手术的先例。由于他的精湛医术和良好的职业素养，中国医生的声誉在当地得到进一步提高，这使得方圆数百里的患者甚至附近非洲国家加纳、贝宁的患者慕名而来，到中国医生所在的医院求治。

两年来，吕玮共完成骨科手术290台，是历届医疗队完成手术最多的骨科医生。"作为一名援外骨科医生，我深切知道自己援外的职责是为当地骨伤科患者提供良好的医疗服务，向当地医务人员展示中国医生精湛的医疗技术和良好的职业道德。因此，积极为当地患者提供医疗服务是我工作中的重点。"事后，吕玮这样说。

 故事三　突尼斯，张健平首次完成肾盂—肾下盏联合切开术

2008 年年初的一天，中国第十七批援助北非突尼斯共和国医疗队队员张健平，被突方泌尿外科医师请至让都巴医院会诊。

当时，突尼斯让都巴医院来了一位患者，这位患者来自农村，身体较弱，左肾结石既多又大，必须手术。因手术难度及风险较大，于是院方想到了中国医生。

突方泌尿外科医师介绍了病情及手术方案，建议切除左肾。因为在让都巴医院，非萎缩性肾实质切开取石术至今没有开展过，且该院血源不足，保留左肾的肾实质切开取石术手术风险较大。

突方外科主任是一位很严肃且严谨的老医师，他以诚恳的目光期待着张健平——这位来自中国九江市修水县人民医院外科的医生——发表意见。

当查看 B 超、腹部平片及肾盂静脉造影片时，张健平见患者左侧肾脏内充满结石，结合该患者肾脏功能良好，实质很厚的实际情况，张健平建议患者行手术治疗——保肾手术。

张健平很清楚，此类手术在中国开展得也不算太多，手术的风险较大，其难度不说自明，且突方医院的手术条件又不如国内那么好，医患之间的语言沟通能力又一般，术中及术后出现意外怎么办？切肾手术相对来说较安全！

但是，患者年仅 40 岁，又是农村的体力劳动者，失去一侧肾脏意味着什么，谁都明白。再者切除一侧肾脏，特别是一个功能良好的肾脏，不是一个好的选择。张健平用法语向会诊医生们建议行保肾脏的肾实质切开取石术，并强调了手术的风险，术前应做好预防措施——包括器械、血源、患者生理和心理准备等。突方科主任，很信任地点了点头，决定让张健平主刀完成此例难度很大的手术，突方会尽最大努力做好一切术前准备和术后处理。

张健平出了会诊室后，和突方泌尿外科医师一起来到了病房，突方医师以阿拉伯语向患者及其家属说明了会诊结果，并告诉其有可能要切除一侧肾脏（医生的话都留有余地）。

此时患者及其家属都流露出渴望的目光，希望能保住肾。

当听到手术是由中国医生来主刀时，患者和家属都很高兴。他们拉着张健平的手，说着医生听不懂的阿拉伯语，但他们的目光中充满了信任。

下班后，张健平向医疗队曹队长汇报了会诊时他建议的手术（保肾）方案。

当天晚上，张健平又仔细地重温了一遍关于非萎缩性肾实质切开取石术的手术要点及术中、术后可能出现的意外情况的预防措施。手术不能有一点失误，因为他代表的不是个人，而是中国援外医生。为了祖国的荣誉，他必须做好。

手术当天，张健平早早来到了手术室，突方外科主任和泌尿外科医师不一会儿也来了。手术开始后，张健平从第十一肋间切口，游离出左肾后，见肾实质厚，功能良好，仔细地分离出肾蒂，自肾脏后面采用肾盂—肾下盏联合切开术。因非萎缩性肾实质切开后出血量较大，他采用一边缝合一边切开的办法控制出血，同时也做好了万一大出血就阻断肾蒂的准备。

切开肾盂—肾下盏后，见巨大的结石在中盏和上盏的部分仍难取出，张健平就采用"钳夹碎石，分次取出"的办法。

经过3个多小时紧张的手术，结石完全取尽，患者术中出血不多，生命体征平稳，张健平终于松了一口气，此时才发现衣服全被汗水湿透了。

患者麻醉清醒后，得知手术顺利，结石完全取出，脸上露出了微笑。在手术室工作的麻醉师和护士及观摩手术的医师均连声说："了不起，中国医师！"

手术虽然顺利完成了，但张健平还没有完全放松，术后一天三四次查看患者，严密观察。患者术后恢复良好，没有出现并发症，一周后患者出院。术后一个月行肾盂静脉造影复查，肾功能良好，结石完全取尽。

每当听到患者用阿拉伯语向中国医生表示感谢时，张健平心里就感到说不出的高兴。

　　中国医疗队精湛的医术，在受援国创造填补当地医学史上空白的手术例子，不胜枚举，现摘几类短消息进行说明：

　　1974年12月31日，辽宁省第五批援北也门医疗队在阿拉伯也门塔兹军人医院做了当地历史上第一例心脏二尖瓣分离术，患者欢斯曼16岁，患病5年。

　　1985年3月10日，湖北省援阿尔及利亚医疗队马斯卡拉医疗组，成功地为12岁少女菲露兹做了全鼻再造手术。

　　1987年1月26日，江苏省第十一批援桑给巴尔医疗队队员在桑给巴尔首次开展肝脏手术，成功为1例肝肿瘤患者实施了肝右前叶肝段切除。

　　1990年4月3日，宁夏第五批援贝宁医疗队外科医生商挺均、麻醉科医生张哲元及全体队员克服困难，在断电的情况下，利用手电筒成功地实施了第一例开颅手术。这一手术通过媒体报道轰动了贝宁全国。4月15日辽宁省援北也门医疗队塔兹分队脑外科医生郎国林开展小脑瘤切除术，填补了当地医疗史上的空白。

　　1996年5月25日，塔兹医疗分队在塔兹革命医院为1名双晶状体完全浑浊、生活不能自理的60岁患者成功地置换了人工晶状体。这是北也门第一例人工晶状体植入术。

　　2003年1月20日，陕西省第二十六批援苏丹医疗队外科专家王涛、张长明等，成功地为1名苏丹脊髓型颈椎病患者实施了单开门椎板成形椎管扩大手术。应用这种先进手术进行治疗，在苏丹医学历史上尚属首次。

　　2005年2月14日，中国辽宁省派驻也门马哈维特省医疗队成功地在当地实施了1例交腿皮瓣移植手术，填补了也门医疗界此类手术领域的空白。

　　2008年10月28日，江西省第七批援乍得医疗队为一位髋关节坏死患者施行了全髋关节置换手术，填补了该院在此领域的空白。

　　2009年9月6日至10月26日，湖南省第十四批援塞拉利昂医疗队成功抢救 2 名严重烧伤的患者，其中 1 名受伤者的烧伤面积为 91%，其中Ⅲ度烧伤约 14%；另 1 名受伤者烧伤面积为 67%，其中Ⅲ度烧伤面积约 16%，创造了塞拉利昂医学史上的奇迹。

⋯⋯⋯⋯⋯

正如有的援外队员的诗中所写：多少黑人姐妹拉着我们的手久久不放，多少黑人兄弟将我们紧紧拥抱；热泪纷飞，是中国医生用神奇的双手为他们赶走了病魔。中国，在他们心中竖起座座丰碑！

5 奔走：中国卫生部部长到苏丹慰问医疗队队员

2010 年 5 月 26 日，位于苏丹首都喀土穆的援苏丹医疗队恩图曼友谊医院驻地格外热闹，队员们按捺不住内心的激动和喜悦，早早来到干净整洁的医院，手持欢迎横幅，列队迎接中国卫生部部长——陈竺。

苏丹共和国位于非洲东北部，红海沿岸，撒哈拉沙漠东端。苏丹国土面积约 188 万平方公里，为非洲面积第三大国，首都喀土穆。苏丹经济结构单一，以农牧业为主，工业落后，基础薄弱，对自然及外援依赖性强。苏丹是联合国宣布的世界最不发达国家之一。曾被失败国家指数列表评为"世界上最不安定的国家"。

5 月的苏丹，骄阳似火。下午 4 点左右，陈竺部长一行 8 人不顾长途疲劳，冒着 40 ℃的高温，在中国驻苏丹大使李成文和参赞郝宏社的陪同下，专程来到这里，看望慰问第二十九批援苏丹医疗队队员。

援苏丹医疗队是我国派遣较早、规模较大的一支医疗队。

一到驻地，陈竺部长就和队员们进行了亲切座谈。在仔细听取了医疗队队长的工作汇报，了解了队员工作生活中的困难和问题后，陈竺部长说："我受主席的委托，作为主席的特使来苏丹参加巴希尔总统的就职典礼。作为卫生部门的官员有幸担当特使参加这次重要活动，这不仅仅是我个人的荣誉，更是卫生系统的巨大荣誉，与我国援助苏丹医疗队在近40年中为中苏友谊和苏丹人民健康作出的巨大贡献是分不开的。我代表祖国和人民向医疗队队员表示感谢，并致以崇高的敬意！"讲到这里，陈竺部长起身向队员们鞠躬致意，队员们深受鼓舞，会议室内响起了长时间的掌声。

陈竺指出，随着国际国内形势的变化，援外医疗工作也面临着如何创新工作模式、提升工作层次的新课题。要用"授人以渔"的方式开展工作，当然，这意味着要求医疗队队员要有较高的业务素质和外语水平。疟疾是苏丹的常见传染病。除了治疗，公共卫生方面的工作更为重要，在这方面要积极探索，以降低传染病、常见病的发病率，造福苏丹人民。

座谈会结束后，陈竺视察了医疗队厨房、餐厅和队员宿舍，并和队员合影留念。陈部长一行返程航班是5月28日下午，为进一步了解另一医疗点队员们的工作生活情况，陈部长决定利用当日上午仅有的时间专程前往援苏丹医疗队阿布欧舍医疗点，看望并慰问在那里工作的部分队员。

阿布欧舍医疗点离首都喀土穆有140多公里，路况差、时间紧，陈部长的慰问再次鼓舞了全体医疗队队员的斗志。

陈部长首先查看了医疗队驻地简陋的宿舍，在闷热的没有空调的餐厅里听取了医疗点的工作汇报，和队员们进行了亲切座谈。一开始队员们就不拘束，气氛非常活跃。陈部长关心地问大家蔬菜在哪儿购买，能买到什么，还有什么困难等。得知驻地经常停电停水，陈部长当即指示有关部门与苏丹有关方面协商，解决好医疗队驻地的供电供水问题。

在充分了解当地常见病、多发病和医疗队目前的工作状况、存在的问题后，陈竺部长再次肯定了陕西省援外医疗队近40年来在加深中国和苏丹两国人民间友谊方面所发挥的重要作用。对援外医疗队能够在马厩改建成的阿布欧舍医院成功实施多例填补苏丹医疗界空白的"心脏二尖瓣分离术""颈部巨大血管瘤切除术"等手术给予了高度评价。

会谈结束后，在队员们的热情邀请下，陈部长为肯定和勉励医疗队队员的工作，欣然为第二十九批援苏丹医疗队题词："继承前辈光荣传统，开创援外医疗工作新局面。"

会后，陈部长视察了阿布欧舍医院。

该医院是 20 世纪 20 年代由英国殖民者用养马的平房改建而成的，医疗设施陈旧，房舍简陋，破旧不堪。队员们工作的房舍，除了手术室，都没有安装空调。每排平房之间有二三十米的距离，前往一个病区或另一个科室都要承受烈日暴晒。

在医院门口，陈部长一行受到了阿布欧舍当地政府官员、各界群众和医院职工的热烈欢迎，陈部长首先来到外科病房，此处大约有 20 张病床，没有任何医疗仪器设备，要是没有看到患者和病床前的输液架，谁也不会相信这里就是病房。

陈部长走到一位患者床前，详细地询问了患者的病情和术后情况，紧紧握着患者的手，鼓励他战胜疾病。得知旁边的妇女是患者的母亲后，陈部长对这位妇女说："中国医生一定会把你儿子的病治好的，请放心！"母子俩听后感动得热泪盈眶。

陈部长不顾烈日炎炎、高温酷热，坚持察看了阿布欧舍医院的所有科室。当天，室外气温高达 50 ℃，部长的衣衫早已被汗水浸透，队员们既心疼，又感动。在阿布欧舍，陈部长一行虽然只有短短的一个半小时视察时间，但部长的汗水几乎洒遍了阿布欧舍援外医疗队队员们生活和工作的每一个角落，也洒在了每一个队员的心田。

了解医疗队的生活情况后，陈部长刚一回国，就召集卫生部国际司负责人研究有关问题，特别要求抓紧解决受援医院及援外医疗队存在的问题和困难。

同时就医疗队开展公共卫生服务等工作作出重要指示。

2010年8月，陈部长到陕西视察、调研医改工作期间，以个人名义为援苏丹医疗队捐款1.1万元人民币，希望他的稿费能为医疗队尽微薄之力，并再次希望陕西省政府、陕西省卫生厅继续关心和支持援外医疗工作。

按照陈部长指示，卫生部国际司和国际交流中心很快为医疗条件落后的阿布欧舍医院购置了医院急需的X光机、B超仪、眼科手术显微镜和口腔科牙椅等设备，使阿布欧舍医疗点工作条件进一步得到改善。同时，陕西省卫生厅印发了《关于加强援外医疗队队员推荐选拔工作的意见》，以建立援外医疗队队员推荐选拔约束机制和生活待遇保障机制。

陈竺部长给队员们留下了深刻印象，激励了队员们克服困难，努力完成祖国赋予的神圣使命的信心和决心。

6 提升：中国远程医疗赋能健康丝绸之路

2016年11月23日，到上海参加第九届全球健康促进大会的赞比亚卫生部部长奇塔鲁·奇鲁夫亚，会议还没结束就乘坐航班抵达郑州大学第一附属医院。何事如此重要，让奇塔鲁·奇鲁夫亚一行急奔而来？

原来这个卫生部部长要参观郑州大学第一附属医院的远程医疗中心，观看与赞比亚进行的远程会诊。

2016年4月，中国第十八批援赞比亚医疗队队长——郑州大学第一附属医院副院长苟建军带领28名医疗队队员前往赞比亚首都卢萨卡，在那里执行为期一年的援外医疗任务，其间，把郑州大学第一附属医院的远程医疗中心的远程会诊介绍到了赞比亚。

赞比亚共和国是非洲中南部的一个内陆国家，大部分属于高原地区。当时全国 1 600 多万人口，却只有 700 多名注册医师，其中 200 多名集中在首都卢萨卡。医疗机构分为公立医疗机构和私立医疗机构，公立医疗机构承担着全民的免费医疗，但只是基本医疗，保障范围和保障水平很有限。特别是应急急救体系还未形成一个有效的网络，当地医疗机构及医务人员的应急意识不强是个致命的弱点，传染病、交通事故、治安事件等突发风险依然很高。

赞比亚医疗装备也非常落后，在首都卢萨卡医院安装的核磁共振机最多不超过 5 台，CT 机也不多，需要做检查常常是从这家医院转到那家医院，要不就是那家医院转往这家医院。

2016 年 7 月 22 日，中国援非医疗队在赞比亚援建的利维·姆瓦纳瓦萨医院中赞远程医疗会诊中心落成，中赞远程医疗会诊中心成立仪式通过互联网在中国郑州与赞比亚同时举行。

中国驻赞比亚大使馆经济商务参赞处崔文嘉、河南省卫生计生委副主任

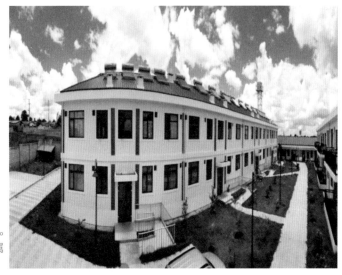

中国医疗队卢萨卡驻地。图片由郑州大学第一附属医院提供

黄玮及河南访赞比亚医疗代表团、第十八批中国援赞比亚医疗队、卢萨卡卫生官肯尼迪·马拉玛、利维·姆瓦纳瓦萨医院副院长奇鲁巴、赞比亚大学教学医院院长、柴纳玛医院院长等出席了在赞比亚举行的中赞远程医疗会诊中心成立仪式。时任郑州大学第一附属医院院长阚全程等出席了在郑州举行的中赞远程医疗会诊中心成立仪式。郑州大学第一附属医院向中心捐赠了大批医疗设备。

远程医疗是计算机网络技术、现代通信技术、多媒体技术与现代医学技术相结合而产生的一门新兴的综合交叉学科，是一种新的医学模式。它以多种数字传输方式，通过多种核心技术和远程医疗软件系统建立不同区域的医疗单位之间、医师和患者之间的联系，完成远程咨询、诊治、教学、学术研究和信息交流等任务。

目前，远程医疗在医疗诊断和治疗过程中发挥着越来越重要的作用。

郑州大学第一附属医院远程会诊中心设立于1996年。2010年经河南省卫生厅批准建设河南省远程医学中心，2015年经河南省科技厅、河南省卫生计生委、河南省财政厅联合认定为河南省远程医学中心。2018年，经国家卫生计生委批准设置为"国家远程医疗中心"。远程医学中心构建了国内独有的"省—市—县—乡—村"五级联动、数据交换和视讯会议双驱动的远程医疗服务体系。

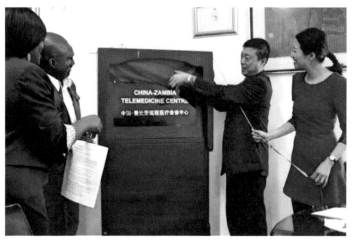

时任河南省卫生计生委副主任黄玮（右二）出席在郑州举行的中赞远程医疗会诊中心成立仪式。图片由郑州大学第一附属医院提供

中心受邀参加"一带一路"暨"健康丝绸之路"高级别研讨会并展示国际远程医学平台，承建国家"一带一路"远程医学平台建设与研究工作，助力中国健康丝绸之路建设，是国内规模最大、技术最先进的示范性远程医疗基地。

2016年11月23日下午，奇塔鲁·奇鲁夫亚还会见了时任河南省副省长王艳玲，谈及医院管理、专科建设、人才培养、远程医疗、公共卫生等问题。

11月24日上午，奇塔鲁·奇鲁夫亚在河南省卫生计生委副主任王良启等陪同下，来到郑州大学第一附属医院郑东院区，仔细地参观了落户在该院的"国家远程医疗中心"。

文建国副院长整体介绍后，奇塔鲁·奇鲁夫亚表示，非常高兴能够参观中国第十八批援赞比亚医疗队队员所在的医院，也希望今后彼此之间能够加强医疗方面的合作。

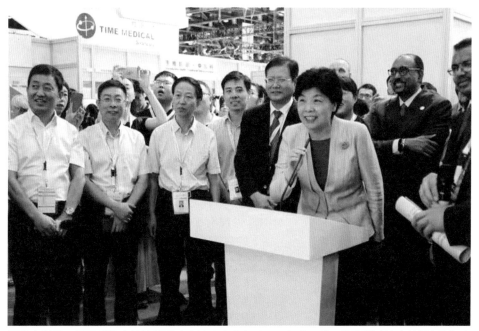

郑州大学第一附属医院中赞远程医疗会诊中心参加2017年"一带一路"暨"健康丝绸之路"高级别研讨会。图片由郑州大学第一附属医院提供

奇塔鲁·奇鲁夫亚对郑州大学第一附属医院的管理模式很感兴趣，对该院的数据信息化管理方式以及医疗设备维护方面也很感兴趣。

"太神奇了！"当看到郑州大学第一附属医院检验科物流传输系统时，奇塔鲁·奇鲁夫亚不禁感慨。利用此系统，临床科室将样本（如血液、尿液、胸水、腹水、脑脊液、痰等）收集后，放入样本运输箱中，将标本运输箱放到物流运输系统的轨道中，选择去向（如门诊2楼门诊化验室）确认，标本运输箱将自动运输到选择的地方；门诊化验室也可以将标本运输箱放到物流运输系统的轨道中，发出指令后，标本运输箱将运转到指定的地方。

奇塔鲁·奇鲁夫亚介绍说，赞比亚建立了心血管病中心，但是缺少心血管病方面的专家，希望河南派心血管病方面的专家去赞比亚进行指导。

在中国援建的利维·姆瓦纳瓦萨医院，只有不到40名医生，干起工作来捉襟见肘，有些岗位专业甚至空缺，没有心脏和胸外科，普外科医生能做基本上所有常见手术。有眼科手术和脑外手术，没有口腔和耳鼻喉手术。由于医生缺乏，这所医院请了很多外国医生，印度、巴基斯坦、津巴布韦、俄罗斯大夫比较多。

像赞比亚全国第三大医院维文斯顿总医院，单从麻醉专业来说，和国内有很大不同，麻醉前不用签字，手术和麻醉协议知情书，也就简单一句话（有相关风险），由手术大夫提前完成。

术前检查很不完善，抽血化验也就有个血常规，从不查传染病项目，只能都当作阳性对待。很少有肝功、肾功检查，重大疾病有个黑白超声结果。普通CT是最高级的检查项目，没有MRI，也没有ECG和其他部位超声，所以无论年龄大小，心肺情况全部一无所知。

医院没有病理科，有需要病理检验的，标本送到500公里外的首都医院等结果，所以诊断不明确，治疗不规范，也不精细。

必须要改变目前"援助医生—援助器械—援建医院"的局限性。中国援建的远程医疗会诊中心，对解决这种困难局面起到了巨大作用。

中赞远程医疗会诊中心开通后，郑州大学第一附属医院的医疗专家通过该院先进的远程医疗云平台，打破医院"城墙"，穿越国界线，"履平"中赞之间的千山万水，提供医疗资源共享，免费为赞比亚当地的患者提供远程疑难病例会诊，为当地医护人员提供手术指导、学术交流和专业人员培训等。当地的医务人员不出国门即可得到中国先进的医疗指导和教育。

"从此以后，赞比亚可以与 3 000 多名中国医生保持联系了！"赞比亚利维·姆瓦纳瓦萨医院副院长奇鲁巴高度评价中赞远程医疗会诊中心。

访问结束了，远程医疗工作开展得高效有序。

让我们共同来回忆第一次远程会诊。

2016 年 9 月 22 日上午 8 点，赞比亚的中赞远程医疗会诊中心内，各路记者的相机"咔咔咔"照个不停，有《华侨周报》等赞比亚当地的知名媒体。利维·姆瓦纳瓦萨医院院长卡基姆巴、副院长奇鲁巴就坐在赞方的专家队伍中。

中赞医疗专家正在为赞比亚的一位疑难杂症病例进行联合会诊。

患者名叫凯瑟琳·特姆波，女性，54 岁，高血压病史 5 年，主要症状是全身乏力，步行 500 米就很困难，甚至躺在床上连翻身的力气都没有，体检和仪器检查只有剑突处压痛和心包少量的积液。近几年病情反反复复并且逐渐加重，用患者的话说就是有点生不如死的感觉，诊断不明确，治疗不见效果，严重影响日常生活和工作。

远程会诊系统连接着郑州大学第一附属医院的专家和利维·姆瓦纳瓦萨医院的专家。奇鲁巴首先汇报患者的病情和检查等相关情况，请中国专家提出诊断意见和下一步的检查治疗方案。

郑州大学第一附属医院心内科陶海龙、赵晓燕教授，风湿免疫科刘升云教授，感染性疾病科孙冉博士，现场视频对患者进行了详细的问诊和指导检查，并根据患者的症状、体征和辅助检查结果，从专业理论、临床经验、鉴别诊断等方面，分别对患者的病情做了认真的分析、判定和讨论。

远程医疗升级了，中赞第一次远程手术。

2017年3月7日，郑州大学第一附属医院神经外科主任刘献志通过远程连线向赞比亚利维·姆瓦纳瓦萨医院的中赞医生直播了摘除患者颅内血管瘤的手术。值得关注的是，这是中赞首例微创手术直播。

这位患者53岁，颅内有海绵状血管瘤，已影响到身体功能的正常运转，这一天是他来到郑州大学第一附属医院进行手术摘除肿瘤的日子。

开始手术时，屏幕另一方的刘医生利用神经导航系统，精准地判断肿瘤所在位置，在病患的头颅表面画线，确定最佳手术路线。随后，在显微镜的显示下，操作小心翼翼地进行着……

在利维·姆瓦纳瓦萨医院上班的援助医生张大夫提前完成了病房查房的工作，来到了会诊中心。开颅手术已经开始，会诊中心里站着十来个人，有赞比亚人、华人、印度裔的医生，也有在中山大学拿到医学学位的赞比亚本地医生，讲一口流利的普通话。坐在房间正中间的是郑州大学第一附属医院神经外科主任医师周辉，他也是从郑州大学第一附属医院来到赞比亚的，此时正在给身旁的卡基姆巴院长用英语讲解手术的过程。

卡基姆巴曾是卢萨卡当地最著名的教学医院——赞比亚大学教学医院的院长，也是当地最有名的泌尿外科医生之一。显示屏中的影像显示出郑州大学第一附属医院医疗设备的先进，卡基姆巴和其他医生都看得目不转睛。

会诊中心中的交流混杂着中文、英语、赞比亚方言，以及屏幕中传来的略带延时的河南普通话。这种时空错位的知觉仿佛是对这间"远程会诊中心"最好的国际化注解。

周大夫继续详细解释着手术的过程：医生不可以大刀阔斧地将肿瘤切除，而是要小心地翻动肿瘤，一边切除肿瘤一边止血。因为脑部血管分布非常复杂，颅内出血也是很严重的问题，此时谨慎止血才能防止切除后出现内出血的问题。观众看着屏幕中主刀医师娴熟精确的手法，无不聚精会神、屏住呼吸。而正当大家注意力高度集中在屏幕中的手术刀上时，咔嚓一声，屏幕一片漆黑。

手术的节骨眼上停电，医生们都觉得又好气又好笑。医院配有备用发电

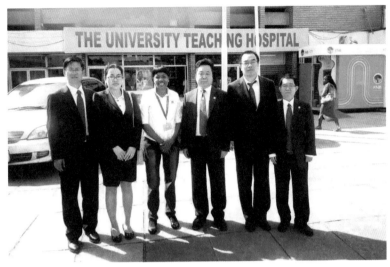

赞比亚最著名的教学医院——赞比亚大学教学医院。图片由郑州大学第一附属医院提供

设施，但是两条电路还没有实现实时切换。于是，上写"HUAWEI"大字的摄像头原地转了一圈，花了一两分钟自动重启。不一会儿，郑州的手术室又重新出现在了赞比亚的屏幕上。

医生将肿瘤果断切除，并未过多损伤周围脑组织，手术伤口与肿瘤大小相同。

利维·姆瓦纳瓦萨医院的普外科医生侯赛因表示远程手术直播的意义重大。"它颠覆了一直以来的手术观摩学习方式，打破了时空限制，让本地医生也可以'现场'学习手术，节省了学习成本，提高了学习效果。"他说，"除了手术直播，利维·姆瓦纳瓦萨医院与郑州大学第一附属医院每月还会进行两次医疗会诊，通过这种方式，当地医生可以向中国医生请教疑难杂症的解决方法，为病患确定最佳治疗方案。"

周辉大夫说，由于医疗水平有限，目前，当地医院还不能展开微创神经外科手术，但通过手术直播，赞比亚医生知道了微创手术的思路和操作方法，对显微手术有了清晰的认知，了解了新的医学理念，这有利于微创手术在赞比亚的发展。

随后，中赞之间还开展了丰富的远程医学教育。远程医疗全面展开，有序推进。

2017年4月26日，中国第十八批援赞比亚医疗队一年的任务即将结束，医疗队队员们在奋斗中收获着友谊，在奋斗中收获着喜乐。

当天，赞比亚卫生部在卢萨卡市召开会议，为中国第十八批援赞比亚医疗队颁发荣誉证书，表彰医疗队在援赞比亚期间为当地医疗事业发展作出的贡献。

赞比亚卫生部特别代表马拉玛，中国驻赞比亚使馆临时代办陈世杰、经济商务参赞欧阳道冰、武官孙明，中国第十八批援赞比亚医疗队队员等出席会议。

中国驻赞比亚使馆临时代办陈世杰对第十八批援赞比亚医疗队荣获赞比亚卫生部颁发的荣誉证书表示祝贺。赞比亚卫生部特别代表马拉玛说，中国除每年向赞比亚派遣医疗队，还积极在当地开展医疗卫生人力资源培训项目，中国驻赞使馆也大力支持、帮助当地医疗卫生事业发展。

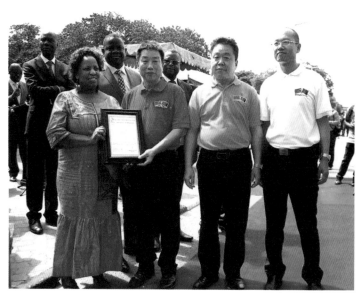

赞比亚劳工部为中国第十八批援赞比亚医疗队颁发证书。图片由郑州大学第一附属医院提供

7　转变：中国医疗援外与卫生合作

　　桑给巴尔人苏莱曼有两个父亲，一个是桑给巴尔前副总统，一个是"中国医生"。这位总统父亲曾对中国医疗队说："我只给了他一个身体，真正使他成为有用之才的人是'中国医生'。"

　　1965 年，周恩来访问桑给巴尔，对正在援桑的医疗队说：中国医疗队迟早要走的，我们要培训当地医务人员，给当地人民留下一支永远不走的医疗队。

　　回望昨天，昔日的桑给巴尔医生奇缺。1965 年的桑给巴尔，在 614 位医务人员中，仅有 34 名医生，其中本地医生仅有 2 名，其余 32 名医生全是从国外招聘来的外籍医生。为改变这一窘境，中国医疗队开始了"既当医生，又当老师"的双重工作。

　　苏莱曼就是学生之一。经过中国医疗队的培养，他的乳腺癌切除术、食管癌根除术、肺叶切除术、心脏缺损修补术具有相当高的技术水平，成为当地颇有影响的外科医生。

　　苏莱曼只是一个缩影，50 多年里，中国医疗队通过临床带教、学术讲座等各种形式为受援国培训了大批医务人员，留下了一支"永远不走的中国医疗队"。

　　此外，自 2003 年开始，中国每年举办数十期卫生领域的援外人力资源培训班，邀请数百名发展中国家的医疗卫生人员来华培训，培训内容包括传染病防治、卫生服务管理、传统医学、临床手术和护理技术等。

　　时任国家卫生计生委主任李斌指出，今后我国将根据对外援助中长期发展政策要求，逐步改变派遣援外医疗队的单一模式，实现援外医疗队长期派出和短期派出相结合、常规技术和高端技术相结合、临床医疗和医学教育相结合、现代医学和传统医学相结合、走出去与请进来相结合。

2018年8月17日至19日，中非卫生合作高级别会议暨第三届北京健康大会在国家会议中心召开。在此之际，中国网记者就中国的对外医疗卫生交流合作问题，采访了国家卫生健康委国际交流与合作中心主任高卫中。

这里，选录两段访谈如下：

中国网：未来，在共建"健康丝绸之路"倡议的推动下，中非在公共卫生领域还将开展哪些合作？

高卫中：中非卫生合作我觉得应该从三个维度来看。

一个应该是更宽，就是中非卫生合作的范围不要只局限在现在，要根据非洲的需求和我们的能力拓宽合作的范围，比方说我们现在能不能增加关于非洲的慢性病方面的合作。据我所知，在东非高原，消化道肿瘤是比较高发的，而我们中国恰恰有消化道肿瘤筛查、预防、控制、治疗这样的经验，有一些开始严重影响人们的慢性病，像糖尿病、高血压，在非洲一些城市是比较普遍的，那我们可不可以开展这样的合作。

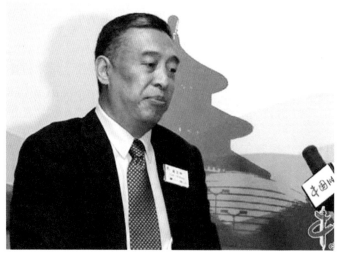

国家卫生健康委国际交流与合作中心主任高卫中接受中国网专访。 吴静摄

另外，很重要的一个革命性的技术就是互联网。"互联网＋医疗卫生"这个能不能纳入我们中非合作的范畴，我认为如果非洲的卫生体系要得到快速的强化，唯一的可能性，就是所谓的弯道超车，就是大力引进互联网技术。互联网和医疗卫生联姻结合才能比较快地强化非洲的卫生体系，使最偏远地区的穷人都能有机会看得上最好的医生，所以我觉得这方面也可以大力加强合作。这是一个宽。

再一个维度，我觉得是高。我们过去的合作比较局限在服务体系的建设上，大家都知道医学的发展比服务能力高一层的是教育能力，我们能不能让中国的医疗卫生教育机构和非洲的医疗卫生教育机构进行合作，大力培养非洲用得上、留得住的人才，各个门类、各个层次的，中国培养从赤脚医生开始一直到专科医生不同级别医生的经验，在非洲加以修订、加以落地，这是往高的方向走。当然高的方向还有，比方说能不能进行联合科研？举个例子，一些中国和非洲共同有的肿瘤，我们能不能把我们的科研能力拿过去，和非洲的同行、非洲某些大学的研究所、某个大学的医学院一起，研究它的发展规律，研究它的临床特点，研究非洲的治疗方式。我觉得这种联合科研或者是科研合作应该具有巨大的前景，这是所谓的高。

还有一个是深。有些合作是比较松散的，比较粗放的，那我们能不能通过更加紧密的、更加深入的合作增加我们的合作内涵，提升合作水平。我觉得这上面可以进行各种各样的探讨。举个例子，我们能不能把中国医院管理的经验和非洲的实际结合起来，在非洲推动一些医院建设，不只是盖房子，不只是派人在那儿提供服务，而是和非洲人一起管这个医院，一起探索在非洲的各种政治、经济、法律、社会条件下办好医院、管好医院的途径。当然我们还可以再进一步深化，我是研究卫生政策的，研究卫生政策的人知道，一个国家有比较好的卫生政策，它的卫生体系才能强大，所以进一步从政策出发强化卫生体系，这方面中国具有丰富的经验，我觉得是可以进行比较深的合作的。

总体来说，我亲身经历了这一段或者说新时代的中非卫生合作的几年，我感受到中非两边都有合作的渴望，也有合作的能力，我们也能够为人类健康作出更大的贡献。风正一帆悬，作为卫生人，可以在新时代有更大的作为。

中国网：本届大会的专题论坛的议题之一是，关于中非公共卫生合作的机遇与挑战，您认为未来中非卫生合作将面临哪些机遇和挑战？

高卫中：我自己认为有三件事情必须重视。

第一，非洲和中国伙伴之间的信息不对称。中国人需要更多地了解非洲，不仅仅是数量，而且在精确度上也要增加。我们了解这样一个国家的情况，我们可能还需要了解一个省或者一个城市的情况，我们如果跟一些机构合作的话，我们很可能还得需要了解机构的有关情况，这是专业合作。那么更宽、更大的框架是，比方说文化传统、法律、历史、宗教、意识形态，还有人文，从大的说到小的，人文的一般习惯，我觉得要增加了解，增加了解才能进行更好的技术合作、政策合作，才能更顺利地推进贸易投资和生产本土化。

第二，从问题和挑战来说，是缺乏比较专业的咨询和服务机构。我们去非洲做一些探索性的事情，一般是我们自己根据有限的信息进行设计和讨论，没有一个机制，有人或者有组织，或者有一种渠道得到准确、专业性的咨询意见，像这个挑战在非洲急需的药品和其他耗材、器械的本土化生产方面，表现得非常突出，因此我们恐怕需要比较专业、成系统的咨询服务。

第三，我尤其觉得，我们对于非洲在医疗卫生服务方面，对于医疗卫生产品有关的法律规定、标准，以及监管它的办法，仍然了解得不多，办法也不多，所以我觉得这些障碍不是今天就是明天，或多或少都会显现出来。

中国的持续发展离不开世界，也离不开受援国家的支持。

多数中外学者认为，在全球卫生治理领域，中国不断有所作为，扬弃传统的医疗援助外交的理念和方式，将之纳入中国参与全球治理的战略高度，以便为中国在全球治理体系中的纵向和横向扩展准备条件，积累经验。一方面，缓解受援国政府的公共产品供给压力；另一方面，提升援助国在全球治理体系中的影响力。这既弘扬了国际人道主义精神，展示了"负责任的大国形象"，也在潜移默化中彰显了中国的全球治理理念。

此外，文化作为一国外交软实力的表现，在国家间的关系建构中发挥着越来越大的作用，在国家声誉中的贡献度也不断提升。

而一国的文化影响力和感召力莫过于该国人民在其他国家身体力行的表现，作为医疗援助最终落实者的中国医生可以说是中国文化的传播者。

中国援外医疗所体现出的中国文化主要表现在中国的和合文化，追求一种人类和平、世界和谐、人与自然协调发展及众生平等的理念，尽最大的努力去挽救每个个体的生命；中国的义利观念，中国自古以来就是重义而轻利的国家，对受援国家的医疗援助更是基于中国对广大发展中国家的义务，为其提供力所能及的帮助。中国的医学理念强调治疗的标本兼治，强调顺应自然的变化调节人体的身体状况，强调通过医生的无私奉献精神去切切实实缓解患者的病痛。这些文化种子在受援国人民的心里生根发芽。凝聚构建"健康丝绸之路"的共识，为共建"一带一路"合作奠定了坚实的文化基础。

上海国际问题研究院世界经济研究所所长、研究员张海冰认为，中国对外援助正进入一个新的转型期。综合国内和国际因素看，中国对外援助面临理念转型、战略转型、机制转型和形象转型的挑战。而浙江师范大学非洲研究院院长刘鸿武在《中国对外援助的逻辑与使命》一文中则指出，今天中国的国家利益已经广泛存在于全球层面，遍布于世界各个角落，它客观上要求中国社会的各个方面都能重新认知自我，重新认知中国与外部世界的关系。这其中也包括中国需要重新认知对外援助和履行国际责任的意义，需要认真思考通过什么样的体制机制创新与改进，让中国的对外援助更好地服务于中国自身和整个世界的共同发展与和谐发展。中国的对外援助在当前的时代背景下具有必然性和必要性，有基于中国现代发展需要的战略诉求与实践方式，更有源自中国历史传统的文化支撑与理念基础，其得失也需要从现代中国追求民族复兴与推进世界和平发展的广阔背景上来理解把握。

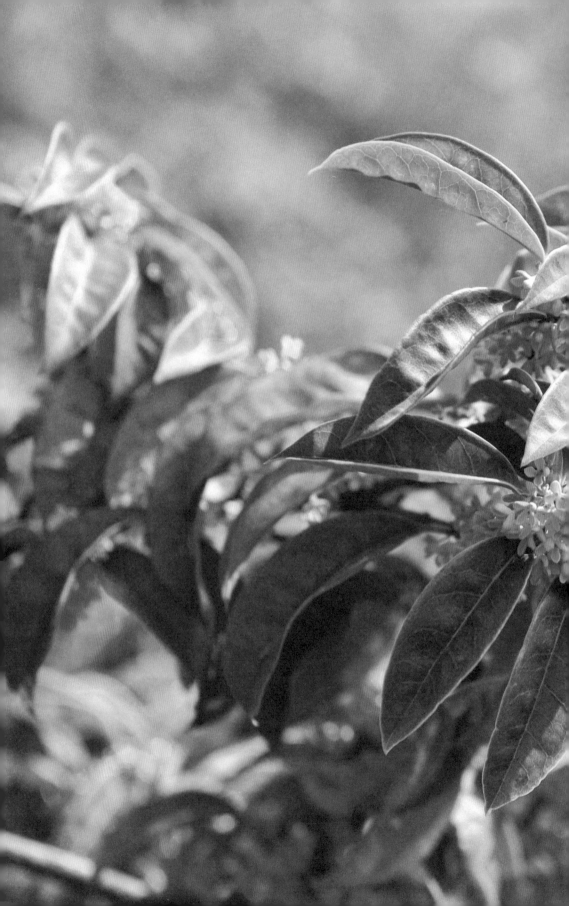

第四章

流芳布天涯

2015年2月27日晚,《感动中国2014年度人物颁奖盛典》在央视播出,在接近尾声时,现场举行了一个隆重的特别致敬环节,致敬的对象,就是抗击埃博拉病毒中国援非医疗队。现场,当屏幕上播放完近2分钟关于中国援非医疗队的工作情况及对治愈者的采访视频后,主持人宣布:"感动中国2014年度特别致敬——抗击埃博拉病毒中国援非医疗队。"

随后,屏幕上出现了许许多多张中国援非医疗队医生的面孔。

"这些都是远渡重洋到非洲大陆上抗击埃博拉的中国医生,他们在那里,以勇气和科学铸铜墙铁壁,我们以这座奖杯,向他们致以崇高的敬意!"

此时,屏幕中间出现了5个字:"流芳布天涯"。

1 抗击埃博拉："非洲最珍视的'中国故事'"

2014 年 2 月，新一轮埃博拉疫情在几内亚出现，数月内席卷塞拉利昂、利比里亚等国家。

世界卫生组织对外公布：确诊、疑似和可能感染病例近 1.5 万例，死亡近 6 000 人，这是埃博拉病毒被发现以来最严重的一次大暴发。

2014 年 8 月，世界卫生组织宣布：疫情向美国、西班牙等国家蔓延，已构成"国际卫生紧急事件"，呼吁国际社会携手应对。

"国际卫生紧急事件"，即国际关注的突发公共卫生事件（Public Health Emergency of International Concern，PHEIC）。根据对世界卫生组织成员具有约束力的《国际卫生条例》，"国际卫生紧急事件"被定义为"通过疾病的国际传播构成对其他国家的公共卫生风险并可能需要采取协调一致的国际应对措施的不同寻常的事件"。这一定义意味着出现了这样一种局面：严重、突然、不寻常、意外，对公共卫生的影响很可能超出受影响国国界，可能需要立即采取国际行动。

一时间，世界各国谈"埃"色变。

埃博拉到底是个什么"怪物"？

其实，埃博拉本是流淌在非洲大地上一条美丽而静谧的河的名字，但一种罕见病毒 1976 年出现在这个地区，后来就被命名为"埃博拉"病毒。

1976 年 7 月 6 日，在苏丹恩扎拉镇的一家棉花加工厂，一名工作人员出现不适症状后，不久便因休克死亡，他的身体多处出血，模样相当恐怖。8 月，与苏丹相邻的扎伊尔［今刚果（金）］扬布库村的医院里来了一位发着高烧的患者，名叫玛巴罗。非洲当地的医院数量极为有限，有相当数量的人，因共用未经充分消毒的针头而感染包括艾滋病在内的各种疾病。于是这家医院便成为瘟疫的源头，传染病在短时间内就席卷了周边55个村庄。大部分患者的症状和玛巴罗一样：有的发着高烧，有的身体僵硬，有的头痛欲裂甚至在地上打滚。发病之后，病情会在几天内迅速恶化，一些患者的鼻子、牙床、眼结膜处会往外渗血，严重的出血会引起低血压和休克，接着便是死亡。病毒的高致命性令实验人员非常惊讶。这种病毒和20世纪60年代肆虐于德国的马尔堡病毒比较相似，病毒的形状就像柔软的面条一样，有的呈L形，有的呈S形，属于线状病毒，之后这种病毒被命名为埃博拉病毒（Ebola virus）。

埃博拉病是当今世界上致命性极强的病毒性疾病，属烈性传染病，生物安全等级为四级，病毒凶猛且传播迅速，医学文献中称之为"分子鲨鱼"。

在1976年的疫情中，扎伊尔一共有318人感染，280人死亡，死亡率约为88%；苏丹有284人感染，151人死亡，死亡率约为53%。埃博拉患者的呕吐物、排泄物、分泌物，甚至是脱落的皮肤，都会带有病毒，在一根头发丝上就可能有1 000个埃博拉病毒，一滴汗也可能感染他人，防不胜防。

关于埃博拉病毒的描述，中国作家协会副主席、著名报告文学作家何建明先生在他的《死亡征战》中，一开篇就这样写道：

人类以为自己很强大，其实在很多时候，人的生命极其脆弱。比如我们遇到比头发细十倍、只有在显微镜里才能看清的那种叫"埃博拉"的病毒时，就几乎无任何抵御的能力。……"绝对的恐怖""有史以来最厉害和不可治的病毒""人类的绝对杀手""超级生物杀人器"……"埃博拉"病毒的名气可谓大矣！超过了几乎所有已发现的病毒。

作家陈言在《阻击埃博拉》一文的引言中，对埃博拉病毒有这么一段描述：

这是一种介于生命与非生命之间的物种。它古老——它的存在几乎与地球生命的历史一样悠久；它简单——甚至没有DNA，只有一条单一遗传密码

RNA；它神秘——至今不能被追踪，却从未发现过中间宿主；它冷酷——毫不留情地灭绝生命，号称"人命黑板擦"；它无处不在——在水里可以存活3天以上，甚至可以通过气溶胶跨物种传播；它毫无破绽——人类始终没有有效药物与之对抗；它占据了人类对病毒分类的最高等级——生物安全四级病毒。它是死神手中灭绝灵长类生物的致命武器，它来无影去无踪，没有人能够与它正面抗衡，直到2014年那场交锋。

埃博拉病很难诊断，当今世界尚无治疗埃博拉病的有效方法，目前对埃博拉病的治疗主要是对症与支持治疗，预防并发症的发生。而对发病初期的埃博拉患者实施早期综合治疗很关键。

中国援助非洲抗击埃博拉的态度是持续的，坚决的、毋庸置疑的。

2014年9月10日，在疫情最为严重之际，中共中央总书记、国家主席、中央军委主席习近平和国务院总理李克强分别做出重要批示，要求中国人民解放军充分发挥军队在技术、人才和组织上的优势，立刻组建防控队伍奔赴西非疫区，援助一直与我们保持着深厚情谊的非洲，肩负起负责任大国的重任。

2014年9月12日，世界卫生组织总干事陈冯富珍在日内瓦召开的国际电话会议上指出，目前正在肆虐的这场近40年来波及地区最广、疫情最复杂、病况最严重的西非埃博拉疫情，急需国际社会伸出援手，有力量的国家要有所动作，紧急应对此次疫情。为此她发出了呼吁："我们现在最需要的是人力。合适的人员、合适的医疗专家、受过适当培训而了解如何保护自己免受感染的专家。"

不久，塞拉利昂的疫情严重起来，中国增援的医疗队和检测队共59人在9月中旬抵达塞拉利昂。

11月，又一支队伍从中国出发，远赴万里之外的利比里亚，他们很快新建了一所100张床位的埃博拉出血热诊疗中心。

危难时刻，考验的是中国医务工作者的担当与使命。

王小艾出征塞拉利昂时才刚刚结婚24天。她出生于军人世家，爷爷参加过上甘岭战役，爸爸曾在部队执行任务时光荣负伤。2012年，她以优异成绩

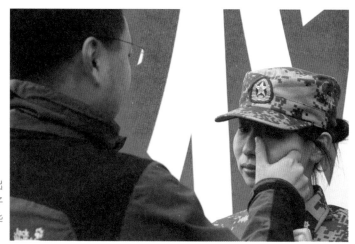

2015 年 1 月 13 日，出征仪式前，高天给妻子王小艾擦去泪水。新华社照片，北京

从军医大学毕业来到解放军三〇二医院（现解放军总医院第五医学中心）工作。一年前，与工程师高天相识相恋。

就在两人筹备婚礼时，王小艾得知医院正在抽组援塞医疗队。"军人生来为打仗。我也要像爷爷和爸爸那样，做一名有血性的军人！"没有丝毫迟疑，王小艾递交了请战书。通过层层选拔，她如愿以偿。

"这次去'抗埃'前线，危险重重，如果能活着回来，我们就结婚。"王小艾把自己的想法告诉了高天，得到的是一个坚定的回答："在你上战场之前，我们先结婚！"

于是，婚礼提前举行。婚后第二天王小艾就返回医疗队投入了紧张的"抗埃"模拟训练……

漆黑的夜里，郝春秋在院子里走了一圈又一圈，悲痛、愧疚和思念之情像一块巨石压在心头，这个 51 岁的汉子突然跪倒在地，向着老家的方向，重重地磕了 3 个响头，默默地喊道："娘！我再也见不到您了，您在天国里安息吧！"

这一天，是他母亲的"头七"祭日。

郝春秋是解放军第四军医大学（现空军军医大学）唐都医院传染科副主任，

他的母亲做了结肠癌手术，但病情持续恶化，他请假回老家伺候母亲。可刚到老家，就接到返队的通知，单位受命立赴利比里亚抗击埃博拉。母亲得知消息后，在病床上支撑起身子，枯瘦的双手紧紧拉住他，颤颤巍巍地说："儿啊，你是公家的人，公家的事可不能耽误啊！娘没事，咱们娘俩还会见面的。"

说好的"见面"，再也没有见成。郝春秋归队没几天，母亲就去世了，下葬的那一天，正是郝春秋和他的战友集结出征的日子。他久久地望着家乡的天空，一把抹掉脸上的泪水，转身踏上航班。

面对一把乌黑的秀发，刘建军的心碎了，他伸出颤抖的双手想去接过来，却又不忍去接。他无法接受妻子蔡宇"一去不回"的预想！

2014年10月3日深夜，沈阳军区二〇二医院血液净化科护士长蔡宇，眼泪扑簌簌地往下掉，她把留了多年的长发铰下来，小心翼翼地装进盒子里交给丈夫。然后握着丈夫的手交代"后事"：家里的钱给我父母留一部分，他们把我养大不容易，我还没有来得及好好孝敬他们……孩子快中考了，不能分心，你要是再找个伴儿，就等他考上大学以后吧。

就在当天下午，蔡宇和沈阳军区所属50名医务人员接到命令，火速到第三军医大学集结，和其他上百名医护人员组建我军首批援助利比里亚抗击埃博拉医疗队，赶赴疫情肆虐的异国他乡"作战"。

每个人都希望战胜疫情，平安归来。但面对险恶的病毒，大家心里都"直打鼓"，做好了"回不来"的准备……

此后，根据防控形势任务需要，中国连续抽组轮换医疗队赶赴疫区，和中国疾病预防控制中心等机构的医务人员并肩战斗，全面展开留观治疗、卫生防疫和基础培训等工作。

这些医疗队队员分别来自感染性疾病科、重症医学科、临床检验科、感染护理科等专业科室，他们都接受过严格系统的实战化训练，大多执行过抗击"非典"、抗震救灾、国际紧急救援和联合国维和等任务。

在岗位上，他们是白衣天使、中国军人，执行命令，义无反顾；在家里，他们是丈夫、母亲、孩子。出征的现场，白发苍苍的老人拄着拐杖来了，怀孕待产的妻子挺着大肚子来了，蹒跚学步的孩子泪水涟涟地来了——

"妈妈，我不让你走，不让你走啊！"孩子搂着妈妈的脖子，一直不松手；

"亲爱的，你是好样的，我在家等你凯旋！"妻子依偎着丈夫，脸上强挤出笑容；

"孩子，一定要注意，千万要小心啊！"母亲攥着儿子的手，千叮咛万嘱咐。

…………

疫情虽然并没有过去，但正在出现转机。

2015 年 1 月 12 日，在利比里亚中国医疗队就诊的 3 名埃博拉患者康复出院。两天之后，新一批援助利比里亚和塞拉利昂的医疗队从北京首都机场出发，奔赴疫区一线。

至此，在当地支持并参与疫情防控工作的中国医务人员累计有近 600 名，中国已向 13 个非洲国家提供了 4 轮价值约 7.5 亿元人民币的紧急援助。

在埃博拉疫情肆虐的异国他乡，中国援非医疗队的斗士们默默坚守着。这里没有猛烈的炮火，没有震耳的喊杀声，有的只是医务人员淡定而忙碌的身影，这里的战斗静悄悄……

中几友好医院的中国医生选择了坚守，他们借鉴抗"非典"的经验，制订出一套疫情应急方案，并向几内亚工作人员和当地华侨华人广泛宣传，普及防控知识。很快中国的后援医疗队抵达这里，一场国际人道主义救援大接力开始了。

中国人民解放军卫勤力量仅用 7 天就将塞拉利昂一家小型综合医院改建成传染病专科医院，仅用一个月时间就在利比里亚援建了一座设施设备一流、防控流程科学、拥有 100 张床位、总面积 5 400 平方米的埃博拉诊疗中心，在西非大地彰显了中国速度和中国标准。

在中非合作论坛北京峰会开幕前夕，由中国与加纳合拍的故事片《埃博拉》在北京正式签约启动，影片就取材于这段中非同舟共济的兄弟故事。

影片中方出品人沈健说："中国援非抗埃医疗队是一个特殊而伟大的群体，他们以坚忍不拔的精神和高超娴熟的技能，与非洲人民共同谱写了中非命运共同体的壮丽篇章。"影片加方出品人阿尔伯特·门萨则认为，加纳曾是世界卫生组织抗击埃博拉病毒的指挥总部，加纳电影界亲眼见证了中国援非抗埃医疗队在西非救助埃博拉患者的全过程，此次《埃博拉》将开创加中两国电影合作的先河。非洲驻华使团使团长、马达加斯加驻华大使维克托·希科尼纳直言："必须让全世界都知道，是中国医疗队帮助非洲战胜了埃博拉疫情，这是一个非常有象征意义的事情，象征了中国和非洲国家的风雨同舟。"津巴布韦驻华大使保罗·奇卡瓦说："非洲的埃博拉疫情暴发后，中国第一个派出医疗队，这意味着中国第一时间就决定了要与非洲共同直面危险，这是其他国家都做不到的。"

正是在面对像埃博拉疫情这样的危险时，中国人民的无私奉献，让中非人民的心越贴越近。

利比里亚埃博拉疫情指挥中心负责人托伯特赞叹说："这是一支勇敢、充满智慧的优秀队伍，他们表现出色，拯救了埃博拉患者的生命，这支医疗队很伟大。"

加纳驻华大使爱德华·博阿滕对记者说："中国曾经给予非洲很多的慷慨援助和有力支持，但像共同抗击埃博拉疫情这样的故事，是非洲最珍视的'中国故事'。"

2 火速展开，新中国最大规模的援外医疗

2014 年 8 月 9 日，新华社记者从国家卫生计生委了解到，我国将派出 3

支公共卫生专家组分别前往几内亚、利比里亚、塞拉利昂 3 国，对当地防控埃博拉出血热疫情进行技术援助。

自 8 月 11 日中午开始，中国向几内亚、利比里亚和塞拉利昂 3 国派出的公共卫生专家组，以及中方提供的抗击埃博拉疫情紧急人道主义医疗物资陆续抵达。

中国支援几内亚的公共卫生专家组一行 3 人已于当地时间 8 月 11 日下午抵达几内亚首都科纳克里。

这是中国首次以公共卫生专家组的形式对外援助。

参与本次援助的 3 个专家组分别被派往几内亚、利比里亚和塞拉利昂，每个专家组由 3 位专家组成，分别是一名流行病学专家和两名消杀防护专家。

赴几内亚专家组组长孙辉在科纳克里机场说："此次援助意义重大，体现中几传统友谊。我希望在中方协助下，几内亚能早日战胜埃博拉疫情。"

孙辉说，此次赴非公共卫生专家组在几内亚的主要任务是协助使馆对援助物资进行分配，培训当地专业人员正确使用援助物资，对医疗队进行专业培训，指导其做好防护措施，并且对驻外使领馆和中资机构成员进行疾病防控培训。首先培训了 20 名几内亚医生作为该国的培训教师。从 2014 年 12 月至 2015 年 2 月，

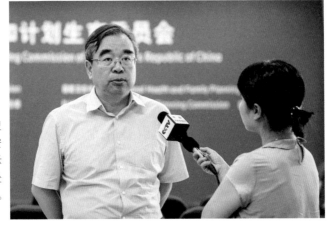

2014 年 8 月 9 日，国家卫生计生委宣传司司长毛群安（左）接受记者采访时，表示我国将派公共卫生专家组赴西非埃博拉疫情暴发国家。
新华社照片，北京

共培训了 1 700 人次，其中包括医务人员 500 人、社区卫生工作者 600 人、政府工作人员 600 人，受到中几两国政府的高度肯定，为防控埃博拉疫情发挥了重要作用，更为"后埃博拉时期"公共卫生体系建设更新了理念，储备了人才。

中国医务工作者的到来，也稳定了在几内亚的 1 万多名中国同胞的军心，使得中国水利电力对外公司承建的凯乐塔水电站等影响几内亚国计民生的大型项目没有停工。

第二十四批中国援助几内亚医疗队队长、北京友谊医院副院长王振常和队员们一到几内亚就进行了大大小小 60 多次培训和心理疏导。他们编发了数千册防范埃博拉病毒的知识手册和疟疾防控手册，仅是凯乐塔水电站工地就去了 5 次，进行应对埃博拉疫情的健康培训和心理疏导。

几内亚总统阿尔法·孔戴满怀深情地说："中国一直与我们一道抗击埃博拉疫情，中国是几内亚历史性的合作伙伴，虽然出现了埃博拉疫情，但凯乐塔水电站项目仍创纪录地只用了 3 年时间完工，这是几内亚与中国的牢固伙伴关系的具体见证。"

"我所在的中几友好医院就是中国人民送给几内亚人民的礼物。"几内亚中几友好医院急诊室主任克鲁马真诚地说。

8 月 10 日下午 3 点，中国向埃博拉疫情严重的部分西非国家提供的紧急人道主义援助物资从上海启运。这批物资主要包括医用防护服、消毒药剂、测温仪、药品等抗击疫情所急需的物资。

当地时间 8 月 11 日中午，承载中国政府紧急人道主义援助西非几内亚、利比里亚、塞拉利昂三国总计价值 3 000 万人民币的物资也抵达科纳克里。据悉，该批救援物资主要包括药品、医疗器械及卫生防疫用品等。

8 月 11 日下午和傍晚，中国政府向塞拉利昂和利比里亚提供的抗击埃博拉疫情紧急人道主义援助物资，分别送达塞拉利昂首都弗里敦的隆吉国际机场和利比里亚首都蒙罗维亚郊区的罗伯茨国际机场。

塞拉利昂外交部副部长斯特拉瑟·金在机场举行的仪式上说，中国政府

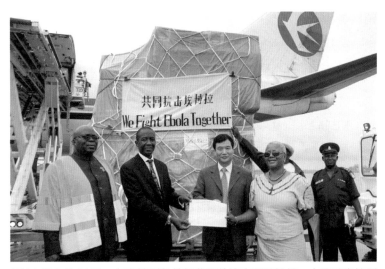

2014 年 8 月 11 日，在塞拉利昂首都弗里敦隆吉国际机场，中国驻塞拉利昂大使赵彦博（前排右二）和塞拉利昂外交部副部长斯特拉瑟·金（前排右一）、塞拉利昂卫生部副部长福法纳（左二）交接人道主义物资。新华社照片，弗里敦

此次雪中送炭，塞拉利昂政府和人民铭记在心。她说，自埃博拉疫情暴发以来，塞拉利昂政府一直努力应对，相信在这份象征塞中友谊的礼物的帮助之下，埃博拉疫情很快会成为过去。

8 月 12 日，中国驻塞拉利昂医疗队队长王耀平在接受《中国日报》记者采访时表示，全队队员均无疑似或确诊病例，在塞所有中国人也均未出现疑似或确诊病例，医疗队目前处于正常运作和正常接诊状态。

王耀平说："之前我们有一位队员在接诊过程中接触过一位埃博拉感染者，但是该队员经过 21 天观察期后，已确认没有任何感染迹象，解除了观察。"

据王队长介绍，当天他们除了进行正常的出诊外，还要准备对 11 日抵达塞拉利昂的来自中国的援助物资进行清关，以保证能尽快将这些当地急需的物资投入使用。

在此之前，法新社曾报道称，经由中国驻塞拉利昂大使馆处得知，8 名中国医务人员（7 名医生和 1 名护士）及 24 名当地医疗人员被安置于一处隔离区内。据悉，这些医疗人员都曾参与治疗埃博拉病毒感染者。报道称，6 名中方医务人员和 5 名当地医务人员因工作医院——中塞友好医院曾出现死亡病例，所以在医院进行内部消毒时，被隔离观察了 2 周。另 1 名工作于另一家医院（Kingharman Road Hospital）的中国医生之前也被隔离了。另外 24 名塞拉利昂的护士也被置于隔离区内。

埃博拉病毒潜伏期为 2~21 天，如何及早发现是关键。因此全球各国都在研发快速检测法，中国在这方面表现突出。

时任中国国家卫生计生委科教司副司长王辰表示，中国已经具备了对埃博拉病毒进行及时检测的诊断试剂研发能力。

"在抗体技术上，中国前期也已经有了很好的多元性抗体的制备能力，包括已经掌握了埃博拉病毒的抗体基因，启动抗体的生产程序不会需要太长的时间。"事实上，中国在诊断试剂方面和抗体技术方面对埃博拉病毒是有备而来的。中国目前约有 9 个课题组、10 个国家级研究单位在从事埃博拉病毒研究，包括检测方法、诊断试剂开发、疫苗和药物等。

中国疾控中心传染病预防控制所所长徐建国院士说："这为我国应对埃博拉疫情提供了很好的技术支持，现在有很多试剂已经研发，很多方法和诊断试剂的技术储备可随时供我国疾控部门应用。"

中国国家卫生计生委已要求各地医疗机构发现疑似或确诊病例时，应在 2 个小时内实现直报。

世界卫生组织助理总干事福田敬二指出："西非国家可借鉴中国防治 H7N9 禽流感等公共卫生事件的经验，增加公共卫生领域投入，应对当前已升级为国际突发公共卫生事件的埃博拉疫情。"

福田敬二说，从"非典"疫情出现到应对 H7N9 禽流感疫情，中国在公共卫生领域投入巨大，其在疾病监控检测、信息传递等方面的投入收到显著红利，最终促成 H7N9 禽流感疫情的快速全面反应，而这是可适用于全世界的经验。

福田敬二称，西非受埃博拉疫情影响的国家摆脱长期冲突不久，当前疫情蔓延迅速，除疾病本身原因之外，其脆弱的公共卫生系统也起到助推作用。他表示目前疫情影响的国家缺少医护人员、医疗用品及个人防护工具，部分医疗设施甚至难以保证基本的水电供应，因此这些国家应增强公共卫生投入以应对疫情。

"有些人因为埃博拉走了，中国人却因为埃博拉来了。"西非三国民众中流传着这样一句话。

疫情最早出现在几内亚，第一例埃博拉患者就是由中国援几内亚医疗队普外科专家曹广亲自接诊的。

曹广曾徒手翻开患者的眼皮检查瞳孔，他也成为距离埃博拉最近的中国人。这名患者在入院后第二天死亡。

"医院在近 20 天内，共接诊了 12 名感染者，其中有 3 例为外来疑似病例。这个在医院停留不足 48 小时的患者，最终导致医院 9 名医务人员感染，其中 6 人死亡。2 名中国医疗队的医生曾经接触过感染者。"中几友好医院的中方院长、中国第二十三批援助几内亚医疗队队长孔晴宇这样介绍，出国之前他是北京安贞医院副院长。

几内亚是西非地区最早暴发埃博拉疫情的国家，首都科纳克里第一例感染者就是在中几友好医院接受治疗的。"我身边的非洲医生同事，我们科的护士，我照顾的患者，全都因感染埃博拉病毒死亡，自己也被隔离了 20 多天。"曹广在微博中写道。尽管已经过去了 4 年多，但曹广医生对当时的危险情景永生难忘。

"那种在生与死门槛上等待'判决'的滋味，只有经历过的人才能知道。"跟着曹广一起抢救患者的几内亚医生盖思姆被埃博拉夺去生命，这对整个中几友好医院来说是个特别沉重的打击，对中方医疗队的打击也是空前的。"4 月 1 日下午 2 点 47 分，盖思姆被埃博拉带走了……他不该走。"

截至 2015 年 2 月，我国在疫区工作过的军地医务人员累计超过 1 000 人，检测疑似埃博拉病毒样本近 4 000 份，收治患者 600 多例，培训当地医疗人员、社区防控骨干等 1.3 万余人。

这是新中国成立以来卫生领域最大的一次援外行动。

3 埃博拉疫情最凶险的地方，中国军医上

让李进没有想到的是，向国家卫生计生委做完汇报仅仅过去了一天，也就是 2014 年 9 月 12 日的 15 点 30 分，抽组中国人民解放军援塞医疗队的命令就到了。

更让李进没有想到的是，仅仅接到命令后两个小时，中国人民解放军第三〇二医院党委就决定让他担任军队首批援塞医疗队的队长。

位于北京丰台区西四环中路 100 号的中国人民解放军第三〇二医院，创建于 1954 年 7 月 2 日，是全军唯一、全国最大的三级甲等传染病医院，是军队涉外医院、国家紧急救援网络医院。

李进听到这个消息后，第一反应是有些犹豫。

他回忆说："如果让我作为队员去，没有任何问题，如果让我作为队长带领 29 名队员去，我感到有点儿不托底，一旦队伍中有一个人出现了意外，感染了埃博拉，我没法向他的家人交代，也没法向医院交代，更没法向军委、总部首长交代……"

经过短暂的心理波动后，李进冷静下来认真地想了想，想通了，便主动向院领导请战。他认为，在这个重大考验的时刻，国家的使命，军人的担当，必须履行好。于是，他向医院党委表了态："我是医务部主任，在作战部队相

当于参谋长，参谋长就是上前线指挥作战的，况且我的专业是流行病学和传染病学，医院也只有我一个人去过塞拉利昂，对那边的情况更熟悉些，这个时候我去比其他人去更合适，这个险还是让我去冒，这个雷还是让我去蹚。"

李进说得斩钉截铁、铿锵有力，让在座的党委成员都感到震撼，不得不重新审视这位平日说话不多、心细如发的副院长。

与李进有同样表态的，还有护士长王新华。

接到命令后，解放军三〇二医院本来不想抽调王新华护士长，一是因为她自己动过大手术，体质较弱；二是因为她患有严重心脏病的母亲正躺在病床上，随时会上手术台。但她得到消息后，第一时间安排好了家人，主动打来了电话，积极要求参战。她说："我参加过抗击'非典'、防控'甲流'、抗震救灾、印度尼西亚东盟地区救灾演练、菲律宾台风'海燕'灾后救援，比别人更有经验。"

的确，王新华的业务素质是一流的，她两次被解放军总后勤部和解放军三〇二医院推荐为国际护理界最高荣誉奖"南丁格尔奖"的候选人。

王新华，1988 年考入护校，毕业后就来到了解放军三〇二医院，在这里一扎根就是 24 年。她从最初中西医结合肝病科的普通护士到青少年肝病诊疗与研究中心的主管护师，再到妇产科护士长，6 万多名青少年、婴幼儿、孕产妇等在她的精心护理下恢复了健康。

在这 30 名队员中，医护人员分别来自感染性疾病科、重症医学科、感染管理科、临床检验科和感染护理科等学科专业，其中有 5 名博士，6 名硕士，5 个科室主任、副主任。他们大都是全军唯一的野战传染病医疗所队员，不仅是解放军三〇二医院的顶梁柱，也是国家和军队的宝贵专业人才。

命令下达的 72 小时之内，医疗队完成了方案的制订和人员的防护培训，这一切都来自他们多年积累的经验和专业素养。

2014 年 9 月到 2015 年 3 月间，经中央军委批准，由解放军三〇二医院抽调医护人员组成的"中国人民解放军援塞医疗队"，分 3 批先后奔赴西非塞拉利昂执行埃博拉疫情防治任务。

9月16日下午4点，北京首都国际机场，一架银白色专机腾空而起——中国人民解放军首批援塞医疗队整装启程。

在最危险的时期，中国派出最精锐的队伍，进入最危险的区域，实施人道救援，以实际行动表明，中国在承担相应的国际责任。

中国人民解放军首批援塞医疗队于当地时间2014年9月17日顺利抵达塞拉利昂首都弗里敦。

2012年由中国政府援建的医院，坐落在塞拉利昂的科索小镇，医院名叫Jui Hospital，塞拉利昂当地也称之为"中塞友好医院"。

中国人民解放军援塞医疗队到达之时，塞拉利昂注册的医生只有150名左右，而这150名医生里面，私立医院就占了100名左右。显然，这个医疗力量是无法应对收治众多的埃博拉患者的。与此同时，中塞友好医院当初的布局设计也不符合收治传染病患者的隔离要求。

中塞友好医院不能马上收治埃博拉患者，接下来怎么办？是另选新址，还是改建医院？这是摆在中国人民解放军首批援塞医疗队面前的最大难题。

经过专业的论证，最后医疗队达成共识，借鉴我国防控"非典""甲流"等重大疫情处置的成功经验，按照传染病医院"三区两带两线"的设置要求，将中塞友好医院由一所综合性医院改建为能够满足烈性传染病患者收治要求的专科医院。"三区"即清洁区、潜在污染区或半污染区、污染区；"两带"即在清洁区与半污染区之间、半污染区与污染区之间分别设立缓冲带；"两线"为清洁通道和污染通道。

根据中国与塞拉利昂政府的协议，首批援塞医疗队负责运营的是一个埃博拉留观中心。所谓留观中心，就是把有明显症状的疑似患者收集在一处，进行观察和检测，确诊为埃博拉患者的就转去其他的治疗中心，排除了的就返回社区。如果不严格按照传染病医院的正常流程设计、改造病房，患者之间的交叉感染、医护之间的相互感染，必然无法控制。

在中塞友好医院转了几圈后，大家的目光都投到了医疗队医师组组长、解放军三〇二医院感染性疾病诊疗与研究中心副主任兼二科主任秦恩强身上，他在传染病业界是公认的权威，他的意见非常关键。

大学毕业后，秦恩强就被分配到解放军三〇二医院传染科工作，硕士、博士读的都是传染病专业，他一直和传染病病毒、细菌打交道。秦恩强曾经两次去非洲执行任务，一次是到坦桑尼亚和马达加斯加协助两国建立国家抗疟中心，一次是伴随海军"和平方舟"医疗船参加"和谐使命—2010"行动，对非洲的状况、当地的风俗及医疗实际情况有所了解。

秦恩强当即就十分肯定地说："中塞友好医院目前的结构和布局根本不符合收治传染病患者的要求。"

此话一出，让所有队员的心猛地一沉。

中国医疗队抗击埃博拉的目标是要实现"打胜仗、零感染"。而在这个战场上，要实现这个目标可谓比登天还难！要实现这个目标，首先就是要切断传染源。而排在第一位的就是改造医院的结构布局，使其在医疗流程上规范合理。

作为中塞友好医院结构布局改造方案的主要设计者，秦恩强讲述了这次艰难的改造：

这实在是一套复杂的改造方案。方案一提出就产生了分歧，当时分歧的焦点在于是否要对医院进行这样的改造。卡努院长是外科医生，他没有充分地考虑传染病医院的设置要求，只是迫于日益严重的疫情压力，希望能够简化改造程序，使医院尽早开诊接收患者。而我们坚持从专业的角度出发，必要的改造程序一道都不能少。经过不断的讨论解释，卡努院长最终还是接受了我们的意见。

目睹和经历医院改造的卡努院长，事后不无感叹地说："我没有理由不称赞中国的能力和责任心，优秀医生良好的品质，比如敬业、勤勉、守时、仁慈、关爱，都可以在每一名队员身上体现出来。"

2014年9月26日上午10点，塞拉利昂总统科罗马在中国驻塞拉利昂特命全权大使赵彦博和塞拉利昂政府官员的陪同下，专程来到中塞友好医院埃博拉留观中心。

李进队长向科罗马总统汇报了中塞友好医院改造、床位设置、隔离，以及下一步收治埃博拉患者的工作进展情况。科罗马总统惊叹医疗队在这么短的时间内，克服了难以想象的困难，工作取得如此突破性的进展，他深受感动，激动地说："中国总是让我们惊讶，也总是让我们感动，我们永远忘不了中国的恩情，中国是我们永远的好朋友。"

随后，科罗马总统在中塞友好医院门诊楼前接见了中塞双方医务人员，并与大家合影留念。

科罗马总统在现场发表了热情洋溢的讲话，他说："今天是中塞友谊史上重要的一天，中塞友好医院留观中心的建成再次见证了中塞牢固的友谊。中国不但践行了积极支持塞拉利昂经济建设的承诺，而且在我国面对疫情的危急时刻，中国又再次伸出援助之手，提供物资、人员和现金，和塞拉利昂站在一起，共同抗击埃博拉。这体现了中国急塞方之所急的深情厚谊，再次表明中国的确

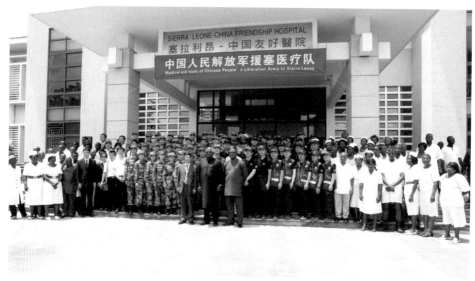

2014年9月26日，塞拉利昂总统科罗马与中塞双方医务人员在中塞友好医院合影。

是塞拉利昂的特殊朋友，中国是塞拉利昂的患难之交。"科罗马总统还表示，塞拉利昂医务人员会与中方密切配合，全力提高医疗技术水平，为赢得这场与埃博拉病毒的战争而努力。

4 为了确保零感染

一切都是在摸索中艰难前行，一切都是在努力中谨慎创新。

因为，没有任何人能告诉中国医疗队在哪个环节会因为接触埃博拉而造成死亡，也没有任何人能确保中国医疗队在这场战斗中做到"零感染"。

庄英杰博士是国家卫生计生委派往一线的防控专家，他在随手翻阅学习《实用手册》。这本手册是国家卫生计生委接到任务后，组织 100 多位国内防控管理专家，在卫生计生委办公楼 1208 办公室加班加点制定出来的。当时领队的是时任北京大学第一医院感染管控处处长李六亿。

李六亿回忆说："2014 年的 9 月 12 日，那天正好是星期五，我接到通知后，马上把自己的两位青年助手叫到家里，当天就把初稿弄了出来。第二天，我赶到 1208 报到，进去一看那里已经有十几位专家在等我，他们都是接到通知来帮我审查和完善手册的。""我们一章章、一节节、一条条、一段段文字进行推敲、把关。每一个细节、每一道环节必须有三个专家认可把关审定后方可通过。可谓严之又严。"

"为了确保'零感染'，为了每一章内容的规范性和科学性，我和团队的同志不知练了多少遍穿脱程序，直到再也找不出任何毛病为止。"李六亿强调说。

"大姐，这是不是太复杂了些呀？"这电话是庄英杰打过来的，他正在奔赴西非的候机室里，边候机边学习手册。

李六亿一听，这话竟是从庄博士的口中说出的，便严肃地告诉他："一点也不复杂！你是我们防控队伍的人，你更要严格按部里决定的流程去做，否则就是失职！不仅你要认真执行好，所有的人都要执行好！"

"明白了，大姐。"庄英杰很快挂断了电话。

后来，李六亿说："如果前线不能按我们制定的流程执行，万一有人稍稍大意，怎么能保证'零感染'呢？若不能做到'零感染'，那意味着我们整个援非抗击埃博拉战斗就可能有不可预测的后果，谁也扛不住这份责任呀！"

然而，科学规范是每一个人的事，只要有一个人不严格按照科学的防护程序操作，一切努力都将白费。中方医疗队队员们要和塞方人员在一起工作，如果他们不尊重科学，不能胜任工作，出现了差错，即便是中国队员再小心，也无法保证自身的安全。

首先就是要严格培训，否则，"零感染"就是一句空话。

眼下医疗队面临的最大问题就是，怎么能让专业常识近乎空白的塞方工作人员，经过短暂的培训，便能够在传染病区称职地开展工作？！

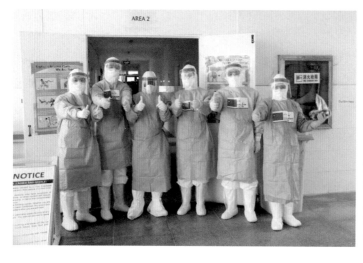

2015年2月1日，中国援塞医疗队队员在中塞友好医院埃博拉留观诊疗中心留影。新华社发

为此，医疗队想了很多办法，比如培训人员做一步，塞方人员跟着做一步，集中示范教学。护理组组长刘丽英和培训队员们冒着 35 ℃以上的高温，身着 11 件防护用品：一次性分体工作服、N99 医用防护口罩、一次性防护帽、护目镜、一次性防护服、内层手套、外层手套、一次性防水隔离衣、防护面屏、防水雨靴、一次性高靿靴套。这 11 件防护用品是中塞医务人员防控埃博拉病毒的最基本的装备。

最早投入培训工作的刘丽英、吴丹，一遍遍地示范穿上脱下防护用品，一遍遍地细致讲解 36 道穿脱流程。

可是做示范培训不同于工作时的正常操作，每讲解到一个动作，都要进行分解，并反复强调。有时一个动作就要讲上很久，正常情况下 10~20 分钟就能完成的穿戴流程，往往需要一个多小时才能完成示范。而脱的流程更为复杂，时间更长。每脱一件防护用品，队员们都要用消毒液对双手进行一次消毒，并严格按照从上到下穿戴、口罩先戴后摘、穿脱不颠倒等 10 条原则要求，其复杂程度常人难以想象。

刘丽英说，培训过程非常折磨人。每一轮培训演示下来，培训队员们不仅嗓子哑了，整个人也是大汗淋漓，体力消耗几近极限。

即便这样努力，塞方医护人员一时也很难接受并完全掌握这些。

经过几天的培训，还是达不到预想的效果。吴丹说，今天教了他们一些东西，甚至第二天再问的时候他们就忘记了。塞方医护人员一测试，结果多数人不合格。培训就只能一轮接一轮地做，循环地做，反复做。可是，一个星期培训下来，一考试，竟然多数还是不合格。

如何提升培训效果？刘丽英、吴丹和队员们在认真思考着。大家一致认为，这种传统的、反复性的教法，难以让塞方人员快速学会，于是决定调动他们的主动性和自觉性，变被动学习为主动学习。动之以情，晓之以理，先从思想上武装他们。

培训队员们强迫自己说英语，和塞方工作人员聊家庭，聊孩子，极力打动、感化他们，告诉他们如果不好好学习的话，一旦因为自己的工作疏忽而被感染了，是对家庭不负责任。因为你的感染，会毁了你的老婆孩子，父母也跟着遭殃。通过这种观念上的教育，加深他们对工作中防护工作重要性的认识。

坦诚沟通，在每天的培训中慢慢建立起基本信任——这尤为重要。有了信任，塞方工作人员就变得自觉了许多，开始比较认真地去学习。

塞方保洁人员受教育程度不高，说明书有很多地方看不懂。队员们就从他们当中选出一个受教育程度相对高一点儿的人，先给他讲明白，然后再由他翻译成当地的土语，向其他保洁人员讲解。每一个过程都艰难异常。后来，防控组组长贾红军想了一种看似非常简单的办法，就是手把手教。比如从进入病区第一个步骤开始分解，怎么走，走到哪里，做什么，怎么做，做多长时间，什么时候返回，逐一分解示范。教一遍能有一点儿印象，教两遍印象便开始加深，教到三遍四遍的时候，他们就有些熟练了。

于是，医疗队的医生分几组，护士分几组，手把手地教，一点儿一点儿地带，3天就把所有的程序走一遍。几个流程下来，成效显著，比集中示范、视频教学的效果好了很多。就这样一带一、一带二，教完以后队员再监督塞方人员一步步走流程。

这种方法看起来比较"笨"，却是当时最有效的办法。当然，后期还有持续的监测，发现问题及时纠正。实际上，培训从没有间断，一直持续到工作结束。培训就是靠这样一遍一遍地磨，不厌其烦地重复，直到这些科学防护操作成为塞方工作人员的本能反应。

不断变化发展的疫情，令时间愈加紧迫。

2014年9月17日，世界卫生组织宣布，西非地区已有超过2500人因感染埃博拉病毒死亡，病毒感染人数超过5000人。时任美国总统奥巴马在白宫举行的一场国际卫生高峰会议上说，埃博拉疫区国家的"卫生系统濒临瓦解"。

此刻，李进队长的头脑是异常冷静的，他清醒地认识到，如果仅仅靠中方的5名医生和8名护士是无法承担起一个有40张床位的留观中心的重任的。

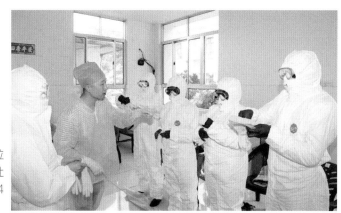

中国援塞医疗队为塞拉利昂培训医生。新华社照片，弗里敦，2014年12月15日

可是如果塞方人员的培训不能达标，就这样仓促地投入工作，开诊就等于自杀，那将是一个愚蠢的决策，会很快毁掉整个救治计划。眼下，只有通过在实际工作中手把手传帮带，继续强化培训，加大培训力度，别无他法。

最终，经过努力和严格训练，医疗队使塞方完成了"三个转变"：从传染病防治"零基础"到比较熟练掌握、胜任本职工作的转变；从恐惧埃博拉、不敢接触患者到认真对待、规范防护的转变；从工作作风粗疏、消极被动到较为积极主动的转变。塞方87名工作人员逐一考核合格，能够持证上岗了。

对此，中塞友好医院院长卡努感慨地说："我非常感谢中国人民解放军来我们国家帮助防治埃博拉。他们来之前，我们国家没有经验，没有知识。中国医疗队来了以后，给我们培训，使我们学到了一些知识，这些知识我们现在用，将来也可以继续用，中国人民解放军为塞拉利昂留下了带不走的传染病防控队伍。"

在防控埃博拉问题上，细节不但决定成败，还决定生死。不能有半点儿闪失，如果准备不充分，不但是病人，甚至是医护人员也要付出生命的代价，一个不经意的小疏忽，都有可能夺走人的生命。

解放军三○二医院在随后抽组医疗队时都安排了一个月的模拟训练。所谓模拟训练就是解放军三○二医院为了让援塞队员提前适应西非疫区环境，在数字化模拟培训中心模拟出了非洲当地的天气状况，室内温度调至35 ℃，还要不断地增加湿度，并且按照中塞友好医院的平面图，设置出更衣室、缓冲间、埃博拉病房，让参训队员身临其境地训练。队员孙志强说："这种特色训练课——'耐热'训练，感觉好像在桑拿天穿羽绒服逛大街一样，真是要命。"

"只有平时多流汗，战时才能少流血、少牺牲。"每名队员都深切地懂得这个道理。

为此医疗队制订出一系列专业化的流程和处置方案。

针对疫情变化，完善医疗护理方案，包括接诊流程、患者教育、诊疗方案、转出院流程等，设计专用表格式英文病历、查房记录及医嘱单等病案文档；根据埃博拉疫情特点，制定出68类、243条诊疗制度和防范措施；安装病房监控系统，实时监督医务人员有无规范上岗、患者是否服从管理等。队员戴欣深有体会地说："在模拟训练场，听得最多的两个字就是'洗手'，这可不是简单的洗手，而是按照步骤洗手，整个穿脱过程差不多得洗10次手，简直把手都洗掉皮了。"

中塞友好医院埃博拉留观中心正式启用

2014年10月1日，在"国庆节"这个特殊的日子里，中塞友好医院埃博拉留观中心正式启用。

正式开诊之前，医疗队举行了3个仪式：一是在驻地宾馆的门前庄严地升起中华人民共和国国旗；二是在中塞友好医院面对党旗重温入党誓词；三是进行誓师签名活动。

在西非雨季阴霾密布的清晨举行这样的仪式，队员们百感交集，心生无上的神圣感，这是他们从来没有体验过的。当看着五星红旗缓缓升起在弗里敦的上空，听到激扬的国歌响起，队员们都忍不住流下了泪水……

最紧张的时刻到了。虽然大多数队员久经沙场，但遭遇埃博拉还是第一次。接下来就是讨论第一次进入病区的问题，在这件事情上，没有一个人是含糊的。

最终，队里经过慎重研究决定：由李进队长、孙捷教导员率领黄显斌、秦恩强、孙娟、贾红军、秦玉玲、王新华、刘丽英组成第一队，接诊首批埃博拉留观患者。

10月1日，队员们赶到中塞友好医院埃博拉留观中心后，迅速做好了接诊患者的各项准备。大家以最饱满的精神状态，等待着首批埃博拉患者的到来。

全副武装的医护人员来到中塞友好医院门诊大楼。大楼周围设置了警戒线，严密封锁进出道路，防止有人擅闯"禁区"。设在门诊大厅正中位置的接诊台由两张办公桌拼接而成，台面上摆满了各种英文病历和表格，一对洁白的屏风立在接诊台两侧，对病历柜、空调扇等物品做了恰到好处的遮挡。

下午3点左右，第一辆拉着埃博拉留观患者的救护车停在了中塞友好医

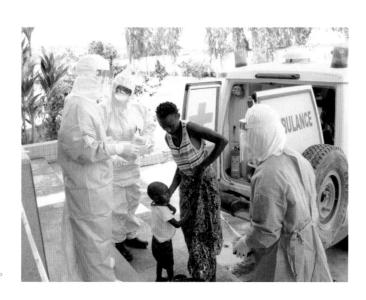

交接转运患者。

院的门诊大厅前。这些来到医院的患者，都是塞拉利昂埃博拉疫情指挥中心根据各留观中心的收治情况统一调配的，并由专门的救护车集中进行转运。车刚停稳，司机便从驾驶室跳下，打开后车门，患者依次下车。医护小组有条不紊地按照接诊流程开始紧张工作，防控组立刻对转运患者的车辆进行了消毒。首批患者中，有 3 名女性、2 名男性，其中年龄最大的才 24 岁，最小的只有 8 岁，有两人是母子，同时被感染。

首批患者的接诊工作尚未结束，又一辆救护车鸣着尖利的笛声呼啸而来，这次救护车又拉来了 2 名男性患者，所以整个接诊过程足足持续了将近 2 个小时。

因为队员们身穿厚厚的防护服，衣服、头发紧紧贴在身上、脸上，工作非常耗费体力，完成任何一个简单的动作，都要比平时多付出几倍的力量。其间不能喝水，也不能上厕所。当处理完最后一名患者后，秦恩强和队员们觉得头晕心慌，濒临虚脱。因为身着防护服，汗水顺着身体全部灌进了靴子。第一次紧张忙碌的接诊，使队员们的体力几近透支。

诊治结束后，队员们迅速通过缓冲间，严格按流程用颤抖的手逐层脱掉防护用品，淋浴后回到清洁区。直到这时大家才能畅快地呼吸，有一种九死一生的感觉。

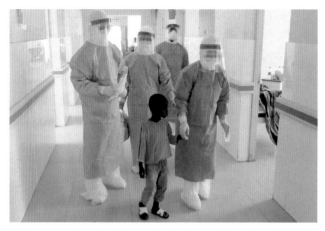

2014 年 10 月 11 日，在塞拉利昂首都弗里敦，来自中国的医护人员护送留观患者进入病房。新华社发，孙捷摄

这样的经历是那么惊心动魄，超过以往任何一次危险的经历。

当天晚上，秦恩强、孙娟、张洁利留守医院值夜班，仍有患者被救护车送来。

夜深了，3个人却了无睡意，他们对当天的情景进行复原，反复讨论白天的工作有无漏洞，流程设计有无问题，有无可能受到感染等，最后确认所有的过程都符合专业标准，才带着倦容入睡。

按说有了第一次进入病房的经验，再次进病房时会少一些顾虑，工作起来也更顺畅，只要按照既定的规章流程做到位就行了。可是，当秦恩强第二次进入病区时，他大吃一惊。眼前的情景让他难以置信，作为一名从医近20年的大夫，他还是头一次碰到这种情况：为患者精心设计的单间隔离病房形同虚设，有的患者就躺在走廊里，大厅里也是倒卧着的患者。病房里的患者有的有床不睡，有的一张床上挤着好几位患者。而且，令人恐惧的是，病房里、走廊里，甚至诊室里，大便、小便和呕吐物到处都是，一片狼藉。病区几乎到处都被污染了，这是医疗队队员万万没有想到的。

在这样的环境中，队员虽然身着严密的防护服，也有可能会受到感染，一旦防护工作出现一点儿漏洞，后果都不堪设想。

即使在这种情况下，秦恩强与当班护士还是坚持逐一查看每名患者，详细询问他们的病史，给他们发药、发水。不管条件如何，环境多恶劣，治病救人总是第一位的。初期的意外情况不断，当医生们查房工作结束后，他们发现病房患者的数量与早上交班时的数量不一致，其中有十几名患者不知到哪里去了。

队员们意识到，他们要不断调整工作方式，来应对不断出现的难题。

通过询问留在病房的患者才知道，那些失踪的患者离开了病房，跑到院子里纳凉去了。无奈之下，医护人员只好穿着防护服，推着病历车，带着药品来到大树底下。

防控组护士长王新华说："在这里，很多患者对埃博拉病毒几乎一无所知，医护人员一旦离开，他们就会走出病房，有的甚至相互串门，防控工作有着难以想象的困难。但是，单间隔离仅仅是防控交叉感染的一个方面，想要真正实现留观患者'零交叉感染'，必须做深做细患者的教育管理工作。"

治疗、防护、教育，必须三管齐下，缺一不可。医疗队马上采取了一系列举措：把埃博拉疫情的防控知识制作成卡通宣传画和温馨提示，张贴在病房的醒目位置，使患者增强自我保护意识，避免扎堆儿造成传染扩散；每间病房都配备洗手液和消毒剂；保洁人员及时回收处理医疗废弃物，每天对病房和卫生间进行消毒；污染的医疗垃圾和阳性患者使用过的一次性物品也及时焚烧和掩埋。

有时候，医护人员每天进入病区多达 5 次，有时单次工作时间要长达两个半小时。为确保医护人员的绝对安全，医疗队要求医护人员把每一次进出病房都当作"第一次"，必须严格遵守工作流程和防护规定，严格执行穿脱防护用品的 36 道流程；每次进出病房，至少两人同行，以便互相检查和监督；每一件防护用品穿脱动作、每一个防护注意事项，都要做到一丝不差。队员们的劳动强度是超乎想象的。但再累也不能松半口气啊！

有一个孩子名叫卡比亚，他是跟妈妈一起来到医院的，是 10 月 1 日开诊那天收治的患者中年龄最小的一位。当医护人员把母子俩从救护车上扶下来的时候，他们已虚弱得无法站立。8 岁的卡比亚很瘦小，生着一双漂亮的大眼睛，而这双大眼睛里满是恐惧和无助，这让队员们痛惜不已。更让人伤心的是，就诊后的第 4 天，当队员们走进病房去查房时，惊讶地发现卡比亚的妈妈瘫倒在地上，而卡比亚则蜷缩在离妈妈 2 米远的地上，那双让人难忘的大眼睛中还保持着痛苦、悲哀的眼神和尚未流出的泪水，一动不动地凝望着自己的妈妈，就像是一尊静止的雕像。

医疗队在中塞友好医院埃博拉留观中心先期设立的床位有 40 张，设有埃博拉疑似和确诊两个病区。由于没有经过实验室检测，无法判断被转运来的留观患者中哪些是疑似患者，哪些是确诊患者。接诊医生从经验出发，根据病情轻重和埃博拉相关症状等进行综合评估，评估后，患者一律安排住进单间隔离病房。这样做的目的就是控制传染源，切断传播途径，有效预防交叉传染。

自 2014 年 10 月 1 日至 11 月 14 日，首批援塞医疗队共收治留观患者 274 人，确诊埃博拉患者 145 例。实现了中塞双方工作人员"零感染"，中国援塞抗埃取得了阶段性胜利。

6 很多防治的经验都是用生命换来的

"查房时我亲眼看见那个可怕的场景：那个小孩就躺在地上，鼻子留有血迹。慢慢地，患者越收越多，老人、小孩、男人、女人都有，而死的患者也越来越多。"秦恩强回忆起当时查房的情景，心情异常沉重——"毕竟我们都近距离接触过，虽然穿着防护服，难说不被感染。"

初战的第一周，医疗队队员的心理还是受到了挺大的冲击。大家伙儿心里都没有底，以前从来没有接触过埃博拉患者，医疗队制定的措施的合理性与有效安全防控的效果还需检验。中间有很多细致的环节，就按照实际情况不断地调整到位，这些都来自多年进行传染病防治的经验积累。

后来医疗队对工作的各个流程都进行了进一步设计，大约过了 10 天，经过从陌生到熟悉的过程，大家心里就有底了，一切都能坦然面对，处置有序。

塞方有一个当地的留观中心的协调官叫提摩斯，负责对几个留观中心巡视指导，过一段时间便会来一趟，检查接收患者的情况，收集疑诊、确诊患者的信息，还包括检查处置过程是不是符合规范。刚开始的时候医疗队队员有些手忙脚乱，对不少东西有些"水土不服"，处理有不得当的地方，比如患者信息搞不准，床位搞不准，甚至有时候性别也搞不准，某患者本来安置在某个床位上，下次查房的时候，人就不知道跑哪儿去了。

提摩斯是当地人，对自己国家的事很熟悉，他就随时帮中国的医疗队队员把信息梳理清楚——患者从哪里来的，住在什么地方，目前是什么情况，这对中国医疗队帮助很大，尤其对我们前期医疗的规范帮助很大。这个协调官 1.75 米左右的个头儿，在黑人中算是比较帅的，两只眼睛特别大而明亮，人特别敬业，让人心生好感。但秦恩强发现提摩斯对我们过于严格的消毒隔离措施不太认可，可能嫌太烦琐了。中塞友好医院埃博拉留观中心在所有塞拉利昂的留观中心中算是最严格的。提摩斯还比较年轻，有股不太在乎的劲儿，穿隔离衣不遵守规程，手套也不好好戴。中方医疗队队员指出后他也不及时改正，爱搭不理的。

秦恩强记得很清楚，2014 年 10 月 13 日傍晚，正下着大雨，突然送过来了几个患者，他刚好在留观中心。因为要进去处置患者，便要求提摩斯告诉他患者的具体情况。他听说前一天也是下着雨，有一个患者死了，当时提摩斯只戴了一只手套，穿着隔离衣，就把患者从院子里运到了病房。这次提摩斯在病区待了很长时间。

"我看着他给患者送吃送喝的，我紧盯着他的手。跟他在走廊聊天的时候，我叮嘱他得小心一点儿，这样做很危险。可是提摩斯摇摇头，当时并不在意。当我在处置患者的时候，医疗队的护士通过监控发现他从离开病区到走出留观中心只用了很短的时间，没有洗澡，没有消毒，我心里直犯嘀咕，面对这么凶险的病，提摩斯实在太轻率了。随后有一天，我给提摩斯打电话，问他怎么不来了，有些患者信息还需要他帮忙弄清楚，提摩斯回答说这两天来不了了，身体有点儿难受，当时我心里一沉。第二天交班的时候，我就向李进队长和同事说起这事，凭经验和直觉，这样下去太危险了。提摩斯如此不在意，甚至不穿防护服，一旦感染了，后果不堪设想，一定要时刻催促他加强防范，不能有丝毫大意。没想到 7 天后提摩斯就死了，死在一家埃博拉治疗中心，一个活生生的人就这样没了。"秦恩强叙述道，"由此可见，我们天天都是行走在死亡线上。"

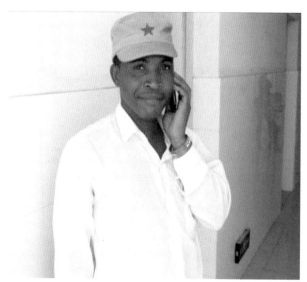

提摩斯：一个敬业但不专业的
医务工作者。

　　提摩斯的陡然离去对大家震撼很大。

　　提摩斯的"案例"，提醒着每一个人，每时每刻都要严格落实规章制度。面对死亡的现实，强制执行每一项规章制度有多么重要！这也提醒医疗队队员，还有哪些潜在的有风险的区域需要控制感染，还有哪些规章制度需要进一步完善。从那以后，医疗队就更加强了防控，很多防治的经验都是用生命换来的。

7

"总有一些瞬间让你感动永远"

　　2014 年 9 月 29 日，在刚刚完成病毒标本检测之后，中塞友好医院正式接收埃博拉患者的战斗也将打响，解放军三〇二医院的队员们举行了一个庄严的仪式——重温入党誓词。

一支整齐的中国共产党党员队伍，在遥远的西非国家的一块空地上，举着右臂，向镰刀锤头的党旗宣誓。

此时，队员们眼里闪动着泪花……

这一天是 2014 年 9 月 29 日

2014 年 11 月 14 日，第二批援塞医疗队整装出发。上午 11 点左右，接到指示，下午 1 点，刘立明和另外 2 名同志需要提前 2 个小时赶赴机场负责医疗队全体队员的行李托运工作。

刘立明的心情一下复杂起来，各种莫名的想法不期而来，有留恋、不舍，也有对疫情的恐惧。无论做了多少心理准备，但到了真正要面对的时刻，多少会有一丝忐忑。

中午 12 点 45 分，在解放军三〇二医院西门口集合登车前，刘立明远远地看到 7 岁的儿子匆匆蹿下出租车，瘦小的身躯背着硕大的书包向他飞奔而来。刘立明一把将儿子搂入怀中。儿子看到妈妈、姥姥眼里的泪花似乎瞬间明白了什么，他使劲儿抱住刘立明的脖子，哇哇地哭了起来。

"好孩子，你现在是男子汉了，以后要变得勇敢起来，照顾好妈妈和姥姥、姥爷。"刘立明认真地对儿子说。那一刻刘立明深刻体会到了亲情的难舍。刘立明在心里说："我们一定会凯旋，老婆、儿子等我回来！"

刘立明还讲到他与塞方患者及护士交往的故事。

他曾经遇见一个患者，是一名孕妇，因怀疑感染了埃博拉而被送进了中塞友好医院。这名孕妇是中午赶过来的，上午的样本已经送走了。送血样一般截止到上午 11 点，患者来的时候，医院的血样已经送完了。如果下午抽血，就会耽误一天。患者当时已经走不动路了，有点儿发烧，一点儿力气都没有，奄奄一息。孕妇属于低免疫力人群，不能再拖延下去。假如她没有感染埃博拉，让她留在病区，肯定会增加感染的危险。刘立明就向塞方医护人员提出了申请，找到采血队负责人，专门派人进去给她采了血。采血之后马上就送去检测，当

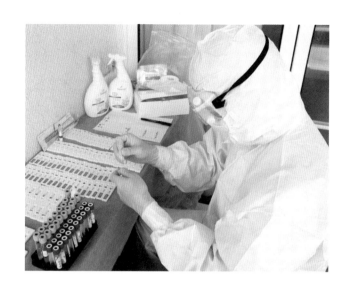

非埃博拉患者病原学筛查。

天就出了结果，是阴性。

　　"有一次，我发现塞方护士赞驰瑞亚与平时状态不一样，便上前询问，赞驰瑞亚告诉我说，由于连续工作感到非常劳累，心前区有时疼痛。当时我怀疑赞驰瑞亚心脏出了问题，就建议她看一下心脏科。但赞驰瑞亚说，在弗里敦根本没有看心脏的医疗机构。后来我想到自己带来了检测心脏功能的试剂，可以为她做验血检查。于是，我便主动联系了中国驻塞检测队的实验室，亲自为赞驰瑞亚做了化验检查，化验结果果然是赞驰瑞亚的心脏出了问题。我就让秦立药师拿来了硝酸甘油，让她服下，症状很快得到了缓解，这让赞驰瑞亚十分感动。之后的日子里，她一直把我当亲人看。"

　　2015 年 1 月 12 日，距离回国仅剩一天时间了，刘立明像往常一样到医院感控室值班。塞方男护士卡玛特一直在走廊的楼梯口默默等待。卡玛特见到刘立明面露不舍，对他说："兄弟，听说你们要走了，送你两个礼物做纪念，希望你回去后经常挂在身上，见到它就像看见我一样。"

　　卡玛特将手里的一件具有非洲特色的衣服和一个皮质挂饰塞到刘立明的手里。

"那一刻，我的眼睛湿润了，卡玛特的举动使我近两个月的疲惫与劳累一扫而空，取代的是满满的欣慰与激动。"

2015年1月20日，是队员储芳第一次独立上岗走进埃博拉病房的日子。

这一天，一个名叫富拉尼的小女孩因为感染埃博拉病毒被送到中塞友好医院埃博拉留观诊疗中心。由于第一次直接接触埃博拉患者，储芳的内心不免有些紧张。但当储芳第一眼看到富拉尼的时候，就被她单纯的眼神打动了，那一刻她是那样无助和胆怯。储芳仔细地查阅了她的病历，才知道富拉尼已经11岁了，但由于疾病和营养不良，瘦弱的她就像六七岁的孩子。

富拉尼虚弱无力地躺在一张大病床上，一双深陷的眼睛中透出乞求的目光，嘴角微微地动着，但又很快闭上了。那副模样仿佛在哀求在场的医护人员："快来救救我呀！"

就是那个时候，储芳在心里已经把她看成自己的孩子，她忘记了埃博拉的存在，急切地走到富拉尼的床前，轻轻地抚摸着富拉尼的脸蛋。富拉尼微微抬起头来，储芳示意她不要动，富拉尼冲着她努力地笑着，大大的眼睛里满是渴求……

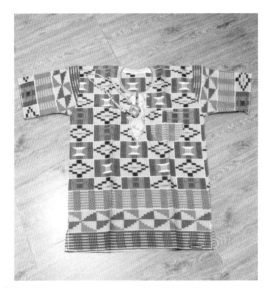

塞方战友送给刘立明的礼物：一件具有非洲特色的衣服，一个皮质挂饰。

"只要有一线希望，我就要尽百分百的努力护理照顾好富拉尼。"储芳说。她把一些小零食放到富拉尼的床前，告诉富拉尼要多吃点东西，精神上要振作起来，懂事的富拉尼轻轻地点了点头。因为还要查看其他埃博拉患者，储芳向下一个病房走去。直到检查完了所有的患者，储芳脑海中仍然浮现着那揪心的眼神。于是，她迅速回到药房，在药房的一个角落里，翻出一只可爱的毛绒熊猫玩具，它那双可爱的眼睛和富拉尼像极了。储芳心想，富拉尼一定会喜欢的。

储芳拿着熊猫玩具再次回到病房，虽然隔着厚厚的护目镜和面屏，但富拉尼还是认出了储芳。看到可爱的熊猫，富拉尼好像瞬间拥有了战胜病魔的力量，她努力地伸出手来，储芳赶紧把熊猫玩具放进她的手里。富拉尼拿着熊猫看了又看，最后把它贴在胸口，紧紧地揽在怀里。看到富拉尼轻松了些，储芳心里感到了一丝慰藉和满足。

从此，富拉尼成了储芳在塞拉利昂的"熊猫宝贝"。储芳时刻关注着富拉尼的病情变化，每次查房，储芳都要在富拉尼那里多停留一些时间，尽可能地多给她一些温暖和关爱，时不时地给她送去巧克力、饼干、火腿肠什么的。

在储芳等的精心护理下，富拉尼在逐步恢复着健康，也逐渐活跃起来。在安静的病房里，有时还能听到她的歌声，见到中国医护人员，她就会抱着那只熊猫玩具腼腆地笑笑。

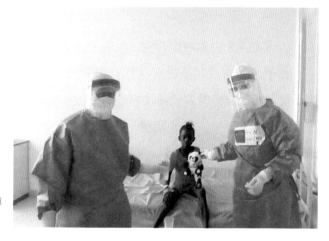

储芳（右一）为11岁的埃博拉患者富拉尼送去熊猫玩具。

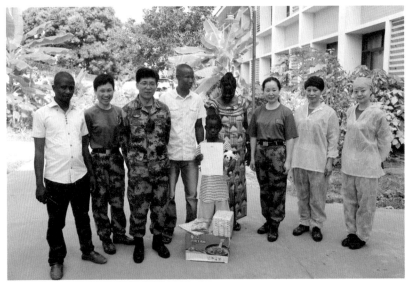

2015年1月28日，在塞拉利昂首都弗里敦，中塞双方部分医护人员与康复的埃博拉患者富拉尼（中）及其家人合影。新华社发，洪建国摄

或许是爱心能战胜一切。在第三批援塞医疗队的精心救治下，富拉尼终于战胜了埃博拉，从阳性转为阴性。听说富拉尼1月28日要出院，储芳、文凤、谢小建等队员早早为富拉尼准备好了新衣服和食物。

在家人的陪同下，富拉尼一手拿着她心爱的熊猫玩具，一手恋恋不舍地向中国的叔叔阿姨们挥手告别。在依依惜别的最后时刻，富拉尼终于张开双手，扑入储芳的怀抱，在不断抽泣中，张嘴喊出了："中国妈妈！"

对秦玉玲来说，两次到同一所医院当老师带徒弟的经历令她永生难忘。

托尼，是塞拉利昂政府从社会招募的一位抗埃博拉志愿者，当年25岁，主要负责中塞友好医院埃博拉病区的感控、清洁工作。托尼个头儿不高，身材也瘦小，说起话来有点儿腼腆，但特别爱笑，一笑起来露出两排洁白的牙齿，灿烂可爱。

作为埃博拉医疗志愿者，托尼的热情很高，但是他一点儿传染病防护经验都没有，完全不知道在极度危险的埃博拉隔离中心如何保护自己，甚至连最基本的戴手套、口罩都不当回事儿，能省则省，图方便，一副无所谓的模样，这让秦玉玲伤透了脑筋。

秦玉玲只能耐心细致地对零基础、散漫随意的托尼实施最强硬的改造计划。

比方说戴手套，托尼开始的时候拿起橡胶手套就要套，秦玉玲赶紧对他说："NO！"教他先对着手套吹气，确认不漏气后再往手上戴；托尼用脚使劲儿踩清洁桶，秦玉玲又赶紧制止他："NO！"向他解释清洁桶盖快速弹起，容易造成细菌飞扬，带来污染隐患，应该慢慢踩，让清洁桶盖轻轻弹起……对于秦玉玲的严厉，起初托尼并不理解，觉得这个中国老师过于挑剔，不近人情，还给秦玉玲起了个外号，叫"Madam NO"（NO老师）。

就这样，秦玉玲这个"NO老师"带着这个让她头疼的黑人徒弟开始并肩战斗在一线。在形势严酷、不容有失的抗埃现场，这对师徒逐渐找到了状态。当看着肮脏的呕吐物、尸体和满带病毒的医用废弃物时，托尼显得有点儿手忙脚乱，老师就在一旁向他伸出大拇指，为他鼓劲儿加油。渐渐地，托尼的工作开始做得有板有眼，终于找到了感觉。

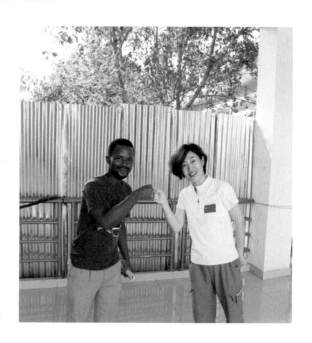

秦玉玲和托尼。

两个月的时间匆匆而过，中国医疗队就要准备回国时，托尼特别依依不舍，他专门跑来找秦玉玲老师照了一张合影，不善言辞的他在照片背后写着："谢谢你为我们国家作出的贡献！感谢'NO 老师'！"

春节之后，秦玉玲突然又接到重返塞拉利昂的任务。

2015 年 3 月 14 日，她再次回到了全世界埃博拉风暴中心——塞拉利昂抗埃前线。在家休息的托尼听说"NO 老师"回来了，专程带着礼物跑到医院看望秦玉玲，说："'NO 老师'，我已经当上了保洁队负责人的助理了，而且还到其他医院去讲授埃博拉疫情防控知识呢！"看到当初那个毛手毛脚的"问题学生"，现在已经成为医院的主力时，作为他的启蒙师傅，秦玉玲感到无比的骄傲。

2015 年 6 月，中国医疗队又要离开了。临别前，托尼握着秦玉玲的手，动情地说："'NO 老师'，你是我最尊敬的老师，虽然我们相距万里，下次不知什么时候能见面，但我会告诉身边的每一个人，我的老师在中国，她是一名出色的女军人，她冒着生命危险，两次来到我们国家帮助我们。"

秦玉玲对托尼也有同样的感慨和不舍，在踏上行程的前夜，她在微信里写道："陌生的国度，不同的肤色，艰难的险境，我们曾相依相伴。亲爱的朋友，

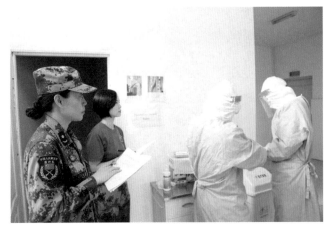

第一次执行援塞任务时秦玉玲考核托尼。

让我们一起携手，迎接胜利的曙光。不求你能记得我一辈子，只求别忘记你的世界我来过。不是每个擦肩而过的人都会相识，也不是每个相识的人都会让人牵挂，托尼算是一个……"

习近平主席与塞拉利昂总统的新年慰问

早在 2013 年 3 月 25 日，习近平主席在坦桑尼亚发表了题为《永远做可靠朋友和真诚伙伴》的重要演讲。习主席用非洲谚语"河有源泉水才深"，描述了中非友好交往的历史进程。

习主席指出："对待非洲朋友，我们讲一个'真'字……。开展对非合作，我们讲一个'实'字……。加强中非友好，我们讲一个'亲'字……。解决合作中的问题，我们讲一个'诚'字……。无论中国发展到哪一步，中国永远都把非洲国家当作自己的患难之交。"（参见 2013 年 3 月 26 日，《人民日报》，第 1 版）

而就在这场抗击埃博拉的战斗中，中国人民和广大的医务工作者淋漓尽致地体现了"真""实""亲""诚"四个字。感动了非洲，感动了世界！

时光飞逝，转瞬之间不平凡的 2014 年落下帷幕。

在新的一年即将到来之际，习近平主席的慰问信如一股暖流传遍了疫情肆虐的非洲大地——

值此 2015 年新年来临之际，我谨代表中共中央、国务院、中央军委，向正在西非抗击埃博拉出血热疫情的全体医疗队员们，致以诚挚的问候。祝同志们新年好。

西非部分国家埃博拉出血热疫情发生以来，我国军地医务人员组成的援非医疗队，坚决贯彻党中央决策部署，奔赴西非抗疫前线，不畏艰险，救死扶伤，同所在国家人民一道，在病毒检测、病人留观和治疗、公共卫生防疫培训等方面取得显著成效，用实际行动体现了风雨同舟、患难与共的中非友好情谊，赢得了受援国家政府和人民赞誉，受到了国际社会好评。

希望你们牢记使命、再接再厉，努力实现"打胜仗、零感染"的目标，为中非友谊作出新的贡献。

祖国和人民期待着你们胜利凯旋！

习近平主席的关爱，极大地鼓舞了征战在异国他乡的白衣天使们。

2015 年 2 月 19 日，是中国的大年初一，在中塞友好医院门口，第三批援塞医疗队为埃博拉确诊患者卡马拉举行了康复出院仪式。

2 月 10 日，35 岁的卡马拉因确诊埃博拉病毒感染被送到了中塞友好医院埃博拉留观诊疗中心。卡马拉曾患小儿麻痹症，体弱多病，现一直头痛发烧，不停地呕吐，很快陷入深度昏迷，极度虚弱，生命垂危。

"不惜一切代价全力抢救！"医疗队领导下达命令。于是，一场生命的拯救就此开始了。

医师组第一时间对他进行了输液治疗，考虑到卡马拉病情危重，果断地对他增加了营养支持治疗，护理人员调配好营养粉，亲自喂服以保证他有充足营养供给。

卡马拉的生命牵动着大家的心，庄英杰、段学章、孟玉华、刘育蕾、邵丽芳、苑红等队员纷纷加入救治的队伍，经过 9 个日夜的接力救治，队员们硬是把卡马拉从死亡线上拉了回来。经过两次检测，卡马拉从埃博拉阳性成功转为阴性，逐渐恢复了健康。

2 月 19 日一大早，队员们为卡马拉准备好了新年礼物，包括衣服和食物，还有大红的中国结。上午 10 点半，卡马拉洗完了澡，换上了新衣服，中塞医务人员一起为卡马拉举行了一场简短的康复出院仪式。卡马拉一手拿着中国结，

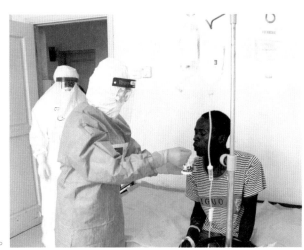

悉心照顾卡马拉。

一手拿着出院证明，经过这次生死考验，他不停地感激道："是你们救了我的命！谢谢中国！"

队员们说："你的康复是送给我们最好的新年礼物！"

2015 年 3 月 10 日，塞拉利昂总统向中国医疗队发来了慰问信：

今天，我们在这里热烈庆祝中国医疗队在这次抗击埃博拉战役中所取得的成绩，感谢中国医疗队的队员和今天到场的每个人，感谢你们在控制埃博拉疫情中作出的巨大贡献，塞拉利昂人民是你们永远的朋友，我们将永远支持一个中国的原则。在埃博拉疫情结束以后，我希望有机会访问中国，亲自向习主席和中国人民表达我们的谢意，感谢中国朋友对我们一贯的支持。

在利比里亚，中国援建的另一个医疗队留观中心。

周飞虎和李福祥两位专家正准备脱下防护服，回到清洁区，因为查房刚刚结束。

就是这时，一位 30 多岁的利比里亚女人眉开眼笑地站到了他俩面前。

周飞虎在国内是解放军总医院重症救治专家，李福祥在国内是解放军成都军区总医院的内科专家。他俩作为中国医疗队"重量级"人物，在非洲抗击埃博拉的战役中发挥的作用不可低估。

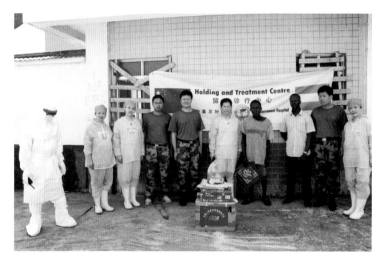

医疗队为埃博拉康复者卡马拉举行出院仪式。

"哎呀，是大冠军回来啦！"周飞虎高兴地对这位黑肤色的女人说。原来，周飞虎所称的这位"大冠军"，就是利比里亚乒乓球冠军，名叫克里斯汀。她在13岁时，就拿下了全国乒乓球联赛总冠军。前些日子不幸感染上了埃博拉。

一开始，这位大冠军拒绝治疗，她一直不相信自己能被埃博拉病毒击倒，心情非常阴郁。是以周飞虎为代表的中国医疗队专家们，一面积极进行药物救治，一面耐心劝导，中国的心理医生帮助她走出了阴影。最终，克里斯汀积极配合治疗，中国医疗队把她从死亡线上拉了回来，成为中国第二批援助利比里亚抗击埃博拉医疗队治愈的6名埃博拉病毒感染患者之一。

"已经出院的克里斯汀又跑回医院来干什么？是她的身体又出现了问题？"李福祥心里在犯嘀咕。于是，他问了一句：大冠军，身体怎么了？

"我身体好好的！"活泼率真的克里斯汀调皮地在中国医生面前做了一个拳击动作，然后自个儿哈哈大笑起来，"我是回来在你们这儿当义工的！"

大冠军要回来当义工！这消息一下子长了翅膀，即刻传遍了整个留观医院。

克里斯汀这一举动，令中国医疗队队员十分感动。"谢谢克里斯汀，谢谢你在疫情最严重的时刻来帮助我们工作。"周飞虎代表中国医疗队庄重地接收这位利比里亚乒乓球冠军为留观中心的一名正式义工。

"错了，亲爱的中国医生，是我要谢谢你们，是你们给了我第二次生命！所以，我要用自己的生命来跟你们一道并肩战斗，去拯救更多同胞的生命！"

爱心，是带着温度传递的。克里斯汀动情地向中国医疗队袒露了自己的心迹！

世界好，中国才能好；中国好，世界才更好。这是一条简单而深刻的道理。

在 2019 年到来之际，中国国家主席习近平再一次向全世界人民寄语祝福："我们将积极推动共建'一带一路'，继续推动构建人类命运共同体，为建设一个更加繁荣美好的世界而不懈努力。新年的钟声即将敲响，让我们满怀信心和期待，一同迎接 2019 年的到来。祝福中国！祝福世界！"（参见《国家主席习近平发表二〇一九年新年贺词》，见新华网，2018 年 12 月 31 日）

习近平主席的声音，语调平静，深藏力量，让人们的心中陡然升起对春天的渴望，对新的一年美好生活的遐想，像夜空里突然绽放的礼花，五彩缤纷，冉冉飞扬……

战胜埃博拉，靠奉献，更靠科学

牟丹蕾，首都医科大学附属北京佑安医院感染中心的女专家。

这位个头不高、精明干练的女大夫，曾是中国人民解放军第四军医大学的高才生，有过 6 年的军旅生涯。她说："我到的是几内亚，埃博拉疫情的发源地。那里的死亡情况十分严重。"

牟丹蕾在治疗中遇到了这么一件事："有一天，医院收治了一位中国籍的小木匠，一开始认为他是疑似埃博拉患者，大家都很紧张。去应诊后，我认为不怎么像，是疟疾的可能性大。但这是我个人的初步判断。可在当时的形势下，没有人敢绝对地对小木匠下这样的结论，所以就把他送到了埃博拉专治医院。很快，检查结果出来了，检验是阴性。一天就让他出院了。大家都松了一口气。可是，不到半天，小木匠又发烧、腹泻，还抽搐。这一下子大家又紧张起来，谁都不相信他患的是疟疾，都认为他是被埃博拉病毒缠上了。"

这家伙真是患上了埃博拉？遇到这种情况，牟丹蕾心里也很紧张。

但她在反问自己，为什么前天的检查结果是阴性？于是，她就找到小木匠和他父亲，让他认认真真回忆儿子到几内亚后去过哪些地方，接触过哪些人。听完后，牟丹蕾心里立即有了数，再次对小木匠进行了诊断，并得出结论：小木匠患的是疟疾，不是埃博拉！

"你的依据是什么？会不会是误诊？从他全身抽搐的症状看，是典型的埃博拉症状。"有人马上提出了异议。牟丹蕾毫不含糊地说："那是他紧张造成的，并不是真正的病理抽动。"

为了证实自己的判断，牟丹蕾特意让小木匠靠近自己，也不穿防护服，只是戴上手套和口罩。经过一番详细的检查和确认，小木匠患的是恶性疟疾，医院建议他立即配用治疗急性疟疾药物。经过几天治疗后，小木匠平安出院。医疗队上上下下松了一口气。

"我们还是要尊重科学。在挑战面前，临危不惧，自信满满，安稳处之，这是中国医疗队与埃博拉拼杀之中始终保持的一种精神！这种精神，加之科学的应对方法，是实现'打胜仗、零感染'的关键。"牟丹蕾事后在总结处理这一患者的体会时如是说。

这句话，如今想起来，仍是那么睿智和生动！

"我们要追踪世界上所有的传染病，这是我们的职责，当时我就挑了埃博拉。这个传染病有这么高的复发率，都已经20多次，为什么会这样？"首批援利比里亚医疗队先遣队专家、中国（江苏）援塞抗埃医疗队副队长姜天俊，曾在1998年就写过一篇关于埃博拉的文章，对埃博拉这种病毒进行了理性的思考。

姜天俊在文章中，分析了几个原因：一是病毒有其生长的土壤。每一种生物都有固定的存活范围，而适合埃博拉病毒的环境就在非洲的热带雨林，有了这个条件它就可以存活。中国海南也有果蝠，但是它不携带这种病毒。二是当地人主要生活在热带雨林里，吃水果，打猎，所以与病毒接触非常密切，很容易被感染。三是国家的防疫体制不完善。

后来姜天俊参与援塞抗埃医疗行动，真真正正正面对埃博拉，他也是第一次。

姜天俊讲了这么一个亲历的故事：

曾经有一个患者才18岁，一家六口死了四口，就剩下他和后妈还活着。他的后妈叫艾文，先是被送到我们中塞友好医院来了，有一天艾文在病房里突然哭起来了，因为我们又收治的一个患者正是她的儿子。

当时那个孩子的病毒值就在20以下（病毒值40是一个标准，40以上说明没有病毒，40以下是有病毒的，而且病毒值越低表示病毒越多。通常20以下算是高水平的，基本上没有活过来的）。塞方专门采集信息的医务人员，一看这么高的病毒值，认为肯定救不过来了。他就跟我打赌，说现在填入院单，三天之内就要填一张死亡单。

我们中国医务人员想尽办法想把那个孩子救过来，好在那个孩子身体还挺结实。那时，他人还没有进病房就已经瘫倒在走廊上，我还拍了一张照片。我们让塞方的两个护士推一个轮椅，把他抬到椅子上去，喷溅式的呕吐、高热、极度虚弱，病情就到那个程度。

护士拿一个纸杯倒点儿水放在他床边，他都没有力气拿起来喝。他的病毒值18点多，基本宣告死亡。

但我们对这个孩子还是抱有希望的，因为他年轻体壮，为此我们采取了免疫封闭治疗。我们去的时候，带了很多球蛋白和激素，一次给他用5支免疫球蛋白，再加上120毫克的氢化可的松，开始冲击疗法，连续冲击了4次，12

小时一次，正好两天。结果这个孩子的体温开始正常了，不久就可以坐在床上了。当他能起身的时候，我也把照片拍下来了。等到第 4 天，这个孩子就可以下床了，他穿一条短裤，裸露着上身到处走。到第 7 天我们再测病毒值时，数值已经恢复了正常。

这孩子是在第 14 天出院的。

一切指标都显示正常，当他出院的时候，我们还特意把塞方的记者请来了，我们和康复患者都拍了照。我们给他准备了一些生活用品，他推开大门以后，正好阳光照射进来，那一刻我感觉一切充满了神奇。而他出门的第一句话就是："太奇妙了，太不可思议了，我看见了阳光。"

他说自己从踏进医院的这扇门时，就没有想着能活着出去，因为他的 4 个亲人都死了。他没有想到，他能够看到今天的第一缕阳光，如同天堂洞开。当时记者拍了很多照片，关于他的那篇文章整个塞拉利昂的报刊都转载了。那是我们感觉最骄傲的时刻。

中国医疗队回国之前，他妈妈也顺利出院了。

这是中国医疗队水平的整体体现，真的是突破挺大的。

自人类跨入文明社会以来，人类与疾病的斗争就一刻也不曾停息。人类在饱受病痛折磨摧残的同时，也奋发图强，为彻底战胜疾病而不懈努力。

2015 年 7 月 10 日，中国人民解放军总后勤部隆重举行了晋升少将军衔仪式，当解放军总后勤部首长向唯一的一名晋升女军官颁发中央军委主席习近平签署的少将军衔命令状时，全场响起了热烈的掌声。

她的与众不同，不仅在于她是我国为数不多的女将军之一，更在于她在研发埃博拉疫苗、抗击"非典"等国家卫生防疫和全球卫生安全事件中所作出的突出贡献。

陈薇，长期从事微生物流行病学的研究，尤其在生物安全、生物防御、生物反恐等方面业绩显著。2011 年 12 月，陈薇从中国常驻联合国教科文组织大使代表尤少忠手中接过"第八届中国青年女科学家奖"的荣誉证书。2019年底，中国工程院开展了第14次院士增选和第13次外籍院士增选，共选举产生75位院士和29位外籍院士，陈薇当选。

2003年"非典"来势汹汹之时，陈薇所主持的"重组人干扰素ω（IFN-ω）"研制工作已历时3年，这种具有广谱抗病毒和调节免疫功能的干扰素最初用于治疗乙型和丙型肝炎。"非典"疫情暴发时，她和团队迅速对该药物进行实验，并发现该药对SARS病毒有较好的防护作用，随后该药被国家药监局批准为健康人群的预防用药。由于在"非典"中的特殊贡献，陈薇当选"中国十大杰出青年"。

2014年全国两会期间，国家主席习近平在接见基层一线军队人大代表时，听取了陈薇的工作汇报，并祝愿她在医学尖端领域取得更大成绩。

2015年10月中旬，由我国自主研制的重组埃博拉疫苗正式启动在塞拉利昂的Ⅱ期临床试验。而这一疫苗就是由时任军事医学科学院生物工程研究所所长陈薇领衔的创新团队研发的。

这是我国自主研制的埃博拉疫苗首次获得境外临床试验许可，实现了我国科技人员走出国门，在境外进行疫苗临床研究的"零"的突破。

这一天是2015年10月17日。

经过17个小时的飞行，总行程17 000多公里，陈薇带着埃博拉疫苗来到

勇探生物安全领域"无人区"，用一双纤手铸就生物防控坚盾。她就是军事科学院军事医学研究院研究员、某研究所所长陈薇。 新华社照片，北京，2018年4月19日

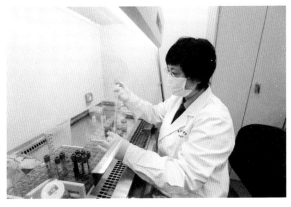

了塞拉利昂首都弗里敦。

这里曾是抗击埃博拉的最前线，这里是战友们曾战斗过的地方，而对陈薇来说，她的战场在非洲才刚刚开始。

在这个战场，她是第一次近距离地与埃博拉这个看不见的敌人短兵相接。

此刻，陈薇忘记了自己身处何地。这里的一切都如此沉静、如此平和。晚上她无法入睡，感觉全世界只剩下她自己。

陈薇团队住在宾图玛尼宾馆，从这里到上班的中塞友好医院大约有 28 公里路程，医院门口贴着一张蓝紫色通告，用英语写着埃博拉疫苗的接种流程，再加上四周随处可见的防埃抗埃标语，一切仿佛在告诉着人们：埃博拉疫情并没有远去。

"陈老师来了！"在门口处等待疫苗接种试验的受试者，一眼就认出了陈薇。

"来啦？"侯利华连忙探出头来看了看。

侯利华是"先遣小分队"的负责人，也是陈薇团队的得力干将。他顾不上打招呼，连忙取出白大褂和口罩从检测室里走出来。陈薇默契地接过来穿好。这一天，来自军事医学科学院的基因型埃博拉疫苗研发团队迎来了在塞拉利昂进行疫苗临床试验的首批受试者。也就是在这栋小楼里，中国科学家们开始了我国自主研发疫苗在境外的临床试验。

接下来，陈薇带领她的团队，穿上从头到脚、从内到外的"十二道防线"，开始了与死神较量的"通关游戏"！

此刻，陈薇脑海中忽然跳出了这句话："当你凝视深渊时，深渊也在凝视着你。"站在非洲大地上，陈薇感受到了埃博拉病毒这个"对手"的凝视。

"做我们这一行，不论再怎么小心，多多少少都会遇上一些情况。"给学生上的第一堂课，陈薇总会以她亲身经历的一个故事开头。1998 年，当时陈薇正在做狂犬病毒疫苗研发，没想到在制备过程中，突然发生仪器管道老化爆炸，携带着狂犬病毒的液体把她从头到脚都淋湿了。幸好清洗及时，补救及时，陈薇捡回了一条命。陈薇所在的实验室是国家重点实验室，作为人类最优秀的

"病毒猎手"，越是危险的病毒，比如埃博拉病毒，她越要去研究。

致命病毒从来就是人类的共同敌人。陈薇清醒地认识到，埃博拉这种致命病毒不仅意味着一次次夺去千万人的性命，亦有可能作为潜在的生物战剂与生物恐怖武器。中国的科研工作者的责任和担当就体现在战胜病毒。

从 2014 年年底到 2015 年年初，疫苗先后在泰州医药城和浙江大学进行中国人群和在华非洲人群Ⅰ期临床试验。实验室研究完成后，陈薇最大的心愿就是让疫苗走进非洲。非洲气温高，液体试剂需要在 -80 ℃保存，这又给疫苗的运输储备增添了成本。于是，陈薇又想到做冻干粉针剂，便于疫苗在当地保存。

陈薇带领团队争分夺秒。他们与天津康希生物技术有限公司合作，完成快速应急中试制备，同时走国际合作路线，开展国际合作研究。

陈薇课题组研发的疫苗不仅防控针对性强，而且是全球首创的冻干粉剂型，在 37 ℃的极端条件下疫苗活性仍可保持 2 周以上，具备大规模生产的条件，适合在疫苗冷链条件难以保障的西非热带地区广泛使用。

"这个冻干粉剂型在 2~8 ℃条件下可以长期保存。实验数据显示，在 37 ℃的极端温度下，即便没有冷链的保障，仍可稳定存储两周以上，这大大提高了其在西非等国家的普适性。"陈薇表示。

试验结果表明，疫苗安全性好，接种后 14 天细胞免疫水平达到最高，28天后抗体水平达到峰值，提前两周接种可以实现免疫保护。其相关工作也为在非洲开展临床试验奠定了基础，临床试验结果全文发表于《柳叶刀》。一个名叫安娜·克罗斯的英国女兵感染埃博拉后，英国非常重视，当时有 6 个国家都可以向她提供抗病毒的药。后来经过慎重的选择，还是选用了中国的药。

陈薇不相信病毒是不可战胜的，敌人来了，战胜之，消灭之，为人类筑起生物安全的盾牌，这是作为一名中国军人的使命，也是一个"病毒猎手"的终极追求。

当然，探索和研究埃博拉病毒的工作仍在不断奋进求索的路上。

10 "埃博拉还会来吗？"

当今世界，经济全球化的进程面临挑战，很多国家都面临增长乏力、贫富不均、发展失衡、环境退化等一系列问题。应对这些挑战，不仅需要每个国家都做出努力，也需要加强全球治理，推动全球治理向着更加公正合理的方向发展。

在推动构建人类命运共同体的进程中，中国积极发挥主动性，为深化文明交流互鉴不断作出贡献。中国提出的"一带一路"倡议，正是要以文明交流超越文明隔阂、以文明互鉴超越文明冲突、以文明共存超越文明优越，推动各国相互理解，相互尊重，相互信任。

病毒，是人类共同的敌人。人类与病毒、疾病的斗争过程总是曲折而漫长的。而且，永远需要全人类并肩战斗，共同努力。

从哲学的角度来说，人作为有机的生命体，不可能永远健康。人不可能一劳永逸地战胜疾病，人类与病毒、疾病的斗争将贯穿人类的历史。

生活在这个广袤的星球上，人类还将无限期地持续下去，总会有新的病毒、疾病出现，比如埃博拉出血热。

自 2014 年春天西非埃博拉疫情暴发以来，埃博拉病毒也传入美国、西班牙和菲律宾等国，严重威胁到人类的健康和人类社会的稳定。世界卫生组织称，埃博拉疫情严重破坏了家庭、医卫体系、经济与社会结构，所有的一切都需要恢复。

无国界医生组织警告道："只要埃博拉存在于塞拉利昂的邻国，塞拉利昂就有出现新疫情的风险。不单单是塞拉利昂，整个西非地区都要时刻保持对新出现病例的警觉,并保证能够快速做出反应。"无国界医生组织同时也补充:"更为重要的是,对塞拉利昂4 051名埃博拉病毒幸存者进行照料仍然面临巨大的挑战。据报告,许多幸存者都患上了很多疾病,包括视力下降、身体疲乏、关节疼痛、心理压抑等。"

世界卫生组织规定,超过42天（两个埃博拉病毒隔离期）没有新增埃博拉病例即可宣告疫情结束。2015年11月7日,世界卫生组织发表声明宣布,自塞拉利昂最后一名埃博拉确诊患者第二次血检呈阴性后已过去42天,埃博拉病毒传播在塞拉利昂已经终止。继利比里亚之后,塞拉利昂成为第二个结束疫情的西非埃博拉主要疫情国。

这天,塞拉利昂民众纷纷走上街头,唱起了自编歌曲《拜拜了,埃博拉》。

"埃博拉还会来吗?"善良而多难的非洲国家人民不禁问道。

答案是肯定的。埃博拉还远未结束。

从科学的角度来说,人类将逐步战胜更多的疾病,尽可能地治疗更多的疾病,尽可能地维持人体健康。而且,基因科学、生物科学、生物再造技术、计算机技术甚至完全有能力改造人体,再造人体,不过,这只是科学的愿景。

人类还没有彻底战胜埃博拉。2014年,《科学》杂志发表了一篇关于埃博拉病毒基因组测序的论文,这是一篇极为重要的文章,文中推断了这次埃博拉疫情的来源和传播模式。据悉,这篇论文由58位作者共同撰写,令人遗憾的是,6位作者没能看到论文的发表,其中5位作者是在工作中因直接感染埃博拉病毒而牺牲的,1名是在后期因中风去世的。

可以想象,没有抗击埃博拉一线医务人员、科研人员的认真、努力和牺牲,就无法对埃博拉病毒的来龙去脉进行探索,也就没有这篇重要论文了。

习近平主席2015年访英期间,在10月20日于英国议会发表的讲话中,特别提到了在塞拉利昂从事志愿服务时不幸感染埃博拉病毒的英国女护士克罗斯。她是一名英国军方医务人员,在埃博拉疫情重灾区塞拉利昂当志愿者,不幸感染埃博拉,被送回英国伦敦北部的皇家自由医院治疗。中国应英国请求,向英国提供了中国最新研发的埃博拉抗体药物用于克罗斯的治疗，最终克罗斯得以康复出院。

这种埃博拉抗体药物 MIL77，除治愈了英国女兵克罗斯外，英国另外两名从疫区归国的高危疑似感染者进行预防性给药治疗后也解除了隔离。目前，世界卫生组织、加拿大、英国及无国界医生组织已提出储备应用 MIL77 抗体药物的需求。

这的确是一个好消息。但是，中国科学院院士、全军传染病研究所所长、解放军三〇二医院感染性疾病诊疗与研究中心主任王福生，军队处置突发公共卫生事件专家组成员赵敏，在赴塞拉利昂实地调查研究时，对埃博拉疫情防治表示出一些担忧。

塞拉利昂等非洲国家多数地处热带，气候湿热，大面积雨林和沼泽滋生大量致命病原微生物。贫穷、战乱、原始的生活方式，医疗卫生资源的严重匮乏，以及传染病公共卫生防控体系尚属空白，使得非洲国家传染病肆虐，埃博拉病、马尔堡出血热、登革热、拉沙热等非洲常见传染病和不断出现的新发传染病，目前尚无有效疫苗预防，这是非洲国家人民患病死亡的主要原因。

新的突发传染病将一直是未来人类前进过程中需要时刻防范的、看不到却真实存在的敌人。

人类与传染病的战斗一直都在持续。人类稍有疏忽，都可能给传染病以可乘之机，不论是老传染病还是新传染病，都不能等闲视之。

因此，非洲埃博拉疫情虽然已经结束，但埃博拉有可能再次死灰复燃，仍然像一颗随时可能爆炸的重磅炸弹，必须高度警惕，防止它卷土重来。

就在 2019 年的上半年，世界卫生组织再次发出全球警报：宣布埃博拉病毒疫情为国际卫生紧急事件。

据联合国网站消息，2019 年 7 月 17 日，世界卫生组织正式宣布，历史上第二严重的埃博拉疫情，也就是当前正在刚果（金）东部肆虐的埃博拉疫情为国际关注的突发公共卫生事件。

这是继 2014 年 8 月西非的埃博拉疫情被世界卫生组织宣布为国际关注的突发公共卫生事件以来，埃博拉疫情第二次被世界卫生组织列为这一级别的紧急状况。

2019 年 7 月 14 日，刚果（金）的戈马市，发现了第一例埃博拉患者。戈马市，是刚果（金）东部旅游城市，北基武省省会，约有 100 万人口，是刚果（金）与卢旺达之间的跨境交通枢纽，而且戈马市拥有一个国际机场。交通枢纽戈马市发现的埃博拉病例更加剧了人们的担忧，埃博拉疫情可能比想象的要更难以控制。

戈马市埃博拉病例发现后的第二天，即 2019 年 7 月 15 日，世界卫生组织在瑞士日内瓦举行了 3 小时的高级别会议，世界卫生组织总干事谭德塞称这是第一例传播到交通枢纽城市的埃博拉病例，可能会改变目前埃博拉疫情现状。

世界卫生组织发言人贾萨瑞维奇说："世界卫生组织如果无法在第一时间展开行动，埃博拉病毒的传播就不能得到有效遏制。"

但我们不惧怕疾病，人类一直走在战胜疾病的路上。

据 2019 年 8 月 13 日澎湃新闻报道：科学家们对正遭受埃博拉疫情肆虐的刚果（金）的埃博拉病人总共进行了四种药物的试验。研究发现，其中两种名为 REGN-EB3 和 mAb114 的药物，在治疗该疾病方面效果较为显著。

英国广播公司 2019 年 8 月 13 日报道：负责该试验的美国国家过敏和传染病研究所表示，这一结果是对抗埃博拉病毒的"非常好的消息"。

据卫生方面的官员称，这些药物现在将被用于治疗刚果（金）的埃博拉患者。这些药物通过抗体攻击埃博拉病毒，中和其对人体细胞的影响。它们是通过从埃博拉幸存者那里收集的抗体进行开发研究的，过去一年里埃博拉病毒在刚果（金）导致 1 800 多人死亡。而另外两种治疗药物，即 ZMapp 和 Remdesivir 的效果较差，已经从试验对象中移除。

美国国家过敏和传染病研究所表示，在获得两种更有效药物的治疗的患者中，REGN-EB3 的死亡率为 29%，而 mAb114 的死亡率为 34%。相比之下，

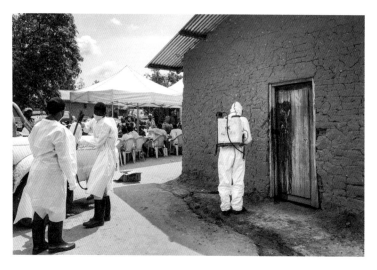

2019 年 6 月 17 日，在刚果（金）东部的马巴拉科，防疫人员在为一处曾发现埃博拉病例的房屋消毒。新华社照片，2019 年 7 月 15 日

使用 ZMapp 的患者死亡率为 49%，使用 Remdesivir 的患者死亡率为 53%。

该机构还进一步表示，当他们使用 REGN–EB3 进行治疗时，血液中病毒水平低的患者的存活率高达 94%，而接受 mAb114 治疗的同类患者存活率也高达 89%。该试验是于 2018 年 11 月开始进行的，世界卫生组织协调筹办了该试验。

英国惠康基金会全球健康慈善机构主任法勒表示，这项治疗将"毫无疑问挽救生命"。法勒表示，研究结果表明，科学家们越来越接近将埃博拉转变为"可预防和可治疗"的疾病。"我们可能很难摆脱埃博拉病毒，但应该能够阻止这些疾病暴发成为主要国家和地区的流行病。"法勒补充说。

没有哪个国家能够独自应对人类面临的各种挑战，也没有哪个国家能退回到自我封闭的孤岛。

中国是一个具有 5 000 多年悠久历史的文明国家，也是当代国际政治中重要的力量。为中国自身发展计，为世界整体利益谋，习近平主席提出构建"人类命运共同体"，并大力倡导文明交流互鉴。正如他所言："文明之间要对话，不要排斥；要交流，不要取代。人类历史就是一幅不同文明相互交流、互鉴、融合的宏伟画卷。"

为人类社会总体发展计,为子孙后代长远幸福谋,各国都需要本着构建"人类命运共同体"的理念,开展文明交流互鉴,积极探索"面向未来的文明之路"。

人类曾战胜了无数的疾病,我们还要继续战斗下去,也许还会出现很多难以想象的疾病,但我们终将战胜它们。

中国政府和人民真诚呼吁并希望全世界各国人民同舟共济、互相帮扶、风雨同舟、荣辱与共,谋求共同发展,建立平等均衡的伙伴关系,增进人类的共同利益,努力把我们生于斯、长于斯的这个星球建成一个和睦和谐、健康友爱的大家庭,把世界各国人民对美好生活的向往变成现实,建设美好的地球家园。

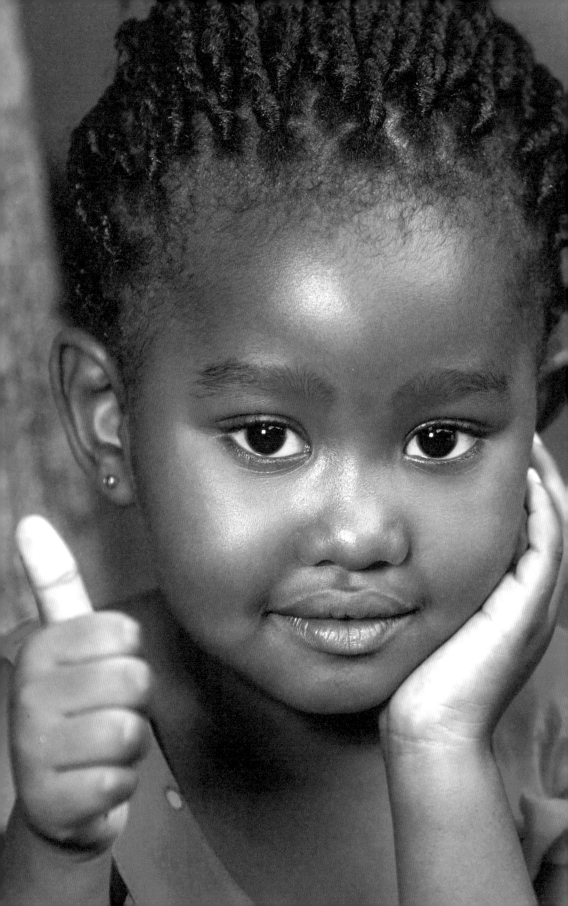

"红十字"是一种精神，更是一面旗帜。国际红十字运动，高扬人道主义旗帜，超越国界、种族、信仰和意识形态的纷争，不加歧视，平等、公正地救赎所有深陷危机的人们，这正是对人类命运共同体理念的一种深刻诠释。

在推进"一带一路"建设中，中国红十字会带着人道主义的情怀，抱牺牲之志愿，本博爱之襟怀，救死扶伤，扶危济困，为沿线国家人民的卫生健康作出了突出贡献，谱写了一曲曲人道赞歌。

第五章
你微笑时，世界很美

1 "红十字"：涌动着暖暖善良和爱心

在瑞士苏黎世某处的苍松翠柏间，耸立着一座白色的大理石纪念碑，碑正面的浮雕是一位白衣战士，他正跪下给一个濒于死亡的伤兵喂水；碑的背面刻着几行字：让·亨利·杜南，1828—1910，红十字会创始人。

1859 年 6 月，就是这位名为让·亨利·杜南的瑞士商人，去意大利会见法国国王拿破仑三世，希望与其探讨在当时法国占领的阿尔及利亚开展贸易时所遇到的困难。

6 月 24 日傍晚，当杜南先生途经一个叫索尔弗利诺的小镇时，他目睹了

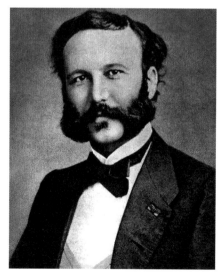

让·亨利·杜南先生。

奥地利佛朗歌—撒丁交战的索尔弗利诺战役的惨烈场面。仅仅一天之内，战场上竟有约 4 万名交战双方的战士战死或受伤。

让·亨利·杜南震惊于战争的可怕后果、受伤战士的痛苦，以及几乎完全没有急救和基本护理条件的现实。他彻底放弃了原先旅行的目的，完全投入到帮助救治和护理伤者的工作中。他动员当地百姓不带歧视地提供援助，成功动员起了前所未有的救济援助规模。回到日内瓦的家中，杜南决定撰写一本名为《索尔弗利诺回忆录》的书，并于 1862 年自行出资出版。书中生动描述了他 1859 年在索尔弗利诺的亲身经历，并提出组建一个在战时帮助照顾受伤战士的国家志愿救济组织的主张，呼吁大力发展国际合作，从而为在战场上受伤的人及救护人员和战地医院提供保护，保证他们的中立性。

让·亨利·杜南将这本书送到整个欧洲主要的政治和军事领导者手里。

1863 年 2 月 9 日，杜南与日内瓦知名家族中的 4 位主要人物一起在日内瓦创建了"五人委员会"，作为日内瓦公共福利协会的调查委员会。他们的目的是分析杜南设想的可行性，召集国际会议并讨论这些设想的实施。

1863 年 10 月 26 日，瑞士政府邀请所有欧洲国家，以及美国、巴西和墨西哥等国政府参加正式的外交会议。并一致通过了《红十字决议》，决定在各国建立救护团体。

1864 年 8 月 22 日，又签订了《关于改善战地陆军伤者境遇之日内瓦公约》，且被各国相继承认。从此，红十字运动作为一个国际性运动开始运作起来，并得到了国际法的保障。

让·亨利·杜南开创的红十字事业，为人类和平与进步作出了杰出的贡献。1901 年他获得了首次颁发的诺贝尔和平奖。

1828 年 5 月 8 日，这是一个必须记住的日子。这一天是国际红十字运动创始人让·亨利·杜南先生的生日。

为了纪念这位杰出的国际人道事业先驱，1948 年，红十字协会理事会决定将每年的 5 月 8 日设立为世界红十字日。

战争总是最能展示人性。在残酷血腥的背后，也涌动着人性中最本能的善良和爱心。

回望国际红十字运动的昨天，我们可以看到，红十字运动的诞生不是偶然的，而是人类社会发展的必然产物。它起源于战地救护，从诞生之日起就秉持对人类命运的整体性关照和体认。

红十字运动之所以成为全世界影响范围最广、认同程度最高的人道主义运动，就是因为它反映了人类共同利益的追求，形成了以应对人类共同挑战为目的的全球价值观。

中国红十字会是中华人民共和国统一的红十字组织，是国际红十字运动的成员，是从事人道主义工作的社会救助团体。中国红十字会以发扬人道、博爱、奉献精神，保护人的生命和健康，促进人类和平进步事业为宗旨。新中国成立后，中国红十字会于1950年进行了协商改组，周恩来总理亲自主持并修改了《中国红十字会章程》。1952年，中国红十字会恢复了在国际红十字运动中的合法席位。

新中国成立之初，中国红十字会在协助政府履行《日内瓦公约》、处理战争遗留问题、开展民间外交、宣传卫生防病知识、保护人民生命与健康等方面做了大量卓有成效的工作。

1993年10月，中华人民共和国第八届全国人民代表大会常务委员会第四次会议通过了《中华人民共和国红十字会法》。该法规定，中国红十字会履行"开展救灾的准备工作；在自然灾害和突发事件中，对伤病人员和其他受害者进行救助……开展其他人道主义服务活动。参加国际人道主义救援工作"等七项职责，使中国红十字事业有了法律保障。

2015年，中国红十字会召开第十次全国会员代表大会，选举全国人大常委会副委员长陈竺同志担任中国红十字会会长，通过了《中国红十字事业2015—2019年发展规划》。

中国红十字运动始终以扶危救困、为民造福为己任，成为共建人类命运共同体的一支重要力量。110 多年来，中国红十字会迭经风雨、历尽沧桑，抱牺牲之志愿，本博爱之襟怀，救死扶伤，扶危济困，谱写了一曲曲人道赞歌，留下了一串串不可磨灭的足迹。

重温百年来那些生动的往事、那些鲜活的人物，也记住了百年传承的伟大精神——人道、博爱、奉献。

1923 年，日本关东大地震发生，中国红十字会以总医院医护人员为骨干，组成救护队伍，走出国门，开创中国红十字会海外救援先河。2013 年，菲律宾"海燕"特大台风发生，复旦大学附属华山医院作为中国红十字国际救援队的重要成员，再次出征，开展红十字国际救援。

2017 年，又是一声使命的召唤，复旦大学附属华山医院的医疗专家作为中国红十字援外医疗队的成员，奔赴巴基斯坦瓜达尔港，为"一带一路"中巴急救走廊送去健康和希望。

从菲律宾到瓜达尔港，华山医院续写着中国红十字人道新篇章。

2 "红十字"与"一带一路"同行

2018 年 5 月 8 日，上海静安区乌鲁木齐中路。

这一天，上海突降的气温使人们一改往日"短而少"的着装风采，或多或少地"添长加厚"。与气温截然相反的是，复旦大学附属华山医院（中国红十字会华山医院）嘉宾云聚，热闹非凡，爱心满满。在这荷风送香的立夏季节，"你微笑时，世界很美"红十字与"一带一路"同行分享暨研讨会在华山医院门诊部大楼 12 层会议室隆重召开，来自全球各地的二百多位嘉宾分次落座。

这天，正好是第 71 个世界红十字日，也是国际红十字运动创始人让·亨利·杜南先生诞辰 190 周年纪念日。

下午 3 点整，会议正式开始。

这次活动是在全国人大常委会副委员长、中国红十字会会长、红十字会与红新月会国际联合会副主席陈竺院士的亲自倡议下举办的。由中国红十字会总会、外交部、中联部、国家卫生健康委、国家国际发展合作署指导，中国红十字基金会"丝路博爱基金"与中华医学会、国家卫生健康委国际交流中心共同主办。

世界红十字日 2018 年的主题口号为："你微笑时，世界很美"。

这句话，是人类共同的追求。

这次会议相聚的地方也非同寻常，因为这里是中国红十字运动的诞生地上海，时间是中国红十字会创立的第一所医院——华山医院 111 岁的生日，大家相聚在人道事业的源头，抚今追昔，展望明天，是想重拾一种跨越时空的精神和力量，共谋践行人类命运共同体精神、助力国家"一带一路"建设的话题。

2017 年 1 月 17 日，习近平总书记在瑞士达沃斯世界经济论坛年会上发表主旨演讲时指出，国际红十字运动创始人杜南说过："真正的敌人不是我们的邻国，而是饥饿、贫穷、无知、迷信和偏见。"我们既要有分析问题的智慧，又要有采取行动的勇气。（参见 2017 年 1 月 18 日，新华网）

在分享暨研讨会上，陈竺会长发表了《红十字与"一带一路"同行》的演讲。在演讲中，他强调指出：

面向新时代，红十字事业在践行人类命运共同体的实践中肩负着特殊重要的使命。今天我们相聚在上海，共同探讨共建人类命运共同体、助力"一带一路"建设的话题，应该说，这是一种使命担当，也是时代召唤。因为我们越来越认识到当今世界正经历百年未有之变局，人类处于日益相互依存的状态，没有哪个国家能够独自应对人类面临的各种挑战。"一带一路"建设是构建人类命运共同体的伟大探索和实践，也是走向人类命运共同体的重要路径。

为此，他提出了4点倡议：

一、牢固树立人类命运共同体意识，以保护人的生命健康、维护人的尊严为己任，积极应对人道危机和挑战，加强国际应急和备灾协作，共建"一带一路"红十字急救走廊，为身陷困境的无辜百姓送去关爱，送去希望，努力减轻和防止人类的疾苦，携手打造人道丝绸之路。

二、紧紧围绕红十字运动宗旨，积极开展大病救助、疾病预防、健康干预、应急救护、健康管理领域的国际合作，发展灾难医学、急救医学、老年医学、社区护理，建设"一带一路"医疗健康服务联盟，持续开展天使之旅——"一带一路"人道救助计划，携手打造健康丝绸之路。

三、坚持以人民为中心的价值追求，紧贴"一带一路"民生需求，实施海外"博爱家园"计划，植根社区，面向基层民众，广泛开展防灾减灾、扶贫开发、医疗卫生、教育促进等人道救助和人道服务活动，一视同仁、不加歧视地救助所有需要帮助的人，促进人与人之间的相互了解和合作，增进"一带一路"民心相通，携手打造友谊丝绸之路。

四、大力弘扬人道、博爱、奉献的红十字精神，广泛动员人道资源，发展人道公益伙伴，发展国际志愿服务队伍，加强部门、行业、组织、地方和国际协作，从供给侧和需求侧两端发力，优化人道服务供给，拓展人道领域交流合作，不断壮大"一带一路"朋友圈，携手打造博爱丝绸之路。

本次会议分享的是红十字与"一带一路"。

相聚的关键词是红十字，是微笑，是"一带一路"，把他们连接起来的精神是人道，是人类命运共同体的共识。"你微笑时，世界很美"，同时还有8位嘉宾共同参与有关人类命运共同体话题的讨论。

现场温暖如春，因有爱心暖流在涌动。

人类社会正处于相互联系、相互链接、相互依存的关键时期。人类的命运不分国界，不分种族，不分信仰，牵动着每个人，关乎着每个人。

百年人道初心坚守，一路走来，中国红十字会因对生命的希望聚在一起，也因红十字信仰的力量而协力同行。

你微笑时，世界很美。只要我们大家更加紧密地携起手来，牢固树立人类命运共同体意识，共同投身人道公益新实践，就一定能够让世界更美好！

2017年2月20日，中国红十字基金会在北京成立了"丝路博爱基金"。成立这个基金的目的，就是为了推进红十字与"一带一路"同行构想。

"丝路博爱基金"将成为集合人道资源共建和平发展繁荣新丝路的重要平台和纽带。充分借助国际红十字大家庭的力量，引领更多的爱心企业、公益组织和志愿人士参与"一带一路"建设，优化人道服务供给，增进"一带一路"沿线国家人民福祉，让人道博爱之光辉映健康丝绸之路。

与此同时，中国红十字基金会宣布启动了"丝路博爱基金"重点项目——中巴急救走廊及阿富汗先心病患儿救助项目。

"丝路博爱基金"将继续推进中巴急救走廊建设，持续开展天使之旅——"一带一路"行动，将提速海外博爱家园项目落地进程，进一步推广博爱单车全球志愿行动，真正实现携手打造人道丝绸之路、健康丝绸之路、友谊丝绸之路、博爱丝绸之路的目标，让古老的丝绸之路焕发出人道、博爱、奉献之光。

根据国家"十三五"规划纲要及红十字会与红新月会国际联合会"2020战略"，中国红十字会编制的中国红十字事业"十三五"发展规划中，提出"红十字与'一带一路'同行"战略。

这里提到的"红新月会"，通俗地说，就是阿拉伯地区的"红十字会"。世界上大多数国家的红十字会均使用白底红十字的标志，并称之为红十字会。而一些伊斯兰国家使用白底红色的月形作为标志，并称之为"红新月会"。

中国红十字事业"十三五"发展规划中，提出"红十字与'一带一路'同行"战略。加强与各国红十字会在应对气候变化、人口老龄化等方面的互利合作，支持发展中国家开展非紧急阶段人道发展项目，积极开展防灾减灾、社区发展、卫生健康等人道救助和服务项目，使红十字人道外交成为"一带一路"民心相通的重要力量。

大道之广，贵在躬行。共建人类命运共同体需要一点一滴去践行，是人道的力量，让世界连接在一起。

在 2018 年 5 月 8 日第 71 个世界红十字日的当天，中国红十字基金会常务副理事长兼秘书长、"丝路博爱基金"管委会副主任兼办公室主任孙硕鹏，介绍了红十字与"一带一路"同行地图。

第一条：贯通南北丝路的走廊——中巴经济走廊。这条走廊北接"丝绸之路经济带"，南连"21 世纪海上丝绸之路"，是一条包括公路、铁路、油气和光缆通道在内的贸易走廊，被称为"一带一路"的黄金走廊。

2017 年 5 月 7 日，首个急救单元——位于中巴经济走廊最南端的瓜达尔港的中巴博爱医疗急救中心落成。2017 年 9 月以来，两批红十字援外医疗队先后入驻急救中心。2018 年，将在巴基斯坦俾路支省的省会奎达规划建设第二个急救单元。

第二条：被称为东西方文明交汇之地的阿富汗，是古丝绸之路连接中国和西亚的通路，是贯通亚欧大陆的商业贸易通道。"一带一路"构想的提出，让阿富汗与中国的距离更近，也让两国人道交流合作更为紧密。"丝路博爱基金"资助开展的天使之旅——"一带一路"人道救助计划首先在阿富汗启航。

第三条：中蒙俄经济走廊。天使之旅——"一带一路"人道救助计划第二个落地国家是蒙古国，2017 年 8 月，中国红十字医疗队走进蒙古国，通过实地筛查，将 53 名先心病患儿分别转运到内蒙古和北京实施免费手术。2018 年，"丝路博爱基金"将继续开展救治行动,实现救助百名蒙古国先心病患儿的目标。同时，与内蒙古红十字会联合实施"光明行"蒙古国行动。

第四条：孟中印缅经济走廊。2017 年 8 月，中国的又一支红十字医疗队来到孟加拉国首都达卡，中国红十字会援建的中孟博爱血液透析中心将为肾透析患者带来福音。下一步,孟加拉国的医生还将到上海接受专业培训。在缅甸，中国红十字会援建的中缅博爱医疗急救中心项目正式启动。

第五条：中南半岛和东盟区域。中国红十字会共为柬埔寨建成卫生厕所350 所、雨水收集器 50 台、清洁水井 18 口，受益居民达到 10 万人。中国红十字会向柬埔寨和老挝捐赠救护车，助力卫生救护事业发展。在印尼，中国红十字会援助的红十字博爱卫生院和红十字血站将进一步改善当地卫生条件。

第六条：东西方交通枢纽，位于"两洋三洲五海"之地的中东。中国红十字会向叙利亚援助的多功能移动医疗单元今天中午已经启运，每所移动医院由两辆医疗大巴、两辆救护车组成，具备移动医疗和远程医疗功能，可提供基本诊疗、手术、体检、医疗转运等综合性卫生服务。这是中国红十字会向叙利亚提供的第一批人道援助设备。今后，将依据叙利亚人道需求，继续提供战地救护、卫生健康、儿童假肢康复及疫苗接种等人道援助。

第七条：海上丝绸之路的终点是非洲大陆。我们与中国社会福利基金会免费午餐项目团队、昆山昱庭公益基金会、造梦公益共同启动了中国公益联合援非行动，在肯尼亚、埃塞俄比亚和乌干达实施非洲免费午餐和免费公厕厕纸项目，我们希望将中国成熟的公益模式向更多的"一带一路"区域推广。

第八条：以东盟十国为基点，围绕中亚、东亚和欧洲，再推向整个世界。中国红十字会联合红十字会与红新月会国际联合会共同发起了博爱单车全球志愿服务行动，计划募集 100 万辆博爱单车，免费捐赠给遍布全球的红十字志愿者，让志愿者在人道救助、应急救护、灾害救援及社区防灾减灾等方面发挥更大作用。

…………

红十字运动的发起是人类自我保护意识的觉醒，是基于人类命运遭遇伤害和威胁后的本能应对。150 多年来，我们带着人道的情怀仰望星空，看到了世界的伤痛，也看到了世界的美好。

今天，我们带着人道的情怀，行走在"一带一路"，一次又一次地发现生命是这个世界的基石，生命不分疆界，不分种族，不分信仰，无论在何方，都无比灿烂；无论在何处，都弥足珍贵。

3 到阿富汗去，补救儿童那缺损的心

　　新华社喀布尔 2017 年 8 月 28 日电（记者代贺）中国红十字援外医疗队 26 日来到阿富汗首都喀布尔皇家医院开展先天性心脏病儿童筛查，正式启动"天使之旅——'一带一路'大病患儿人道救助计划阿富汗行动"。

　　据悉，这支医疗队由来自北京朝阳医院、北京友谊医院、新疆医科大学第一附属医院的医疗专家和中国红十字会项目人员组成。活动由中国红十字基金会丝路博爱基金资助，将在阿富汗针对 0~7 周岁儿童开展先心病筛查行动，一期计划救助 100 名患儿。

　　据医疗队队长、中国红十字基金会常务副理事长兼秘书长孙硕鹏介绍，中国红十字基金会在先心病儿童筛查救治领域拥有丰富经验，所发起的以救助包括先心病患儿在内的"红十字天使计划"已实施十多年，此次阿富汗先心病儿童筛查救治行动将借鉴"红十字天使计划"的成功模式，与阿富汗红新月会合作，积极筹集资金并动员合作医疗资源，组建国内儿童先心病专家团队，赴喀布尔开展首次先心病儿童筛查救助行动。

　　按照计划，医疗队将把符合手术指征的先心病患儿分批次送至国内实施免费手术。该项目将根据阿富汗大病患儿的救助需求持续组织进行，未来还将考虑救助能力、技术等支持。

　　由于阿富汗安全局势动荡，以及受基础医疗设施和条件等制约，阿富汗

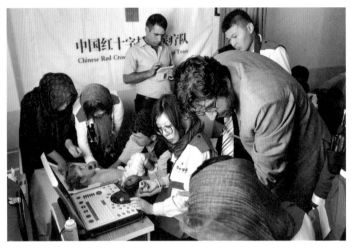

2017 年 8 月 26 日，在阿富汗首都喀布尔皇家医院内，中国红十字援外医疗队专家为儿童进行先天性心脏病筛查。新华社记者代贺摄

当地民众特别是部分儿童群体的生命安全和健康处境堪忧。阿富汗红新月会提供的数据显示，目前在当地医院备案的先心病患儿约有 7 000 名。

为救助阿富汗患儿，来自北京安贞医院、北京朝阳医院、北京友谊医院、新疆医科大学第一附属医院的医疗专家冒着恐怖袭击可能就在身边发生的危险，两次挺进喀布尔，实地筛查患儿。确定首批 21 名阿富汗先心病患儿来新疆接受免费诊疗。

医疗队的专家们护送着患儿从阿富汗飞往新疆，而在新疆医科大学第一附属医院，来自上海儿童医学中心、北京安贞医院、陆军总医院的医疗专家组成的联合专家组早已等候在那里。他们在北京、上海刚下手术台，就飞到新疆，投入紧张的救治行动中。

专家组还专门与远在美国波士顿的国际儿童心脏病中心连线会诊，国际同行告诉他们，像阿富汗患儿这样复杂的病例，不仅救治复杂，而且成本高昂，最主要的费用就是专家手术费。而我们的专家全部是志愿服务，他们亲自操刀，开始了拯救生命的艰难过程。

北京安贞医院儿童心血管中心外科副主任苏俊武先后两次参与到阿富汗先心病患儿的救治行动中，不仅亲自操刀为患儿做手术，2018 年 4 月还前往阿富汗亲自开展筛查。

作为一位爱心践行者、实施者，苏俊武谈及了亲临事发地的真实想法：

我去年到过蒙古，今年到过阿富汗，让我感动的是，这些国家都对中国比较友好，尤其是阿富汗的总统夫人、大使夫人对我们特别好。这些年龄层的孩子中，中国孩子心脏病的发病率是 6‰～8‰，而阿富汗达到 2%，他们几千个孩子都有这方面的问题，当他们一个个用那种渴望的眼神看着我们时，我觉得我们做的很有意义，"一带一路"给我们机会，给他们带来了希望，疾病无情，人有情。我在这里向会长和各位同行保证，如果继续开展这样的活动，继续做这些方面的工作，我会和我们的团队一如既往地支持下去，为全世界这类孩子作出我们应尽的努力与贡献。

66 岁的上海老专家刘锦纷主任已很少上手术台，但为了救助阿富汗孩子，刘主任戴上一副老花镜亲自主刀。

刘锦纷，二级教授，中共党员，小儿心胸外科主任医师，博士生导师。1993 年起获国务院政府特殊津贴。曾任新华医院副院长、上海儿童医学中心院长，现任上海市小儿先心病研究所所长。2012 年荣登"中国名医百强榜"，先天性心脏病外科上榜名医。

1975 年，当刚刚从上海第二医学院毕业的刘锦纷走进新华医院时，小儿心胸外科正式组建不过两年，正在成长与求索的过程中。

从医 40 多年，刘锦纷每天早晨都会出现在科室里查房，一周平均有 4 台手术。其中 70% 属于复杂先心病。他喜欢孩子，喜欢手术台，喜欢看到患儿经治疗后像正常孩子一样生活时扑面而来的成就感。

上周才接受了开胸手术的小朋友，今天早晨查房的时候已经可以跑过来抱住刘医生的腿，高兴地大声笑着，舍不得撒开，这种惊喜只有在儿科才能遇见。

刘锦纷说："我们可以称先心病的治疗为根治，这些孩子的一生都因为我们的手术而改变。"看着曾经弱小多病的孩子一天天苗壮成长，开始他们自己多彩的生活，甚至为人父母，有什么比爱和生命的延续更朴实却令人动容的呢？

1976 年 7 月 28 日，里氏 7.8 级的大地震将整个唐山市化为一片废墟，千百万人的命运因此改变，其中也包括远在上海的刘锦纷。作为上海医疗队的成员之一，他随队来到唐山郊区的丰润县（现唐山市丰润区），开始了令他毕生难忘的医疗救援之旅。这一年，刘锦纷与他的"战友们"经历了大大小小的余震，克服了难以想象的艰苦条件，竭尽全力帮助受灾的唐山人民。每一天，他们都感受着生命的无常与脆弱，却也在顽强地与其抗争。一年间，他参与了大量手术，在实践中迅速成长起来。时值冬日，火灾与烧、烫伤频发，刘锦纷在赴北京学习归来后为烧伤患儿做了植皮手术；面对苦苦哀求的二尖瓣狭窄患儿，他为冯卓荣教授当助手，在条件十分简陋的抗震房内成功地进行了心脏手术……如此大的手术量，积累了经验，磨炼了医术。收获却不仅于此，从唐山回到上海 4 年后，刘锦纷与同为医疗队成员的朱晓平步入婚姻殿堂，他们的缘分正是始于唐山简陋的手术室。

北京安贞医院心脏外科主任张海波是"'天使之旅'——'一带一路'大病患儿人道救助计划阿富汗行动"医疗专家组组长。张主任操刀完成的时间最长的一例手术是从上午 9 点一直到下午 4 点，7 个小时，不吃不喝，补救了只有两岁的阿富汗患儿幼小的心脏。

张海波代表所有赴阿富汗医疗专家接受了一份来自阿富汗的特殊礼物——一件印满阿富汗孩子手印和各种各样签名、满载阿富汗患儿及家长祝福的 T 恤。接受礼物的同时，张主任也表达了对红十字运动跨越国界、种族、信仰，携手推进人类文明进步事业的不懈追求。

令人震撼和自豪的是，截至 2018 年底，来到中国接受治疗的 46 名阿富汗患儿，除了 4 例不宜手术、1 例不需要手术治疗，41 台手术全部获得成功！这是来自中国的医学奇迹，也是爱的奇迹！

2017 年 8 月 21 日，阿富汗驻华大使贾楠问中国红十字会人员："你们为救助阿富汗患儿准备了多少钱？你们的钱从哪里来？"中国红十字会人员告诉他，红十字会不名一文，但是红十字会有足够的资源支撑人道项目的实施。因为红十字会有人道公益伙伴的支持和陪伴。一年来，中国红十字会为每一次慷慨无私的爱心捐赠、每一次义无反顾的援外行动、每一次无私奉献的志愿服务感动着，激励着，鼓舞着。

由于连年的不稳定局势，以及受基础医疗设施和条件等制约，阿富汗当地民众的生命安全和健康受到严重威胁，人道需求非常强烈。

2018 年 8 月 23 日，根据中国红十字会总会援外工作安排，中国红十字基金会再次组成中国红十字援外医疗队赴阿富汗喀布尔开展先心病筛查，在阿富汗期间，援外医疗队克服重重困难，将 21 名先心病患儿接至我国新疆实施免费治疗。

中国红十字会和新疆维吾尔自治区党委政府对此次救助行动给予了精心安排。为确保救治成功，专门成立了由上海儿童医学中心、上海市小儿先心病研究所、北京安贞医院、陆军总医院、新疆医科大学等医疗机构专家组成的联合专家组，对患儿的病例进行逐一讨论和评估，为每一名患儿制订手术方案，并由专家组成员现场实施手术。

人道救助计划持续进行。2018 年 9 月 13 日，在新疆医科大学第一附属医院接受手术治疗的 12 名阿富汗先心病患儿康复出院，他们搭乘当日乌鲁木齐飞往喀布尔的航班全部安全返回阿富汗。这是此次来新疆治疗的第二批出院返程患儿。截至 9 月 6 日，接受封堵介入手术患儿 1 名、不用手术治疗患儿 1 名、不宜手术患儿 3 名已提前出院回国。另有 4 名患儿术后仍需在医院治疗一周。

至此，这次来华的 21 名阿富汗先心病患儿已全部完成免费治疗，这标志着中国红十字会发起的"天使之旅——'一带一路'大病患儿人道救助计划"取得阶段性成果。

9 月 13 日一大早，新疆医科大学第一附属医院的医护人员就帮助患儿和家属收拾行装，办理出院手续，康复的孩子准备出院回国了。十几天的朝夕相处，孩子们与医护人员建立起了深厚的感情。

好几位护士妈妈含着泪花说："再见，我的孩子！"

这些长年受疾病困扰的孩子，大多数术后比入院时活泼了很多，气色也好了很多。一名患儿的父亲表示："特别幸运能够得到此次救助机会，来到中国这么好的医院，你们还组建了中国最好的小儿先心病医疗专家组，让我们孩子的手术获得成功，我不会忘记中国，我的孩子也不会忘记中国，愿阿中两国人民情谊长存。"

临行前，中国红十字会副会长、中国红十字基金会理事长郭长江在新疆医科大学第一附属医院主持召开座谈会，高度评价本次阿富汗患儿救助行动，认为这是"一带一路"人道救助计划的良好开端，也是具有典范意义的精品项目，值得认真总结和推广。郭长江代表中国红十字会感谢新疆维吾尔自治区党委政府和有关方面特别是新疆医科大学第一附属医院广大医务人员作出的杰出贡献。

随后，郭长江等来到病房，与孩子们话别，为每位患儿送上中国红十字基金会专为大病患儿定制的"英雄能量包"，里面有积木、彩笔、彩泥等物品。郭长江鼓励孩子们勇敢战胜病痛，迎接新生活。

按照中国红十字会"一带一路"人道救助计划，阿富汗先心病患儿人道救助行动将根据受援国人道需求持续组织进行。

4　中巴经济走廊首个急救中心落成

2013 年 5 月，李克强总理访问巴基斯坦期间，与巴方领导人就进一步加强中巴全天候战略合作伙伴关系深入交换了意见。中方强调，中方始终将中巴关系置于中国外交优先方向，愿与巴方一道，维护传统友谊，推进全面合作，实现共同发展。李克强总理提出要打造一条北起喀什、南至巴基斯坦瓜达尔港的经济大动脉，推进互联互通。要着手制定中巴经济走廊远景规划，稳步推进中巴经济走廊建设。

2015 年 3 月发布的《推动共建丝绸之路经济带和 21 世纪海上丝绸之路的愿景与行动》则明确提出，"中巴、孟中印缅两个经济走廊与推进'一带一路'建设关联紧密，要进一步推动合作，取得更大进展"。

中巴经济走廊起点在喀什，终点在巴基斯坦瓜达尔港，全长 3 000 公里，北接"丝绸之路经济带"，南连"21 世纪海上丝绸之路"，是贯通南北丝路的关键枢纽，是一条包括公路、铁路、油气和光缆通道在内的贸易走廊，也是"一带一路"的重要组成部分。

中巴经济走廊是中巴友好历史上一个重要里程碑。在中巴经济走廊委员会副主席萨义德看来，中巴经济走廊是"一份来自中国朋友的礼物"。而中国外交部部长王毅说，"中巴经济走廊"是"一带一路"交响乐中的"第一乐章"。巴基斯坦《黎明报》称，"随着瓜达尔港正式启用，中巴经济走廊正逐渐梦想成真"。

早在 2015 年 4 月 20 日，正在巴基斯坦进行国事访问的中国国家主席习近平同巴基斯坦总理谢里夫举行会谈。会谈后，双方签署并发表了《中华人民共和国和巴基斯坦伊斯兰共和国关于建立全天候战略合作伙伴关系的联合声明》，并且见证了 50 多项双边合作文件的签署，涉及交通基础设施、能源、教育等多个领域。

中巴经济走廊龙头项目瓜达尔港，在中巴两国建设者的共同努力下，如今已成为中巴经济走廊上的一颗璀璨明珠。

瓜达尔深水港，其地理位置非同寻常。此港位于巴基斯坦西南俾路支省瓜达尔市，东距卡拉奇约 460 公里，西距巴基斯坦—伊朗边境约 120 公里，南临印度洋的阿拉伯海，西望红海，距霍尔木兹海峡大约 400 公里，霍尔木兹海峡是亚洲乃至全世界大多数油轮必经的海上通道。瓜达尔深水港是巴基斯坦第三大港口，可以作为东亚国家转口贸易及中亚内陆国家出海口。

2001 年中国政府做出了援建决定。

当年 8 月，中巴两国政府在北京签署了瓜达尔港项目一期工程融资协议。从 2002 年中国加入之后，瓜达尔港开发项目开始得以全面推进。2013 年 2 月 18 日瓜达尔港运营权已移交于中国企业，2015 年 2 月瓜达尔港基本竣工。

2015 年，习近平主席访问巴基斯坦，中巴双方同意，以中巴经济走廊为引领，以瓜达尔港、能源、交通基础设施和产业合作为重点，形成 "1+4" 经济合作布局。2016 年 11 月，瓜达尔港正式开航，中巴两国共同见证了首批中国商船从瓜达尔港出海。

2017 年 5 月，习近平主席在 "一带一路" 国际合作高峰论坛开幕式上的演讲中又提及瓜达尔港，并强调要 "规划实施一大批互联互通项目"。如今，瓜达尔港已脱胎换骨，成为中巴经济走廊建设中最重要的组成部分，并将成为地区转运枢纽和区域经济中心。

2018 年 3 月 7 日，中远海运集装箱运输有限公司开辟的巴基斯坦瓜达尔 "中东快线"，正式挂靠瓜达尔港。每周三都会有集装箱船停靠瓜达尔港。这条固定集装箱航线，从根本上解决了瓜达尔港此前 "有船无货，有货无船" 的局面。

经过多年努力，瓜达尔港终于实现了和世界主要港口连接的目标，并将提高瓜达尔港在整个南亚地区的航运地位。

2017 年 5 月，中巴经济走廊首个急救中心——瓜达尔中巴博爱医疗急救中心在瓜达尔顺利落成。

中巴博爱医疗急救中心是 "红十字与'一带一路'同行" 示范项目——中巴急救走廊建设的第一站。

根据规划，中巴急救走廊将围绕 "一带一路" 中巴经济走廊建设，在沿线布设由 "急救站＋救护车＋急救人员＋信息系统" 四方面构成的急救单元，形成沿线应急救护、公共卫生服务供给带。

作为中巴经济走廊的南端起点，瓜达尔港成为中巴急救走廊建设的第一个受益者。

作为"丝路博爱基金"重点资助项目之一，中国港控公司携手瓜达尔港务局，给急救中心提供用地 3 241 平方米，急救中心房屋占地约 500 平方米，具备基础诊疗、应急救护、小型手术等多方位的功能。房体采用国际领先的轻钢结构，在国内完成生产，以模块形态经海路运往瓜达尔港，并在瓜达尔港完成组装，一次成型。

2017 年 9 月 22 日，首支红十字援外医疗队进驻瓜达尔港。

队员来自复旦大学附属华山医院、四川大学附属妇产科医院、北京 999 急救中心和中国红十字基金会，共 12 名。其中，医生 5 名（华山医院：吴钢，徐思远；妇产科医院：王珏；北京 999 急救中心：雷振华，崔影）护士 4 名（华山医院：刘华晔，朱炎逢；北京 999 急救中心：迟毅超，邱乙津）检验师 1 名（华山医院：邵伟军）药师 1 名（华山医院：付文焕）和红十字基金会协调员 1 名（杨苏或殷涛）。

这 12 名队员从此便开始在瓜达尔港为巴基斯坦居民和港区中资机构工作人员提供医疗服务。

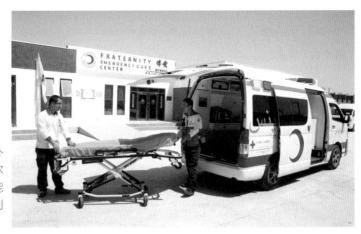

中国首支红十字援外医疗队队员在瓜达尔港检查救护车多功能担架。新华社记者刘天摄

这里讲到援外医疗队，还是要特别提及华山医院。

华山医院响应中国红十字会和复旦大学提出的"服务国家战略需求"的号召，以红十字医疗服务特色，主动对接"一带一路"倡议，在精心周密准备的基础上，将先后派遣 4 批医疗队远赴瓜达尔港进行为期 2 年的医疗服务建设。

自承接瓜达尔港医疗服务建设任务后，华山医院全院部署，各科室配合，全体医务人员积极参与。2017 年 7 月 20 日，医院已着手调动全院科室进行物资准备，各科室踊跃报名 69 人，先期准备海运物资 15 吨。8 月 30 日至 9 月 4 日，医院派遣 2 名临床医务人员、1 名红十字会人员，组成先遣评估组，抵达瓜达尔港进行实地考察，调研基建部署、病种分布等。

2017 年 9 月 19 日下午，由华山医院丁强院长、马昕副院长率领的华山医院赴瓜达尔港医疗分队 6 名队员抵京，与北京 999 急救中心的 4 名队员会合，组成中国红十字援外医疗队主体。整个下午，医疗队接受了红十字国际委员会、国家卫生计生委的密集援外培训，并受到了全国人大常委会副委员长、中国红十字会会长陈竺的接见。

红十字国际委员会的培训由红十字国际委员会东亚地区代表处裴道博主任率领的专家组担纲，重点重申了国际红十字运动的基本原则及援外项目的部署规范。

裴道博主任以自身在战乱地区工作的亲身经历提醒援外队员们始终紧绷安全弦，要时刻从当地文化出发评估自己的言行，与当地民众、派别进行充分的沟通，沟通后取得的相互间的信任是最好的保护。

培训会后，陈竺会长赶来，他要和队员们一一道别并嘱咐一声"珍重"。

陈竺还特别指出："华山医院是好样的，1923 年日本关东地震就派出了中国历史上的第一支医疗队，今日华山队员的工作是在续写光辉历史，也是在开创未来！民族伟大复兴、建立人类命运共同体有各位队员的投身，各位队员的工作将载入史册。"

同时，中国红十字援外医疗队（瓜达尔港项目）已获得国家卫生计生委同意，正式跻身我国政府的援外医疗队，成为中国援外医疗队的第五十二支劲旅。

至2018年3月底，瓜达尔中巴博爱医疗急救中心共接诊中巴患者1000多人次，还为中国在瓜达尔援建的法曲尔小学的小学生及瓜达尔港务局的员工进行体检260人次。随着医疗队工作的开展，当地就诊患者对医疗队水平口口相传，医疗队赢得了当地老百姓的高度评价。

2018年4月29日，中国红十字总会派出的第二支援外医疗队14人从北京首都机场出发，替换第一批援外队员。

胡弘代表第二批队员承诺"将怀着满腔的热情，不怕困难，勇于开拓，把华山医院高品质的医疗服务，把华山医院大医精诚、追求卓越的精神带到瓜达尔港，出色完成瓜达尔港的医疗服务工作"。

他精心撷取了华山医院花园各种苗种，将象征着希望的种子播撒在瓜达尔港。

"国之交在于民相亲，民相亲在于心相通。"瓜达尔港的建设发展红利不仅推动着当地的经济进步，更切实惠及巴基斯坦的普通百姓。助学、扶危救困、

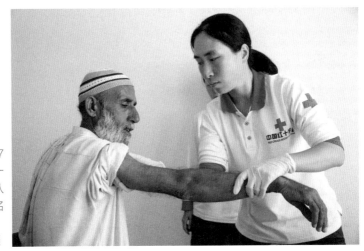

2018年3月27日，中国首支红十字援外医疗队的队员在瓜达尔为一名当地男子看病。新华社记者刘天摄

改善医疗条件等举措，收获了肯定，收获了赞誉，更收获了民心。

5 雷振华："沙刮日晒7个月，人不老是不可能的事！"

见到雷振华是在他家里，也许是室外树荫影响了室内光线，面对坐在眼前身高一米七左右、微胖稍黑而结实的雷振华时，我怎么看都无法看出他的真实年龄。试探着猜测他1975年前后出生时，似乎把他吓了一跳："我有那么老吗？我是1985年生的！"哦？作为中国首支红十字援外医疗队的副队长，外表给人感觉"老成稳重"，我怎么也不会想到他如此年轻，说四十几岁也不多。看到我有些尴尬时，雷振华笑了笑说："没办法，在那个艰苦的地方，沙刮日晒7个月，人不老是不可能的事！"

——采访手记，2018年7月10日

出国对于在北京市红十字会急诊抢救中心（北京999急救中心）做外科医生的雷振华来说，是一件梦寐以求的事，因为一名急诊医生的职责不允许他有大把的时间去"挥霍"。

这次天上掉下一块"大馅饼"——因公出国！

雷振华所属单位还有3位同事一同前往，雷振华担任医疗队副队长。

1985年出生的雷振华，毕业于山西医科大学汾阳学院，在北京999急救中心实习期间，因表现出色而留了下来。选拔援外医疗队采取的是自愿报名、单位筛选的方式。当问起他决定参加的原因是什么时，他半开玩笑说："假公济私！"公的方面，作为一名急救中心的外科医生必须有担当，国家有号召，应积极响应。私的方面，在急救中心工作整天围着手术台转，想出国时间不允许。这次人生经历，谈不上浓墨重彩，但必定是终生难忘的！

2017 年 9 月 19 日，雷振华随队从北京出发，22 日到达瓜达尔。

一个月后，随行的医疗设备和物资到达，队员们开始忙碌起来。

从药品、器械、耗材、办公和生活用品的清关，到两次人工转运累计 30 余吨的各类物资，全部由队员们自己动手完成。因不具备铲车作业条件，笨重的医疗设备是队员们用最原始也是最有用的方法——钢管滚动法（钢管在底下，设备在上面，用人力一点一点推动前进）运输的。

X 光设备大，门口小无法进去，只能拆分后改用人工抬。雷振华在参与抬设备过程中，因某方位用力不均，一不小心他的右手中指被挤骨折了，幸运的是手指骨头没有被挤成粉碎性骨折，队友帮他清理伤口后，缝了 4 针，用夹板固定住。十指连心痛，可他一天都没有休息，立即又投入到医疗急救中心的布置、仪器和设备的安装和调试等工作中。

医疗队引入了 JCI 标准和 SOP 体系，利用两周的时间，制定队务管理和医疗急救中心的各项规章制度，经过反复讨论，形成了《驻巴基斯坦瓜达尔地区首批中国（红十字）援外医疗队制度汇编》，汇编包括安全管理制度、紧急预案制度、党政管理制度、人力资源管理制度、临床管理制度、感染控制制度、药事管理制度、科教管理制度、财务管理制度和后勤保障制度等，共 10 大类 45 项具体制度，用制度管理医疗队的各项事务，做到任何事情都有制度可依。

医疗急救中心的设计模式是中国医院模式与巴基斯坦当地的风俗习惯相结合，使瓜达尔的民众在家门口得到"原汁原味"的医疗服务。

当瓜达尔当地居民来到医疗急救中心就诊时，看到的是窗明几净的中国医院，从就诊流程、诊室设置、病房配置、化验设备，到分诊护士、接诊医生、治疗的药品和手术操作，完全和中国国内一模一样。

这样一个相当于国内二级甲等医院规模的急救中心医院五脏俱全了！

在医疗之外，雷振华还要兼职做许多后勤工作。为了解决当地无绿叶蔬菜的难题，雷振华和其他队员一起，开辟了菜园。

瓜达尔港内居民 80% 靠捕鱼为生，经常会被鱼鳍扎伤，湿热的工作环境导致伤口特别容易感染；还有一些建筑工人很容易被铁钉扎伤脚底。医疗队到了之后，接收了很多这样的患者，并及时准确地给予处置，得到了当地居民的充分信任和高度赞扬。很多人都说，中国医生来之前，他们都小心翼翼，不敢生病，生病了也只能忍着，经常是感染很严重的时候才到很远的医院治疗。中国医生来了之后，他们"敢生病"了！

当地民众普遍说乌尔都语，队员们和他们交流很困难。为了方便当地居民就诊，医院各功能区都设置了乌尔都语的标识。在自己努力和招募有英语交流能力的志愿者的同时，雷振华积极向港区巴方人员学习简单的乌尔都语。

当地人有爱吃甜食的习惯，为了更好地接近他们，队员们在分诊台专门准备了从中国带来的大白兔奶糖、花生牛轧奶糖和华夫小饼干等。这些小小的举措一下子拉近了和当地人的距离，也能让小患者安静下来，从而更加配合诊疗。

当地有个船长，因为上腹部疼痛，辗转反侧，彻夜难眠。医疗队刚到瓜达尔港，所有治疗物资尚未抵达，医生通过简单的问诊和体格检查，判断他患有急性胆囊炎，需立即治疗，经协商后将他转往几百公里外的卡拉奇进行治疗。半个月后船长病情好转，专程来到急救中心感谢医疗队队员，他说："当地医疗条件很差，原来我们生病后大都是自己扛着，现在你们来了，中国医生值得

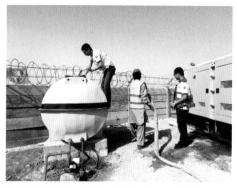
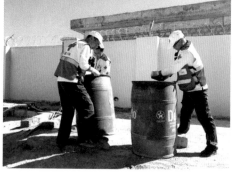

队员们自己浇水种地，兼职做很多后勤保障工作。

信赖，幸亏有你们，我才没有耽误病情，并能很快恢复健康，我要向有需要的亲友介绍医术很好的中国医生！"

还有一位当地的外伤患者，骑摩托车发生车祸，经检查为腰部、骨盆部位外伤，不能移动，医疗队迅速出动救护车赶到现场。当地救护车很少，并且车上装的是椅子，只能坐，不能躺。而我们的救护车配备了担架车，患者可以躺下，这对于脊柱、骨盆损伤的患者，可以减少二次损伤。医疗队检查后将其转诊，经影像学检查为骨盆骨折，后保守治疗。

当然，在接待有些"特殊患者"时，经常会遇到一些让人哭笑不得的事。

有位在港控工作的巴基斯坦当地人，他的老婆比较胖，肚子经常胀痛，开始认为是消化不好。在当地医院治疗时，基本上开的都是助消化药与消炎药，均不见好。伴随着肚子一天天不断长大，只好来到博爱医疗急救中心。量体重时踩爆了体重秤。通过检查，医生发现她肚子里有个很大的囊肿，耽误了治疗，一直在长大，只能做手术，但当时急救中心不具备手术条件，只好转院去了卡拉奇。通过做手术，摘掉了肚子里的"大包袱"，解决了长时间困扰她的病痛。

还有一位20岁左右的女患者，说乌尔都语。由于语言不通，雷振华只能听清"头痛"二字，其余一概不知。

找来翻译，尽管翻译英语不错，但医疗上的术语也是说不准，患者也不知道什么病，只讲头痛，比画着"脑子里往外冒水"。刚开始时，雷振华认为她颅内压高，甚至有肿瘤之类的东西，如果确诊这可严重了。

其实这位患者在此之前去卡拉奇看过病，但就诊资料没有带过来。雷振华让她家人赶紧把资料拿过来，看了CT发现，发现所谓的"脑子里往外冒水"是说鼻窦里有积液，就是鼻窦炎。当时翻译说"脑子里有水"，只说出了大概，他不懂专业术语"鼻窦"该怎么说，最后其实是鼻窦里有"水"。

博爱医疗急救中心正式运营后，慢慢地，来急救中心看病的当地人越来越多。他们说，中国人是巴基斯坦的朋友，让中国医生看病，他们很放心，很安心。

瓜达尔地区高温少雨，极端高温达 50 ℃以上。当地缺医少药、登革热、疟疾和肝炎等传染病流行。

由于当地比较贫穷，条件较差，没有医生愿意来瓜达尔地区医院工作，来了也待不了多长时间，留不住人才，大部分医生都去了卡拉奇市，或者别的地方。雷振华去参观一所当地医院时了解到，该医院有 20 名医护人员，真正有医师执业资格证的只有两人，这种令人震惊的情况极其普遍。

在援外医疗队开展工作初期，医疗队接诊了大量的蜱虫叮咬患者，同时也注意到住宿营地存在生活垃圾、厨余垃圾、动物粪便、污水等环境卫生问题。

针对公共卫生安全和潜在疫情，援外医疗队第一时间与驻港各单位沟通，开展公共卫生调查。对公共卫生、灭蝇和防止疾病扩散等工作给出相应建议，制定卫生防疫措施。协助各个单位开展消杀和防疫工作，准备科普教育课件，深入各工作区和宿舍区进行公共卫生科普教育，并对相关工作持续跟踪。

经多方共同努力，援外医疗队未再发现疑似或确诊的甲类和乙类传染病，港区公共卫生及整体环境也有了明显改善。

在日常工作中，医疗队与中资企业、安保、军方建立沟通机制，2017 年 10 月 1 日和 2017 年 12 月 8 日全体队员参加两次现场急救演习，并且参与制定恐怖袭击撤离方案，明确援外医疗队所需担当的角色和所需完成的任务。

2018 年 1 月下旬，瓜达尔自贸区举行了为期两天的开园仪式，医疗队抽调了 4 名队员进行医疗急救保障，并协助组织筹备工作。这些工作得到了主办方——中国港控的高度评价，医疗队也因此收到了中国港控瓜达尔自由贸易区有限公司的感谢信。

2018 年 3 月 7 日为中远集团"中东快线"定期班轮首次到达瓜达尔港庆典日，医疗队负责医疗急救保障工作，为庆典的顺利进行提供了支持和帮助。

2018 年 5 月 3 日，医疗队圆满地完成了各项任务后回到祖国。在巴基斯坦瓜达尔地区执行任务 7 个半月，医疗急救中心共接诊患者 1 200 余例，其中接诊巴基斯坦当地民众近 600 位。

雷振华的工作时间是上午 9 点到 12 点，下午是 2 :30 到晚上 6 点，晚上在营区里进行小门诊，派一个医生和护士值班，到晚上 10 点后除非营区里有急救，基本就结束一天的工作。

刚去的时候没有网络，有的话也是 2G，上网非常慢，只有港控的贵宾室有电视看，晚上下班后基本上是熬时间，尽管有乒乓球、羽毛球、台球、篮球等，但这些活动不是所有的人都愿意参与的。遇到休息时，大块的时间更多，为了安全，不能出营区半步，好在离海边近，在安全控制范围内，雷振华逼着自己找了个爱好——学钓鱼，一周一次。

回想起这 7 个多月的援医生活，雷振华终生难忘：

"在瓜达尔港，最难熬的是过了 3 个月的时候，原计划援医 3 个月后回国，结果留巴时间延长到了 7 个多月。正赶上春节临近，非常想家，大家情绪都非常低落。每天晚上就是在那儿熬时间，都不知道自己能干点儿啥，长时间限定在狭小的范围内，让人无所适从，心理快要崩溃了。在过春节时，少数第一次在国外过年的医务人员，想家想得哭了起来。"

雷振华去援医时，他的女儿刚好 3 岁，通过微弱的微信视频信号或者电话聊天，天天问："爸爸你什么时候回来啊？"他每次只能回答同样一句话："过两天就回来啦。"于是，女儿见到天上的飞机就问妈妈："是不是爸爸坐飞机回来啦？！"搞得他夫妻二人心里非常难受。女儿每天在左等右等爸爸回来，原计划的 3 个月过去了、5 个月也过去了、7 个月也到了……还没有见到爸爸的身影。

2018 年 5 月 4 日，雷振华的爱人到首都机场接机。他刚下飞机，妻子立即给女儿发微信，说爸爸回来了。女儿不信，后来他跟爱人在机场拍了一张照片发过来，女儿这才相信：爸爸这次是真回来了。

到了晚上 11 点多，平时早该熟睡的女儿坚持着一直没有睡，硬要等爸爸回来。等见到爸爸时，女儿一时不敢认了，她的爸爸怎么有点像电视里的非洲人！

殷涛：出发前，留下了一份遗嘱

2018 年 1 月 15 日，殷涛收拾完行装准备出发前悄悄留下了一份遗嘱。心里平静下来之后，他便和另外 4 名队员踏上了赴巴基斯坦瓜达尔港的医疗援外之路。

殷涛作为一名协调员，将要在瓜达尔港工作一段时间，和医疗队队员们一起并肩战斗。

此时的遗嘱似乎是对前两天卡拉奇市局部地区发生的爆炸袭击事件的一种担忧。他的女儿 2017 年 11 月 30 日刚刚出生，万一"壮志未酬身先死"，也算是对女儿长大后问起"爸爸哪儿去了"的一种交代吧。

这次赴巴基斯坦工作尽管得到了爱妻和父亲的理解与支持，但儿行千里母担忧，母亲通过电视对巴方很多局势动荡的新闻耳熟能详，去那么不安全的国度，怎能不让骨肉连心的母亲担忧！可既然选择了红十字事业，军人出身的殷涛，又怎么会畏惧呢？

殷涛 2014 年 5 月通过社会招聘，跳槽到现在的红十字基金会工作，岗位是海外与青少年发展部公共安全中心的高级主管。之所以选择红十字基金会，这与他的性格和人生经历是分不开的。

1998 年，殷涛考入军校，毕业后分配到北京空军某基层单位，驻地离河北省三河市很近。由于工作生活地在农村，远离城市，军队纪律又严，这种生活环境培养了他刚毅、坚强、果敢、喜欢挑战的性格。

在部队服役了 13 年后，2011 年他选择转业。通过军转双选会进入旅游行业，其目的就是想通过旅行社的工作多增加一些见识。

就职单位是国旅总社的一个做高端会议的下属公司，这期间他给中华健康快车基金做了几期白内障眼睛复明手术患者的探访活动，从而有机会接触和了解公益事业。殷涛认为公益事业除工作之外会给人带来一份获得感，这是旅行社工作所不具备的。

这时，他开始在网上留意公益领域的工作机会，"正当我瞌睡的时候，红十字基金会送来了枕头！"殷涛这样形容他当时的心情，一张 A4 的白纸上写满了他年轻有为的过去与对红十字基金会的向往，就这样他得到了目前的工作岗位。

当晚 11 点半，飞机顺利到达卡拉奇国际机场。走下飞机的那一刻，他的心里五味杂陈，有些紧张和兴奋，也有些许期待。紧张是因为从出机场起就有真枪实弹的大兵小心翼翼护卫。兴奋的是自己终于来到了巴基斯坦，来到了这个"兄弟"国家。期待的是将在这里工作和生活 2~3 个月。

第二天下午才有卡拉奇飞瓜达尔市的航班，当晚不得不在卡拉奇市内的酒店暂住。空闲出来的一个上午只是用来恢复和调整旅途的疲倦，对 5 个年轻人来说时间富余太多，想走出去看看，但被告知：没有武装人员保护，不许出酒店，否则风险自负！没有办法，只能在酒店内有限的空间活动，对卡拉奇的好奇，也只能在去机场的路上透过车窗匆匆一瞥。

去机场路上 20 多分钟的车程，殷涛看到的景象是：破旧不堪的道路，繁忙且拥挤；公交车多数老旧且没有门，乘客个个是飞虎队好手；上路的摩托车没有后视镜，拐弯就靠回头一瞥；街道上有不少真枪实弹的警察（军人）在维护治安，让人禁不住唏嘘。卡拉奇 1947—1959 年曾是巴基斯坦的首都，巴基斯坦迁都后，卡拉奇依旧保持快速的人口增长，目前仍然是巴基斯坦第一大城市，截至 2014 年，常住人口已超过 2 370 万。人口的快速增加和经济的缓慢增长给这个城市带来一系列生活保障上的压力。

2018 年 1 月 16 日，飞机降落在瓜达尔国际机场，中巴博爱医疗急救中心的医疗队队长和红十字基金会的同事已经在机场等候多时，但他们并没有立刻出发去瓜达尔港驻地。他正感到纳闷时，被告知，从机场回驻地的路上，要进行戒严，每个路口须有警察或安保人员把守，等他们全部到岗后才能出发。

第一辆车是警察开道，第二辆车是大兵护送，信号屏蔽车在第三辆，之后才是中方人员乘坐的车，这样的安排是为了确保中国人出行万无一失，可见巴方对中方人员非常重视。

机场离瓜达尔港驻地约 20 公里，在 15 分钟的车程里，车窗外除了黄沙还是黄沙，快到瓜达尔市的城边才看到几排平房。安全到达驻地后却是另一番景象：瓜达尔自由贸易区一片忙碌的景象，三角梅在绿草的映衬下显得格外红，生活区内下班的中巴员工在踢足球……看到这些，出国之前的担忧和一路上感受到的紧张气氛一扫而空。

中国红十字基金会中巴博爱医疗急救中心项目落地瓜达尔港，为这片区域的中巴员工和附近的老百姓送来了"白衣天使"。

2017 年 9 月 22 日，项目正式投入运营；2018 年 1 月 29 日，中国港控瓜达尔港自由区举行了盛大的开园仪式。

援外医疗队为参加此次活动的 1 000 余名嘉宾、20 000 余人次的参观者提供了全程医疗保障。为了保障开园仪式顺利进行，援外医疗队作为筹备小组成员先后 5 次参与其中，与各小组成员沟通医疗需求，了解场地条件和重要嘉宾健康情况。与此同时，援外医疗队还派出 4 名队员协助筹备小组开展会场布置、节目彩排、音响设备管理等工作，作为协调员殷涛同样忙得不可开交。

比如，医院没有水，他会立即与港控人员联系拉水过来。由于没有电网，靠机器发电，没有油，他也得联系。殷涛既是机械上的传动轴，又是机械上的润滑油。这些看起来比较简单的工作对博爱医疗急救中心的正常运营却十分关键。

领导在挑选协调员时可谓深思熟虑，精挑细选，可以说殷涛是不二人选：一是他有红十字基金会工作经验，知道红十字会的工作性质，有人办事时问起红十字会的工作，他能够对答如流；二是他在旅行社工作时，经常带团外出，有"外事经验"，身体、政治素质皆好，英文水平还不错，沟通没问题。在没报名去瓜达尔港之前，他是中心主任感觉最合适的一个，报名后领导也是第一个找他谈话。

尽管殷涛早有面对困难的心理准备，但最让人难以适应的是当地湿热的气候，又闷又热，开空调稍不注意，凉气就会乘虚而入进入身体里。几天之后，他就感觉到强烈的不舒服，找来了一位医生刮痧，背部整个"沦陷"，惨不忍睹，特别难受。绿叶蔬菜在当地几乎是奢侈品，因路途原因与存放条件限制，从 70 公里外运进来的都是果实类的蔬菜。

巴基斯坦是多宗教信仰国家，穆斯林较多，生活习惯上喜欢吃牛羊肉。而医疗队的医生大多是上海人，不习惯吃牛羊肉，这就颠覆了他们过去的生活。

到年关时，有些人是第一次远离亲人在国外过年，十分想家，竟然偷偷地掉眼泪。殷涛见后就跟他们开起玩笑来："你们哭什么啊？"人家反问他："你不想家吗？你没有哭过吗？"而他十分开心地说："我为什么要哭啊，牛羊肉是我们北方人最爱吃的美味。至于过年，我也不想家啊，我在部队 13 年，除了上军校过年回家过几次，余下的有八九个春节都是在部队陪士兵们一起过年的，习以为常了。"

瓜达尔在医疗方面更是欠缺，巴基斯坦医院分私立与公立两种。公立医院名义上是免费医疗，但有些项目是收费的，私立医院更不用说，一切都靠钱说话。

当地饮用水质量不好，水质比较硬，加之天气炎热，人排汗多排尿少，患有肾结石的患者比较多。当初开诊时医疗队曾遇到过一位肾绞痛的患者，讲俾路支语，由于没有翻译，医生让负责安全的士兵把俾路支语翻译成英语，但这个士兵英语水平也不好，边翻译边用石头比画，中方人员以为是汽车行驶时把石头压得蹦起来，砸伤了患者。越解释越扯不清楚，患者使劲摇头，急出满身汗来。着急了半天，这个士兵终于准确地说出了一个英语单词"肾"，医生这才摸了摸患者的肚子，经过 B 超检查，诊断出患者确实得了肾结石，患者服药后病情得到缓解。

巴基斯坦是一个伊斯兰国家，女性患者是比较忌讳自己的身体被异性看到的，普通病还算可以，像妇科病几乎不可能让异性医生医治。第一批医疗队队员里有一位女性妇科医生，因此来急救中心就诊的当地女性患者的数量在当月大增。

2018 年 2 月 1 日至 3 月 4 日，博爱医疗急救中心共接诊中巴患者 116 名，其中，巴方患者 106 名。

目睹当地普通民众的医疗卫生条件不断改善，殷涛，这名踏实的山西男人心想：陌生而艰苦的环境又算得了什么！个人的牺牲和付出又算得了什么！

7 习近平两次出席中国红十字会全国会员代表大会

2015 年 5 月 5 日，中国红十字会第十次全国会员代表大会在北京开幕。中共中央总书记、国家主席、中央军委主席习近平会见全体代表，并发表讲话。

当天上午 9 时 30 分，习近平等来到人民大会堂北大厅，同代表们亲切握手，并合影留念。

习近平首先代表党中央、国务院，向中国红十字会第十次全国会员代表大会胜利召开表示热烈的祝贺，向为我国红十字事业发展作出突出贡献的先进集体和先进个人表示崇高的敬意，向全国广大红十字工作者、会员、志愿者表示诚挚的问候。

习近平强调，国际红十字运动已经有 150 多年的历史，红十字组织是全世界影响范围最广、认同程度最高的国际组织。红十字是一种精神，更是一面旗帜，跨越国界、种族、信仰，引领着世界范围内的人道主义运动。近年来，中国红十字会在重大灾害救援、保护生命健康、促进人类和平进步等方面发挥了重要作用，涌现出郭明义等一批优秀红十字志愿者，为党、为国家、为人民做了很多好事、善事。（参见 2015 年 5 月 6 日，《人民日报》，第 1 版）

习近平指出，各级党委和政府要加强对红十字工作的领导和支持，热情帮助解决红十字事业发展中遇到的困难和问题。要结合培育和践行社会主义核心价值观，在全社会弘扬人道、博爱、奉献精神，弘扬正能量，引领新风尚。（参见 2015 年 5 月 6 日，《人民日报》，第 1 版）

习主席希望中国红十字会适应新形势新任务，增强责任意识，推进改革创新，加强自身建设，开展人道救助，真心关爱群众，努力为国奉献、为民造福。

大会开幕式由时任中国红十字会会长华建敏主持。会议表彰了 32 个全国红十字会系统先进集体和 10 位先进工作者。

国务院副总理刘延东回顾了第九次全国会员代表大会以来，中国红十字会紧紧围绕党和国家工作大局，积极开展以救灾、救护、救助"三救"和无偿献血、捐献造血干细胞、人体及器官捐献"三献"为主体的核心业务，经受考验、奋力前行，取得了新的显著成绩。

在海地地震、日本地震海啸、菲律宾台风、非洲饥荒等重大灾难，以及缅北地区难民的人道援助中，展示了我国热爱和平、积极承担国际责任的文明大国形象。

当前，国际形势复杂多变，人道事业和红十字会工作面临着新的机遇和挑战。国际体系和国际秩序深度调整，和平与发展仍是时代主题，但局部冲突和战争不断，人道危机与恐怖主义、能源、气候、环境等问题相互交织，人道需求不断增长，红十字组织在国际人道主义救援、促进世界和平中的作用更加突出。

2019 年 9 月 2 日，中共中央总书记、国家主席、中央军委主席习近平在人民大会堂亲切会见中国红十字会第十一次全国会员代表大会全体代表，向他们表示诚挚问候和热烈祝贺，勉励他们弘扬人道、博爱、奉献精神，改革创新、奋发有为，为红十字事业发展作出新的更大贡献。

国务院副总理孙春兰参加会见并在开幕式上代表党中央、国务院致辞。

她说，中国红十字会第十次全国会员代表大会以来，在以习近平同志为核心的党中央坚强领导下，红十字事业取得显著成就。站在新的起点上，红十字工作要深入贯彻习近平新时代中国特色社会主义思想，坚持党的领导、坚定正确方向，凝聚人道力量、保护生命健康，深化改革创新、依法履职尽责，开展国际援助、拓展民间外交，努力为国奉献、为民造福。

大会开幕式由中国红十字会会长陈竺主持，红十字国际委员会主席彼得·莫雷尔发表视频致辞，红十字会与红新月会国际联合会主席弗兰西斯科·罗卡致辞，中华全国总工会书记处第一书记李玉赋代表群众团体致贺词。会议为第47届南丁格尔奖章中国获奖者颁奖，并表彰了32个全国红十字会系统先进集体和10名先进工作者。（参见2019年9月3日，新华网）

中国红十字会首次援助叙利亚

由于长期的战乱，叙利亚人民生活极其困难，医疗卫生状况堪忧。

2017年10月28日，中国红十字会援外项目组一行5人抵达叙利亚首都大马士革，落实中国红十字会针对叙利亚武装冲突地区的人道援助项目。

叙利亚位于地中海东岸，北与土耳其接壤，东同伊拉克交界，南与约旦毗连，西南与黎巴嫩和巴勒斯坦为邻，西与塞浦路斯隔地中海相望，全国总面积约为 18.5 万平方公里。沿海和北部地区属地中海气候，南部地区属热带沙漠气候。

作为世界古老文明的发源地之一，叙利亚曾历经罗马帝国、阿拉伯帝国和奥斯曼帝国等统治。第一次世界大战后由法国委任统治，1944 年独立，1963 年起由阿萨德家族领导的阿拉伯复兴社会党执政至今。从 2011 年年初开始，爆发了叙利亚政府与叙利亚反对派之间旷日持久的冲突。

应叙利亚红新月会呼吁和请求，根据中国红十字会援外工作部署，中国红十字会将通过中国红十字基金会"丝路博爱基金"向叙利亚援助多组大型移动医院，并提供脊髓灰质炎、脑膜炎、肝炎等疫苗援助。此举标志着中国红十字会武装冲突地区国际援助的新突破。

项目组抵达叙利亚后，在中国驻叙利亚使馆的支持和协助下，先后与叙红新月会、卫生部，以及红十字国际委员会、红十字会与红新月会国际联合会驻叙代表处等进行了会谈，并就中国红十字会援助叙利亚项目执行及效益评估、后续人道援助、交流合作等与叙红新月会达成了共识。（参见 2017 年 11 月 7 日，《中国红十字报》）

这是新中国成立以来，中国红十字会首次派员出访叙利亚，也是继 2014 年中国红十字会援助缅甸北部克钦流离失所民众后，再次进入武装冲突地区开展国际援助。

针对叙利亚的人道需求，中国红十字会援助的大型多功能移动医院具备移动和远程医疗功能，可为当地民众提供基本诊疗、手术、体检、疾病筛查、医疗转运等综合性卫生健康服务。

经过多年战乱，叙利亚 1 826 所基层医疗机构中有 600 多所遭到破坏，98 所医院中有 52 所被损毁，700 辆救护车近半数停运，70 家药厂中有 20 多家停工。叙利亚红新月会主席恩格·卡勒德·布巴迪认为，中国红十字会援助的移动医院不仅设施先进齐全，且可开到叙利亚任何地方，随时就近服务民众，对于现阶段的叙利亚来说，无疑是雪中送炭。

为儿童免费接种疫苗是叙利亚政府长期坚持的国民卫生政策，即使在战争中也没有停止。但是常年战乱造成了疫苗供应链的断裂，尽管世界卫生组织和一些国家捐献了部分疫苗，但仍存在较大缺口。中国红十字会提供的脊髓灰质炎、脑膜炎、肝炎疫苗都是叙利亚急需的，将为当地民众特别是儿童的卫生健康发挥重要作用。

叙利亚卫生部副部长阿哈默德·哈利法威说，疫苗接种关乎儿童生命保护，关乎民族未来，是一项利国利民的大事。他非常感激中国红十字会和中国人民的善举。

在叙利亚期间，中国红十字会项目组还实地考察了红十字国际组织和当地红新月会为难民和流离失所民众提供医疗、供水、假肢等人道服务的项目点，走访了遭遇战争和离乱疾苦的民众，并就后续援建儿童假肢康复中心等项目进行了调研和评估，所到之处均受到当地民众和各有关方面的热烈欢迎。

叙利亚红新月会工作人员法迪说，在叙利亚人的眼中，中国人民是值得信赖的朋友，中国人民对叙利亚人民一直友善和真诚，是在真心帮助我们。（参见 2017 年 11 月 7 日，《中国红字报》）

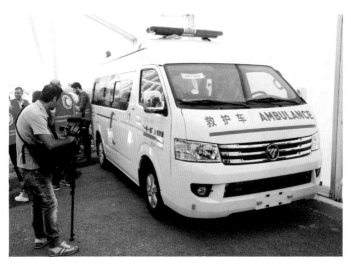

中国红十字会 2018 年 8 月 16 日在叙利亚首都大马士革向叙方交接医疗援助设备。此次交接的医疗援助设备是由两辆医疗大巴及两辆救护车组成的移动医疗单元。新华社发，阿马尔摄

2018年4月4日中国驻叙利亚大使馆与联合国世界粮食计划署叙利亚办事处签署协议，向该计划署提供100万美元援助，用于粮食采购，提供给在叙危机中急需帮助的家庭。中国驻叙利亚大使齐前进、世界粮食计划署驻叙利亚代表雅各布·克恩分别代表双方出席了签署仪式。

齐前进在仪式上说，中国政府希望通过世界粮食计划署向急需粮食援助的叙利亚人民提供帮助，减轻战争给他们造成的痛苦。"今后中方还将继续通过与叙利亚政府的双边合作，或相关国际组织向叙利亚提供人道主义援助。"（参见2018年4月5日，新华网）

2018年8月16日，中国红十字会在叙利亚首都大马士革向叙方交接医疗援助设备。

这次交接的医疗援助设备是由两辆医疗大巴及两辆救护车组成的移动医疗单元。捐赠移动医疗单元的中国北汽福田汽车股份有限公司代表王庆雷说，移动医疗单元配备了X光机、B超机、除颤仪、远程诊疗系统等，能够完成急救、体检、小型手术等医疗操作。此外，援助车辆装配的自助发电系统能减少其使用上的地域限制。（参见2018年8月17日，新华网）

"移动医疗单元就像一个移动的县级医院，"王庆雷介绍说，"一旦投入使用，它每天可以为上百人提供医疗服务，可以在一些偏远地区和医疗条件不太便利的地方工作。"

交接仪式结束后，中方企业工程师还就设备使用和维护对叙方人员进行了培训。

叙利亚阿拉伯红新月会医疗服务主管穆罕默德·贾拉认为，在偏远地区和紧急情况下，可移动的医疗救助至关重要。"以往在重大灾难发生时，我们很难提供类似医疗服务。有了移动医疗设施，我们就能对受影响地区的人们提供医疗帮助了。"

彼得·莫雷尔：红十字国际委员会为"一带一路"合作带来"稳定因素"

彼得·莫雷尔，1956 年生于瑞士图恩，他在伯尔尼学习历史和国际法并获得博士学位。2004 年，莫雷尔先生被任命为大使，赴纽约出任瑞士常驻联合国代表。

2012 年 7 月 1 日，彼得·莫雷尔接替雅各布·克伦贝格尔担任红十字国际委员会主席。

在他的领导下，红十字国际委员会在 80 多个国家和地区开展人道工作。

彼得·莫雷尔先生作为主席的首要工作包括加强人道外交，敦促各国和其他各方遵守国际人道法，并通过创新和建立新的伙伴关系改善人道应对工作。

2013 年 5 月 13 日，习近平主席在人民大会堂会见红十字国际委员会主席彼得·莫雷尔先生。习近平高度评价红十字国际委员会成立 150 年来在国际人道主义事务方面所做的大量工作，感谢红十字国际委员会积极参与中国人道救援。

习近平强调，中国高度重视和支持红十字事业，愿同红十字国际委员会加强合作，积极参与国际人道援助，为更多弱势群体提供帮助，在力所能及范围内履行国际责任和义务，为国际人道主义事业作出更大贡献。（参见 2013 年 5 月 14 日，《人民日报》，第 1 版）

2015 年 9 月 3 日上午，中国人民抗日战争暨世界反法西斯战争胜利 70 周年纪念大会举行。应中国政府邀请，彼得·莫雷尔获邀参加了大阅兵盛典。彼得·莫雷尔表示，二战胜利 70 周年之际，铭记战争受害者遭遇的苦难非常重要，历史再次提醒人们保护战争中平民的重要性。

2017 年 5 月 13 日，彼得·莫雷尔开始对中国进行访问，其间将出席"一带一路"国际合作高峰论坛。（参见 2017 年 5 月 14 日，中新网）

莫雷尔除参加论坛外，还会见了相关政府部门，以及红十字国际委员会在中国的主要合作伙伴——中国红十字会的会长，讨论共同关心的问题以及如何更好地应对全世界范围内日益增长的人道挑战，包括加强对国际人道法的遵守。

能收到"一带一路"国际合作高峰论坛的邀请，莫雷尔感到非常荣幸。对于应邀访问中国，并参加"一带一路"国际合作高峰论坛，红十字国际委员会也认为这是一次非常有意义的活动。

"红十字国际委员会在'一带一路'沿线许多国家均长期开展重要行动，对当地的安全与人道局势动态有着深入的理解，并对当地发展所面临的挑战具有直观的认识。"莫雷尔说。红十字国际委员会可以通过加强与中国有关部门及中国红十字会的坚实合作伙伴关系，在该框架内实现长期合作，为此次论坛以及"一带一路"倡议作出重要贡献。（参见 2017 年 5 月 14 日，中新网）

莫雷尔认为，在过去的 40 年中，中国在红十字国际委员会组织的活动中都很活跃。目前仍有许多国家可能会有战争，存在暴力冲突等紧张情况，这些情况需要一个共同的组织来缓解。"一带一路"合作倡议会在国际关系方面发挥更加积极的作用，这也是为什么他这么热切地想来中国参加这次活动，同时他也期待能与其他国家的领导人就当前的社会经济情况有更多交流。

莫雷尔认为，什么才是最好的发展道路？如何在社会发展的同时保障安全、和平和稳定？问题的关键不只是发展，而是如何在发展的同时维持和平和稳定，减少紧张局势和冲突。例如一些国家被暴力冲突、战争等紧张局势充斥，人民没法正常生活、工作，何谈国家的发展？一直以来，红十字国际委员会参与社会方方面面的事务，作为一个关怀人文的国际组织，我们在平衡国际竞争、推动稳定方面都有一些经验。

莫雷尔觉得实现"一带一路"合作倡议，很重要的方面就是需要建立起一个沟通机制。红十字国际委员会有 190 个成员，1 600 万志愿者为红十字会服务。因此，红十字会组织会为"一带一路"合作倡议下各国的沟通发挥重要作用。我们通过沟通合作，实现习近平主席所说的"共同构建人类命运共同体"的愿景。要想通力合作，拉动"一带一路"沿线经济、社会发展，就必须对此达成共识。

在谈到"为沿线国家提供大量人道救援"时，莫雷尔说，"一带一路"沿线一些国家，如巴基斯坦、叙利亚、也门、伊拉克、索马里，没有发展机会，无法吸引投资，受到严重创伤，"一带一路"合作倡议会为它们增添更多活力。不过，冲突导致的问题，使得经济发展非常困难，冲突充斥了人们的生活，使得人们无法沟通，人们无法回归正常生活。红十字会作为中立的人权组织，致力于将工作渗透到社会各方面，其他组织都只为当地人提供食物，而我们在如何保障人权稳定等工作上有丰富的经验，也为"一带一路"合作倡议带来稳定的因素。

至于红十字国际委员会会为"一带一路"合作带来哪些"稳定的因素"，莫雷尔说："2016 年，我们为叙利亚、阿富汗、也门、伊拉克等国家提供了大量的人道救援。在叙利亚，我们给境内因冲突导致生活极其困难的民众发放食品等基本物资，1 000 万人领到食物援助。在阿富汗，我们监督敌对行为并开展行动，防止违反国际人道法行为的发生，乡村地区及城郊定居点的 35.9 万人获得了洁净水。我担任红十字国际委员会主席以来，红十字国际委员会经历了有史以来幅度最大的预算增长，从 2011 年的 11 亿瑞士法郎增加到 2016 年的 18 亿瑞士法郎。"（参见 2017 年 5 月 14 日，中新网）

谈及国际红十字组织如何与中国红十字会开展合作时，莫雷尔说："中国有红十字会所需要的一切，包括资金、技术、设备、医疗人员、药品，没有什么是中国做不到的。我们并不挑剔，对于我们来说，接受别人的支持不是什么困难的事情。我们很乐意看到中国能给予我们各种各样的支持。"

10

意大利红十字会会长罗卡说，中国新冠抗疫专家的表现十分慷慨，让人感动

2020 年初春，突如其来的新冠肺炎疫情，剧烈冲击着人类公共卫生安全之舟。

面对这场突发疫情，中国政府和人民以强大的毅力和责任感抗击、坚守，全面动员、全面部署，举国上下采取最全面、最严格、最彻底的举措，打响疫情防控的人民战争。中国行动、中国速度，汇聚起全球抗疫的强大正能量，为世界公共卫生事业贡献力量。

2020 年 1 月 28 日，习近平主席在会见世界卫生组织总干事谭德塞时指出："疫情是魔鬼，我们不能让魔鬼藏匿。中国政府始终本着公开、透明、负责任的态度及时向国内外发布疫情信息，积极回应各方关切，加强与国际社会合作。"

世界卫生组织总干事谭德塞说："中方行动速度之快、规模之大，世所罕见……这是中国制度的优势，有关经验值得其他国家借鉴。"他说，中国采取了从源头上控制疫情的措施，为全世界赢得了时间，中国不仅保护了本国人民，也保护了世界人民。

2020 年 3 月 11 日，世界卫生组织宣布新冠肺炎已具有"大流行病"特征。全球进入战"疫"时间。

欧洲中部时间 2020 年 3 月 16 日上午 10 时（北京时间 17 时），中国以外共 151 个国家和地区确诊新冠肺炎 86 434 例（新增 13 874 例），死亡共计 3 388 例（新增 848 例）。新冠肺炎疫情在多国多点发生，目前意大利是欧盟境内遭受疫情影响最严重的国家。截至当地时间 3 月 16 日 18 时，意大利累计新

冠肺炎确诊病例 27 980 例。

面对猖獗的"大流行病"。全球必须树立人类命运共同体理念，守望相助，同舟共济，凝聚强大合力，扬起命运与共、共克时艰的精神风帆。

2020 年 3 月 12 日，由国家卫健委和中国红十字会共同组建的抗疫医疗专家组一行 9 人携 31 吨医疗物资抵达罗马，驰援意大利抗击新冠肺炎疫情。这是继支援伊朗、伊拉克之后，中国派出的第三支专家团队。中国首班抗疫援外专家组包机即将飞越 9 619 公里、东航派出一架全新 A350 飞机专程护送医疗专家组赴意大利抗疫。专家组 9 名医疗专家和 31 吨医疗物资（包含 ICU 病房设备、医疗防护用品、抗病毒药剂、普通健康人血浆和宝贵的新冠康复者血浆等）从上海直飞罗马。

专家组成员分别为：中国红十字会副会长孙硕鹏，国家卫健委国际合作司欧美处处长陆明，中国疾病预防控制中心寄生虫病预防控制所（国家热带病研究中心）副所长肖宁，中国血液制品专家、国药中国生物副总裁杨汇川；其中四川派出 5 人，分别为四川大学华西医院呼吸与危重症医学科主任梁宗安，华西医院重症医学科小儿 ICU 护士长唐梦琳，四川省疾控中心微生物所副所长

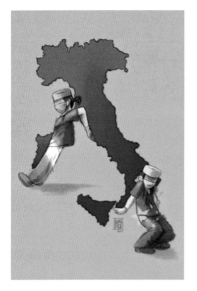

童文彬，四川大学外国语学院讲师吉晋，中国红十字会成都救灾备灾中心主任秦小利。

中国抗疫医疗专家组 12 日晚抵达意大利首都罗马。

为感谢中国援助意大利，意大利那不勒斯女孩奥罗拉（Aurora）画了一幅画——"献给医生护士以及那些从中国来帮助我们的人，希望战斗在第一线的他们能够看到。"

到达之后，中国抗疫医疗专家就马不停蹄地投入工作。

意大利女孩奥罗拉（Aurora）画作

13 日，是极其忙碌而重要的一天——

上午，中国专家组与意大利红十字会和医学专家座谈交流，了解意大利当前疫情形势；中午，中国专家组、中国驻意大使李军华与意大利外交部长迪马约在罗马拉齐奥大区红十字会总部共同出席新闻发布会，并回答意大利记者提问；下午，中国专家组前往意大利红十字会急救中心。

意大利媒体采访中国专家组时提到最多的问题就是：中国是如何做好防控和治疗的？中国专家组如何看待意大利疫情发展迅速、死亡率较高等情况？

第一天工作结束后，专家组成员、中国红十字会副会长孙硕鹏认为，意大利官方和民众对疫情防控都很重视，民众比较自觉，罗马街上人很少，这些有利于当前阶段疫情防控，期待意大利能早日战胜疫情。

接下来几天，中国专家组将前往意大利高等卫生研究院，走进部分救治新冠肺炎患者的医院，深入意大利疫情最严重的北部地区，与抗疫一线医护人员和医学专家展开面对面交流。

意大利红十字会会长罗卡说，中国专家组是第一批抵达意大利的国际援助者，中国的表现十分慷慨，让人感动。

中国援意专家组当中，童文彬一直从事病毒性疾病实验室检测和病毒分子生物学分型工作。2014 年 12 月至 2015 年 1 月，他曾赴几内亚比绍开展埃博拉病毒防控工作。新冠肺炎疫情以来，他担任四川省疾病预防控制中心新冠疫情应急处置实验检测组副组长。他说："疫情无国界，我有丰富的病毒检测经验，去了（意大利）一定能发挥作用。"梁宗安同时也是四川省新冠肺炎医疗救治专家组常务副组长。他启程前说："意大利与中国的国情不同，医疗体系不一样，但总的医疗救治原则是适合的。我紧急收集了一些资料，也查了文献，收集了我国现有的诊疗指南，做了充分准备。"来自四川大学华西医院的唐梦琳把"出征"意大利当成了自己的光荣使命。她说："我相信我们会平安归来。这次出去，家里人也非常支持，女儿还说'妈妈，你一定要加油！我为你骄傲！'"

当地时间 3 月 18 日下午 4 时 30 分，搭载着第二批中国赴意大利抗疫医疗专家组一行 13 人的飞机降落在米兰马尔彭萨机场。截止到 3 月 19 日，已有两批中国医疗专家组总计 22 人在意大利协助当地应对新冠肺炎疫情。

这批医疗专家组由国家卫健委和浙江省集结，成员汇集了来自浙江大学医学院附属第一医院、省中医院、省疾控中心、省立同德医院的医疗专家力量，其中不少人在 2020 年 1 月就一直坚守在抗疫一线。专家组组长、浙大一院常务副院长裘云庆表示，医疗专家组此行的主要工作是与当地医疗机构交流新冠肺炎防控、诊疗及救治的相关情况，寻找可以互相借鉴的经验并少走弯路。

与专家组随行抵达的还有一批浙江省捐赠的当地急需的医疗救治物品，包括呼吸机、监护仪、双通道输液泵等装备各 30 套，便携式彩超 2 套，实验室检测试剂 6 万份，还有一批防护物资、常用药品等共计 9 吨。在机场迎接专家组到来的伦巴第大区副主席法布里奇奥·萨拉表示，中国医疗专家和物资设备的到来可谓"雪中送炭"，"我们现在急需人员帮助……中国医疗专家的援助对我们十分重要。至于这些物资不仅仅是有用的，而且是能够救命的。你们的帮助实在是太重要了。感谢你们。谢谢（中文）"。

米兰所处的伦巴第大区是目前意大利新冠肺炎疫情最为严重的区域，至 3

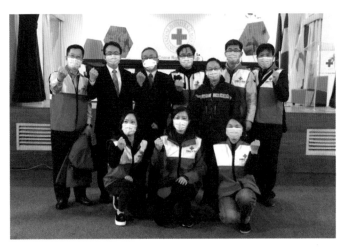

2020 年 3 月 13 日，在意大利红十字会总部，中国驻意大使李军华与中国医疗专家组合影。
新华社发

月 18 日，累计确诊病例已达 17 713 例，占意大利全国总数近一半。

同日，首批抵达意大利的中国抗疫医疗专家组完成了第六天的高强度工作。他们在上午与帕多瓦大学医学院同行就防控整体政策和运行情况进行交流，同时深入该院重症监护室了解评估医疗救治和流行病学调查情况。下午，专家组与威尼托大区学术委员会和流行病学专家开展视频交流，介绍中国诊疗目录方案。随后，专家组领队、中国红十字会副会长孙硕鹏等三人按计划离开帕多瓦前往米兰，与刚刚抵达的中国援意专家组分队汇合。

中国驻意大利大使李军华说，中国医疗专家组万里驰援，目的就是与意大利同行携手抗击疫情，救治病人，"我相信在专家们组成的一流团队共同努力下，我们一定会很快战胜疫情。意大利加油！"

除此之外，中国红十字会一直在积极行动，携手全球抗疫——

2020 年 2 月 29 日，由中国红十字会派出、上海市红十字会组建的 5 人志愿专家团前往伊朗，帮助伊方抗击新冠肺炎疫情。这也是近日中国红十字会派出援助境外国家抗击新冠肺炎疫情的首支志愿专家团队。

3 月 7 日，中国红十字会总会派出志愿专家团队从广州出发飞赴巴格达，支援伊拉克新冠肺炎疫情防控工作。这支志愿专家团队共 7 人，其中中国疾控

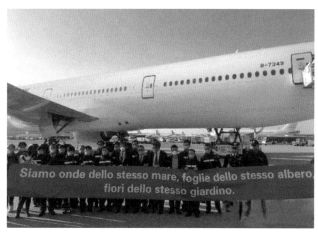

第二批中国抗疫医疗专家组抵达米兰，并打出横幅"我们是同一片海中的浪花，同一棵树上的叶子，同一所花园的花朵"。图片来源：中国驻意大利大使馆

中心专家 1 人，广东派出 5 人，上海一企业派出 1 人。专家团队的 7 名成员分别为：领队——广东省红十字会社会赈济部副部长陶中权，中国疾控中心专家韩孟杰，钟南山院士团队骨干力量、广州医科大学附属第一医院重症医学科副主任医师徐永昊，广州医科大学附属第一医院放射科主任医师陈淮，中山大学达安基因股份有限公司技术服务总监杨鸿辉，广东外语外贸大学阿拉伯语专业教师艾河旭，及上海联影医疗科技有限公司资深临床培训专家 1 名。此次向伊拉克捐赠了一套实验室设备，包括两台 PCR 仪，以及 5 万份核酸检测试剂，将帮助伊拉克大大提升检测能力，实现早检测、早隔离、早诊断、早治疗，尽量把疫情在早期控制住。

3 月 12 日，中国红十字会赴伊拉克志愿专家团队在中国驻伊拉克大使馆协助下，分赴巴格达医学城和中资企业营地，实地与医学城医院交流工作，指导中资企业疫情防控工作。在医学城医院，志愿专家团专家走访了该医院急诊大楼放射科，就新冠病毒病例检测及救治、院感防治、病例筛查等，与医院进行深入交流，并就该院 PCR 实验室改建提出了指导意见。专家组经过认真讨论，建议伊方建设方舱医院，加强疫情防控和病人救治。在驻伊中资企业营地，志愿专家团专家以现场讲座方式，为企业员工详细讲解了新冠肺炎疫情防控常识，实地指导企业完善疫情防控预案和具体措施。

3 月 14 日凌晨，安徽省红十字会又接到中国红十字会通知，增派两人参加赴伊朗的志愿专家团队。此次中国红十字会派出援助伊朗的志愿专家团队共 7 人，分别为：领队——上海市红十字会赈济救护部部长周小杭，中国疾病预防控制中心研究员（世界卫生组织伊朗考察组中方专家）马学军，上海市疾病预防控制中心主任医师吴寰宇，上海市公共卫生临床中心主任医师钱志平，上海市人民政府外事办公室工作人员凌翔，以及中国红十字会总会增派的两位医疗专家——中国科学技术大学附属第一医院西区检验科主任李明博士和中国科学技术大学附属第一医院呼吸科主治医师王东升。专家团队抵达伊朗后，积极推广中国经验，助力伊朗防控疫情。

3月16日晚，国家主席习近平应约同意大利总理孔特通电话。

习近平指出，意大利政府为应对疫情采取了一系列坚决的防控举措，中方予以坚定支持，对意方战胜疫情充满信心。我们将急意方之所急，向意方增派医疗专家组，并尽力提供医疗物资等方面的援助。中方愿同意方一道，为抗击疫情国际合作、打造"健康丝绸之路"作出贡献。相信通过此次携手抗击疫情，两国传统友谊和互信将进一步加深，中意全方位合作将迎来更广阔前景。

孔特表示，中国政府采取坚决举措，有效控制住疫情，这对意大利等国是巨大鼓舞，也提供了借鉴，意方表示祝贺。感谢中方在意方处在艰难时刻给予的宝贵支持和援助，这再次印证了两国人民的深厚友谊，我代表意大利政府和人民向中方表示衷心感谢。相信疫情过后，意中关系必将更加牢固。

病毒是人类共同的敌人，疫情没有国界。中国将同世界各国同舟共济、共克时艰，为夺取全球抗疫的最终胜利贡献中国力量和中国智慧，与各方一道在抗击疫情的过程中推动构建人类命运共同体，共同护佑世界各国人民的康宁。

他们曾经没入黑暗，饱受眼病之苦，来之不易的光明，让世界再次精彩。他们生活在一个常人难以想象的模糊世界里，直到中国"光明天使"出现。

"光明天使"让爱从这里起航。

2017年11月14日晚，在《新闻联播》画面中，习近平主席在中国援建老挝的玛霍索综合医院和一组医务人员一一握手并合影留念，张顺华、李燕两位中国医务人员分别为两位老挝患者揭去眼部的纱布。重见光明的患者喜悦之情溢于言表，兴奋地向习近平主席合手致谢。

第六章 爱心播撒光明

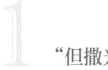

"但撒光明祛眼障，友邦仍留杏林芳"

　　眼健康是健康中国、健康世界的重要内容。而当下，全世界眼盲和视力损伤的概率不断攀升。

　　据世界卫生组织 2017 年不完全统计，全球约有 3.14 亿眼疾患者。英国《卫报》则报道：预计到 2050 年全球眼疾患者将达到现在的 3 倍，而 90% 的眼疾患者生活在发展中国家。

　　世界卫生组织的资料还显示，2000 年因视力损伤导致的全球经济损失估计达到 420 亿美元，到 2020 年，这一数字预计将达到 1 100 亿美元，等于 20 年间增长了 1.6 倍！不但如此，视力损伤和眼盲可能导致患者依附他人，损害个人及家庭的福祉。眼盲或视力低下会严重影响患者的受教育机会、就业机会和生产能力，同时对国家经济增长和发展产生不利影响。

　　在眼疾患者中，不少人都是因白内障致盲，白内障成为全世界致盲和视力障碍的主要原因，是排名第一的致盲眼病，占致盲眼病的 25%~50%。而白内障是一种可通过手术治疗的疾病，白内障手术可以让患者恢复视力，恢复生活自理能力，甚至恢复劳动能力。

　　何为白内障？从医学理论诊断上讲，凡是各种原因如老化、遗传、局部营养障碍、免疫与代谢异常、外伤、中毒、辐射等，引起晶状体代谢紊乱，导致晶状体蛋白质变性而发生混浊，都称为白内障，此时光线被混浊晶状体阻拦无法投射在视网膜上，人就看不清物体。世界卫生组织从群体防盲、治盲角度出发，将晶状体发生变性和混浊，变为不透明，以致影响视力，而矫正视力在

0.7 或以下者，归入白内障诊断范围。

治疗白内障的方法很多，目前来讲有效、安全，能快速恢复视力的是手术方式——超声乳化手术同时植入人工晶状体。简单来说，如果把患者眼睛比作照相机，晶状体就是镜头，晶状体混浊了就是"白内障"。白内障手术就是换个"镜头"，把旧的、污浊的、坏掉的镜头换成透明的、轻巧的、带有屈光功能的镜头，这可以让患者恢复视力，恢复生活自理能力和劳动能力。

但是在非洲、亚洲和中美洲的一些欠发达国家和地区，由于眼科医生数量少、白内障手术技术落后，白内障手术远远不能满足当地患者需求，因此，很多原本可以通过手术恢复视力的患者不得不在黑暗中度过余生。

"健康快车"从 1997 年开始在国内运行，作为一座流动医院，足迹遍及大半个中国，使十多万白内障患者重见光明。"健康快车"被广大群众称为"光明使者"和"自己的医院"。

中国"光明行"慈善活动始于 2003 年，旨在落实世界卫生组织与非政府组织提出的"2020 年在全球消灭可避免盲的倡议"。这一活动唤起并带动了国内外众多团体与个人提供各种形式的无私援助，并加入到"光明行"慈善事业中来。这是在全世界具有较大影响的一项公益事业，这项活动使生活困难的白内障患者得以重见光明，改进了当地的医疗条件，推动了当地经济社会发展。

在国内，"光明行"活动以老少边穷地区和青藏高原为目的地，足迹达青海班玛、囊谦，西藏拉萨、日喀则、林芝，四川理塘，内蒙古白城、兴安盟、巴彦淖尔市、阿拉善盟左旗，新疆库尔勒市，海南，甘肃临洮、夏河，湖北宜昌，江西南昌，山东临沂等地。

在国外，2008 年以来，"光明行"医疗队先后到朝鲜、蒙古国、柬埔寨、老挝、越南、孟加拉国、巴基斯坦、也门、津巴布韦、马拉维、赞比亚、莫桑比克等亚非国家及地区开展公益活动，为 2 万余名贫困白内障患者免费实施复明手术。（参见 2014 年 10 月 19 日，中新网）

"但撒光明祛眼障，友邦仍留杏林芳。"2010 年初冬，当一轮红日跃出云端照亮古老非洲大地时，由中国全国防盲指导组组长韩德民教授率领的中非友好"光明行"代表团乘坐的专机，伴随着太阳的轨迹，从北京飞抵非洲东海岸，开启了"非洲光明行·马拉维、津巴布韦、莫桑比克"的慈善之旅。

此后，随着"一带一路"倡议的提出，从2014年开始，国家卫生计生委陆续在亚洲、非洲和中美洲一些国家开展"光明行"项目，组织国内大型三甲医院优秀的眼科专家赴受援国在短期内开展100～300例白内障超声乳化手术，捐赠先进眼科手术设备，这促进了当地白内障医疗水平的提升，为解决受援国盲及其带来的公共卫生问题提供了很大帮助。同时"光明行"作为一种医疗外交手段，深化了我国与受援国在卫生领域的合作，进一步扩大了我国医疗援助的效益和影响力。

2016年"湄公河五国光明行"活动中，中方选派优秀的医疗人员赴越南胡志明市、老挝万象、柬埔寨金边、缅甸仰光、泰国曼谷为当地白内障患者免费实施复明手术，1 000名贫困白内障患者直接受益。

2016年以来，商务部与国家卫生计生委高度重视落实党和国家领导人医疗援助承诺，会同山西、陕西、云南、天津、广西、上海、黑龙江、湖南、青海、海南等10多个省、区、市的医疗机构、社会组织和企业，在苏丹、喀麦隆、刚果（布）、科摩罗、摩洛哥、毛里塔尼亚、塞拉利昂、布隆迪、斯里兰卡、缅甸、老挝、柬埔寨、尼泊尔等10多个亚非发展中国家和地区实施5 000例"光明行"白内障复明手术。

一组组亮丽的数字，是中国医务工作人员用辛勤汗水和心血换来的。

"光明行"赢得了有关国家政府和广大民众的高度赞扬和衷心感谢，已成为我国多年来最为有效的短期医疗援助品牌。

作为全国防盲技术指导组原组长，韩德民教授于2013年在第67届联合国大会期间被联合国南南合作组织授予"国际人道主义精神奖"，这是全球第一位医生获此殊荣；海航集团有限公司由于十年间对"光明行"项目进行了持续性资金支持，获得了最高荣誉"光明行杰出贡献奖"；来自政府部门、企业资助单位、协作单位以及基层医院的 17 个单位或部门分别获得"光明行杰出贡献奖"；来自防盲组织、医疗卫生队伍、宗教界、新闻媒体、社会工作志愿组织共 59 人获得"光明行先进个人"殊荣。

随着"一带一路"倡议的提出，健康丝绸之路建设的大力推进，"光明行"项目成为健康丝绸之路的重要组成部分，也增加了我国和"一带一路"沿线国家的交流，加深了我国和"一带一路"沿线国家的传统友谊。

2 张顺华：一生难忘的五次"光明行"

张顺华，这位善良而干练的知识女性，是北京协和医院眼科副主任医师、副教授，眼科副主任，白内障专业组组长。至今，她已先后 5 次参加中国援外"光明行"行动。

她多次走进偏远山区、穷困村落，给白内障患者带去光明。

她多次走出国门，不计个人得失，不辞辛苦，甚至冒着生命危险，深入"一带一路"五个沿线国家，用纤纤玉手和精湛的医术，拨开眼疾患者面前的迷雾，被称为"光明使者"。

接受我们的采访时，张顺华梳理着自己的思绪，叙述了参加"光明行"行动以来，几次令她终生难忘的时刻，既激动不已，又紧紧张张。然而，最终是镇定自若，收获成功与喜悦。

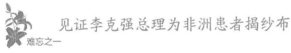

见证李克强总理为非洲患者揭纱布

难忘之一

2014 年年初，北京协和医院接到了一项特殊的"光明行"任务。

过去的"光明行"任务北京协和医院多次参与过，皆是单纯的"卫生医疗行为"。这次任务的特殊性在于是一次"外交使命"。

国务院总理李克强5月访问非洲时，外交部提出派出医疗队去埃塞俄比亚短期完成一批白内障手术。

埃塞俄比亚地处高原，紫外线较强烈，所以白内障患者较多，且手术的复杂程度及风险也都比国内大。

接受任务后，北京协和医院院领导、医务处处长和眼科主任董方田共同协商，决定由董方田主任亲自带队，抽调眼科在白内障手术方面经验丰富并且多次参加扶贫手术的王造文大夫、张顺华大夫以及业务能力全面的杨治坤大夫组成医生团队，并抽调在"健康快车"表现出色的病房护士谢丹以及资深眼科手术室护士袁原分别负责"光明行"门诊和手术室的工作。

从项目提出到圆满结束，张顺华既是一名出色的"主刀"眼科手术大夫，也是参与协调的工作人员。

作为深度参与者，所有的过程历历在目。

准备工作是从2月开始的，对受援国的医疗水平、医疗设备一无所知，为了确保与任务相关的物资无一遗漏，她根据"健康快车"的工作经验做了认真的准备，并虚拟工作场景，反复核对，从医疗器械、药品，以至到接通电源的插座等，都力求面面俱到。

此外，张顺华对可能发生的各种情况均制定了解决方案，比如订购了应急灯解决断电情况下继续手术的问题，订购手动IA确保在超声乳化设备不能正常工作的情况下也能开展白内障手术等。

4月20日，医疗团队的张顺华大夫、杨治坤大夫、袁原护士和国家卫生健康委张楠以及工程师陈善体，先期到达埃塞俄比亚首都亚的斯亚贝巴阿勒塔中心医院考察。这是一个十分艰巨的任务，当地医院的副院长、眼科主任，也许是对中国医院的水平不了解，刚接触就对中国开展的项目不感兴趣。当时唯一有吸引力的是中方提供的设备与耗材清单，看了清单后可以用"两眼放光"

来形容他们的兴奋。

阿勒塔中心医院的领导说，埃方只需要这些设备，手术并不需要中方医生来完成，因为他们医院自己能够做这种手术。埃方眼科主任直接说，他自己也做过不少白内障手术。另一个拒绝理由是，在此之前，该医院曾经有多个类似欧美国家援助项目，其中一支医疗队只做了一两天手术，被他强行终止，因为手术并发症太多，他必须为自己的患者负责。

这是摆在面前的一个大难题。如果手术不由中国医生来完成，那么这次"光明行"又有何意义？

张顺华心里想着："手术必须由我们自己做，就是有天大的困难也要克服。"

最终，在中埃双方卫生部门的努力沟通下，埃方医院总算勉强答应了，可他们却提出了许多要求。比如中国医疗队提出开展医疗学术交流活动，需要的会议室是要收费的；周末加班时对方参与的医生、护士都需要付费；等等。

医疗队先遣组于 4 月 24 日开始筛查手术患者，预约手术时间，4 月 28 日上午筛查约 40 位白内障患者后，中国捐赠的第一批物资下午 4 点到了，大家各司其职、卸货、开箱、清点、组装、转运。院方找来了几位身体强壮的搬运工，帮助把 18 个巨大的木箱从卡车上运下来，其中一个装有手术显微镜的巨大木箱颇费周折，搬运工和医疗队全体人员一起努力才成功抬下来，后面的工作全部由中国医疗队的医护人员和工程师完成。

晚上 9 点半，所有检查设备和手术设备组装完毕，手术室内器械耗材全部到位。

当晚 10 点多还对超声乳化等手术室设备进行了测试，确定各设备工作正常。

埃方眼科主任所罗门医生来到眼科，发现给中方提供的空房子装满了现代化的医疗设备，摆放得井井有条，他十分惊讶，一下子被中国医疗队严谨认真、吃苦耐劳的精神彻底征服了。早上 8 点上班时，中国医疗队队员远远看见所罗门主任在队员们下车的地方等候着，眼中透着认可与敬佩。

从此后的交谈中得知，所罗门医生没想到中国人做事效率如此之高。这种速度对非洲医生来说是不可想象的。

第二天上午手术室充分消毒，完善患者术前检查，午后顺利进行了两例白内障手术。手术的顺利开展标志着术前检查设备、测量设备，以及手术设备和耗材供应的整个工作链能够正常运转。

在检查患者过程中，埃方发现中国的医疗体系、诊断水平确实比他们要强，办事效率更高。两例手术顺利完成让埃方医院的工作人员感到震惊，所罗门主任凭他多年的临床经验来看，发现中国医生的手术水平比埃方高出一大截。相比之下，埃方的白内障手术水平与中国 20 年前的技术水平相当，采用手法娩核和手动 IA，切口较大，操作过程简单粗放，因此手术出现并发症的比例较高，白内障患者术后视力普遍不好。

此次，中国医生把中国普遍采用的超声乳化技术带到阿勒塔医院，同样的手术，切口还不到他们的一半，手术的安全性极大提高，罕有预料之外的情况发生。此外，当地医院还没有测算人工晶状体的设备和技术，医生给每位患者放相同度数的人工晶状体，中国医疗团队对他们的术后患者进行检查发现，视力普遍低于 0.1，约有一半接受白内障手术的患者都放了度数不合适的人工晶状体。当地大夫认为术后视力达到 0.3 就算满意，达到 1.0 是不可能的。

中国医疗团队带来了人工晶状体测量的设备和技术，并在术中植入了个体化度数的人工晶状体，很多患者术后第一天的视力就达到了 1.0，这种先进的手术技术让当地医生感到惊讶和欣喜。

5 月 2 日"光明行"活动正式开始，该院的工作人员则把自己有眼疾的重要亲朋带过来让中国医生会诊，连院长有眼疾的父亲也来找董方田主任会诊。从这之后，中方和埃方步入了一种很融洽的合作状态。

眼前，困扰中国医疗队的是埃塞俄比亚医疗条件差，白内障患者入院就医拖得太晚，本次接受手术的患者中 90% 的患者白内障为白色成熟或过熟期，大部分患者出现核硬，缺乏核周皮质，囊膜薄且脆。患者除了白内障病情重，合并其他眼部异常的比例也很高。

对于这类患者超声乳化手术风险较高，所以这次中国医疗队采用的对策是针对患者情况制定个体化手术方案，对约 60% 的患者采用了超声乳化技术，对约 40% 的患者采用了无缝线小切口白内障手术。假性囊膜剥脱综合征（PEX）在中国是一种少见的疾病，但在埃国的手术患者中约有三分之一具有典型的 PEX 表现，瞳孔缘异常碎屑，瞳孔不能散大，囊膜脆弱，悬韧带异常伴青光眼损害。

不仅如此，对这类患者进行白内障手术难度也大。正常情况下 5~10 分钟做一例白内障手术，但遇到 PEX 患者可能要一个小时以上才能完成白内障摘除和人工晶状体的悬吊，若在手术过程中出现了异常情况，延长的时间就更多。

按照"光明行"活动的整体安排，李克强总理将在访问非洲期间和埃塞俄比亚总统穆拉图一起赴阿勒塔医院探访，亲自为术后患者揭去眼罩，一同感受患者重获光明的喜悦之情。

领导与患者见面的环节安排了三位术后患者。

第一位是埃国航空公司退休的飞行员。他是当地眼科主任所罗门医生的朋友，60 多岁，会说英语和法语，是一位风趣幽默的人。他双眼均有严重白内障造成的视力低下，严重影响生活。他对中国医生十分信任，十分愿意和中国医生交流，在诊治和手术的过程中合作得十分愉快。

第二位患者50多岁，双眼白内障，近乎全盲，生活在"黑暗"里已数年之久，但全身的生理状态、肢体等都特别好。多年的严重眼疾让他几乎成为"废人"，生活质量也无法保证，他希望通过中国医疗队的手术让他重见光明，恢复到正常人的生活状态。有了光明，他也能出去工作，生活质量也会有明显提高。

第三位患者年纪比较大，他的眼病比前两位还要严重，中国医疗队为他做了复杂的白内障复明手术。

三位参加活动患者的手术是前一天下午做的，在这之前，医疗队有个讨论会，有同志担心，怕现场出现"失误"，提出要不要提前把患者的纱布揭开，看一下手术的成败。张顺华当然明白这是好心。但是，这种"表演"的事她不会干。董方田主任也强调说："咱们做医生的一定要真实，当揭开患者纱布那一瞬间，那种重见光明后的兴奋、意外、惊喜、激动的表情，让出色的演员来演也是演不出来的。如果揭开纱布后，惊喜提前得知，再给患者盖上，当领导揭开纱布时就没有那种表情了，我们医生就是要把真实的情况呈现出来。"

在此之前大家也评估了风险，对患者的病史、眼部情况非常了解，对患者进行眼底检查时没有发现明显的异常，手术操作也非常精细到位，预期患者术后不会有明显的角膜水肿等影响视力的因素。医疗团队有信心患者在揭开纱布那一瞬间能够看得清楚，所以决定不提前检查手术效果，直接让领导来揭纱布，原汁原味地现场直播！三位与领导见面的患者也没有被提前告知。

在领导来探望患者之前 5 分钟，张顺华出于多年的职业习惯，一定要看看自己的患者，虽然自己不能提前打开患者的纱布，但是跟患者聊聊天，了解一些病况还是可以做的。

患者听到张顺华的声音后特别高兴。

在张顺华靠近病床时，患者激动得坐了起来，拉着她的双手，用非洲的礼节亲了一下她的手背。

此情此景，被提前"埋伏"在合适角落里的央视录像机记录下了，这样一个非常经典的镜头在中央电视台《新闻联播》中被播放出来。

李克强总理首先揭开的是退休飞行员的纱布，尽管他没有做手术的左眼有点光亮，但在右眼揭开时，看到明亮的世界后，兴奋之情迅速溢满脸庞，并且拥抱了李克强总理，用埃国相当高的礼节握了握总理的手，用英语说了"效果特别好""改变了他的后半生"等很多感谢的话。

让人记忆深刻的是双眼全盲的老者，这位老者之前双眼什么都看不见，李克强总理来到他面前时，他一脸茫然，什么表情都没有。当揭开纱布的时候，虽然语言表达能力不强，但短短几秒钟，两眼从无神到瞬间聚神的变化，再到无比兴奋的面部表情，那种真真切切无比激动的面部表情变化，引来了现场热烈的掌声。

两国领导看望患者后，安排埃方眼科主任发表了三分钟的讲话，来阐述这次活动的效果和意义。结果眼科主任说得特别激动，用了非常多的语言来赞美中国医疗团队敬业、医术水平高超、两国医护人员之间融洽等，说着说着就超时了，连在场的埃国总统都风趣地说："你已经变成今天的'主角'了！"

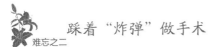

踩着"炸弹"做手术
难忘之二

"我第一反应是，如果这个患者是艾滋病感染者怎么办？"

在这一次白内障手术中，张顺华在用15°穿刺刀给患者眼球做切口后，不小心被锋利的刀尖扎到了手。

回忆起当时被扎，张顺华至今还心有余悸。

当时队里一个大夫立即把张顺华换下了手术台，张顺华赶紧从伤口处往外挤血，清洗消毒，当时唯一的希望就是这名患者不是艾滋病感染者。

艾滋病在非洲相对严重，梅毒、麻风病在当地也不少。当地医生告诉医疗队队员们，医院就诊的患者中艾滋病感染率大约在40%。"其实病情复杂些，我们都不怕，无非是手术的速度会慢一点。"张顺华说起在非洲的这次经历，至今觉得后怕。

"患者感染艾滋病，只要我们医生自己知晓，做的时候注意些也问题不大。"在国内，患者术前都需要查艾滋病、梅毒、乙肝和丙肝等项目，这样做不仅是为了保护医生，提示医生做好防护，更是为了避免交叉感染。

然而，当地法律并不允许给患者做这些检查。

手术中所用的器械都非常锋利，稍不小心割伤自己，伤口碰到患者的体液后，就存在感染的风险。这对医疗队队员来说，无疑是踩着"炸弹"做手术。

从医学上来讲，如果血液直接接触艾滋病感染者的血液，感染率是25%，这个概率还是让人感到害怕的。"我们自己是医生，所以一旦遭遇这样的事情，就会不自觉往那个小概率上去想。"张顺华说，被扎后的那几个小时，她想了很多，如果不幸感染上，还怎么从事自己热爱的医疗工作，该如何面对爱人、孩子，该如何面对未来，各种坏的结果都想到了，十分不安。

事后，院方把情况跟患者沟通，希望患者能检测一下艾滋病和乙肝，患者表示配合。中午的时候，检测结果出来，好在患者的乙肝和艾滋病都是阴性，大家才松了一口气。董方田主任还安慰大家："我们是来做善事的，算是好人有好报吧！"此后，医疗团队工作时更加小心翼翼。

埃塞俄比亚首都亚的斯亚贝巴一共有 20 多名眼科医生，阿勒塔医院只有 6 名眼科大夫。白内障患者多且病情极其复杂，很多患者不得不拖延至很严重时才能看上医生，甚至很多人一辈子都得不到治疗，至此失明。

"为此我们也做好了充分准备，带来了最先进的技术及设备，希望能消除埃塞俄比亚白内障患者的疾病之苦，为他们带来身体和心理上的愉悦。"张顺华说。

这次"光明行"项目从 5 月 2 日正式开展各项工作，5 月 16 日结束，9 个手术工作日（5 月 6 日总理探访，未安排手术）共完成 223 例白内障手术、1

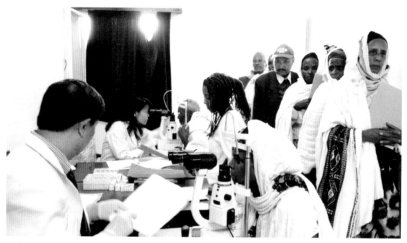

等候中国医生做手术的患者。图片由张顺华大夫提供

例青光眼手术、1 例青光眼演示手术、1 例深层角膜异物取出、1 例霰粒肿手术，为当地医务人员及家属会诊 30 余例，为中资公司工作人员及家属会诊 30 余例，总计门诊工作量约 1 000 人。

手术所需药品、医疗器械由中方提供，活动结束后全部捐献给埃塞俄比亚。

中国医疗队圆满完成任务后 5 月 17 日返京，中埃两国医护人员通过医疗合作不到半个月时间里所结下的深情与友谊让大家恋恋不舍。在中国医疗队离开埃国之际，埃国眼科医生请中国医疗队去当地一家相当有名的餐厅吃饭，并且向医疗队赠送了一个在埃国代表吉祥的黑木雕大象。

那样的开始和别样的结束，这种转变让医疗队队员很意外，也很高兴。

此次活动受到媒体的广泛关注，埃塞俄比亚的电视台和报纸对此进行了广泛的报道，中央电视台在《新闻联播》和其他时段的新闻多次播出活动的视频，新华社及新浪、搜狐等多家媒体也对活动进行了报道。

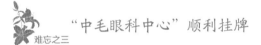

"中毛眼科中心"顺利挂牌

难忘之三

2015 年 7 月 17 日，医疗团队的张顺华医生、杨治坤医生、袁原护士和工程师李坤、刘伟及法语翻译邹文芳一行 6 人先期到达毛里塔尼亚首都努瓦克肖特。

第二天是周六，当地医院无常规门诊，但先遣组队员向首都医院申请开展工作，得到了当地眼科主任的配合。待物资逐一运抵，卸货、开箱、清点、组装、转运，各项工作有条不紊地展开了。经过 7 个小时的忙碌，所有检查和手术设备组装完毕，耗材全部清点并到位，各种设备测试正常，可投入使用。就这样，19 个巨大的包装箱变成了一个可以在两间手术室开展白内障超声乳化手术的眼科中心，后来的百余台白内障手术就是在自制的"手术床"上完成的。

周一的大清早，先遣组就开始忙碌起来，门诊和手术室各项设备再次测试，手术室及手术器械充分消毒。短短的几个小时，就完成了 40 余例白内障患者的筛查和术前检查，并于当日下午顺利进行了三例白内障手术。

7 月 20 日下午，钟勇、王造文、张潇、张燕宁也来到努瓦克肖特与先遣

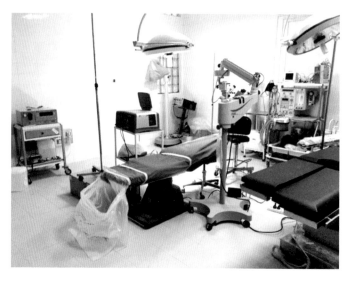

废弃治疗椅改造的眼科
"手术床"。图片由张顺
华大夫提供

组会合，21 日"光明行"工作全面展开。

努瓦克肖特位于沙漠边缘，严重缺水且风沙严重，严重沙眼等眼表疾病十分常见，四分之一患者伴有严重角膜结膜病，角膜浑浊变性大大增加了手术的难度。此外一些白内障患者瞳孔难以散大、晶状体悬韧带异常、囊膜脆弱，这均对手术技术要求很高。张顺华、王造文处理此类情况有比较丰富的经验，他们针对患者的情况制定个体化手术方案，确保手术安全。

在以后的手术中，还有几例白内障很严重的患者，患眼无光感，经过与患者的详细沟通后，均顺利手术，术后效果良好。

第一天预约手术患者的全部治疗工作到晚上 10 点才完成。

毛里塔尼亚总体卫生环境较差，蚊子、苍蝇很多，手术室里也不例外，根本达不到中国手术室的无菌标准。由于宗教信仰，妇女必须佩戴头巾，即使在手术室工作的护士和接受手术的患者也不能将头巾取下。

当地患者术前均不用抗生素滴眼液，手术后立刻回家，而家里的卫生条件更差。鉴于上述原因，术后感染是医疗队队员们最担心的问题。

为了避免眼内炎的发生，医疗队队员在患者接受筛查和进行 AB 超检查时，均予以抗生素滴眼液滴眼，术前皮肤消毒，术中使用聚维酮碘进行结膜囊消毒，术后免费提供抗生素激素复合制剂滴眼液。

经过医疗队队员的细致工作，无一例感染性眼内炎发生。

当地人的语言主要是阿拉伯语和法语，接受手术的患者基本都不会英语，与患者沟通也是一大难题，尤其是表面麻醉下手术更需要患者的配合。之前医疗队队员向当地护士学习的几个常用语也就派上了用场，比如"向下看""看灯"等，配合肢体语言，基本可以与患者沟通，遇到一些特殊情况需要解释的，只能请中国的法语翻译及当地医生、护士为患者详细说明。一些患者面对外国医生无法交流时，表现得十分紧张，配合较差，这增加了手术难度。

即使在这种情况下，几乎所有的手术均在表面麻醉下完成，在门诊及手术中未因语言障碍发生任何问题及误解。

儿童白内障手术是眼科的难点，在非洲国家辅助设施不太好的情况下，以往开展的"光明行"活动中，对此也是十分谨慎，原则上是尽量少给儿童做手术，因为儿童年纪小，手术时必须全麻，风险很大。再者，当时中国医疗队没有配备麻醉师，完全可以拒绝手术。

可是中国医疗队队员们认为，眼疾对孩子的一生影响是巨大的，毕竟他们的人生才刚刚开始，如果通过医生的大爱无私和大胆创新，能给孩子未来几十年带来光明的话，冒这点风险是值得的。

后经过医疗队专家的详细检查及周密的术前用药，协和医疗队专家王造文大夫与毛方首都医院麻醉科医生合作，一天内为6名白内障患儿在全麻下进行了复杂白内障手术，术后反应轻微，效果良好，给这些孩子带来了光明。

这次赴毛里塔尼亚"光明行"活动，张顺华与同事们一起，接诊患者2 000余例，完成各类白内障手术215例、霰粒肿手术1例，协助毛方完成两例眼眶肿物切除术，患者年龄多在40~70岁，也有刚刚3岁的幼童和80多岁的老人。90%手术患者术前视力在指数水平及以下，术后视力恢复良好。

由于术后患者的广泛赞誉和媒体的宣传报道，张顺华及眼科医生们的爱心和技术得到了毛里塔尼亚人民的高度认可。在此次"光明行"活动接近尾声时，仍有大批眼疾患者前来就诊，甚至造成眼科门诊拥堵需要警察帮助维持秩序的情况。遗憾的是，协和医疗队完成任务后，7月31日不得不返回祖国。毛方医院在项目结束后特意安排了高规格的答谢晚宴，并向医疗队队员赠送民族服装，高度评价了中国医疗队高超的医疗技术水平和敬业精神，表示希望能够长期合作。

8月30日，新闻媒体再次聚焦努瓦克肖特，"中毛眼科中心"挂牌仪式在毛里塔尼亚首都医院举行，中国驻毛里塔尼亚大使武东、毛里塔尼亚卫生部部长、毛里塔尼亚首都医院院长、中国驻毛里塔尼亚医疗队队长以及协和医疗队全体成员等出席了挂牌仪式。中方提供的所有设备及药物全部捐赠给毛方，这表明中国与毛里塔尼亚在眼科领域的合作将持续下去，不仅仅是这一次"光明行"活动，以后还会有中国的眼科工作者来到毛里塔尼亚帮带，使毛里塔尼亚的眼科诊疗水平能上一个台阶，留下一支永久的"光明行"医疗队。

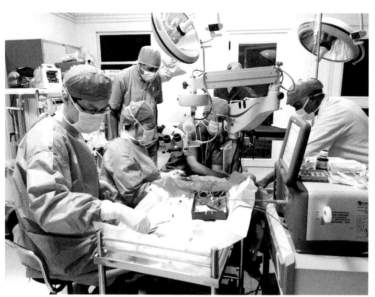

王造文大夫在为全麻儿童实施白内障手术。图片由张顺华大夫提供

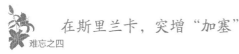

在斯里兰卡，突增"加塞"

难忘之四

2016年11月21日凌晨，张顺华和协和医院医疗团队一行9人，来到斯里兰卡卡鲁塔拉地区综合医院。

斯里兰卡是中国传统友好国家，该国地处热带，气候潮湿，导致白内障高发，迫切需要外来医疗团队和技术协助。

长期以来，中国政府对斯里兰卡在卫生领域提供了巨大支持，其中包括在科伦坡对斯里兰卡国家中央医院进行改造升级，在波隆纳鲁瓦建造了一所现代化的治疗肾病的专科医院，并在其他六个地区建立诊所。

2016年4月斯里兰卡总理访华期间，中国宣布向斯里兰卡援助8辆移动医疗用车，双方表示将在卫生领域加强合作。

在中国外交部的建议下，通过国家卫生计生委国际交流与合作中心的努力协调，"光明行"团队带着设备和医术技术走出国门，首批目标选在斯里兰卡，计划给当地500名白内障患者实施复明手术，这也是为了实践中国领导人"在卫生领域里对斯里兰卡尽最大努力提供巨大支持"的承诺。

到达斯里兰卡当日，医疗队就不顾旅途劳顿，开箱组装设备，高效率地行动，计划第二天开展门诊，第三天开始做手术。

当地天气闷热而潮湿，门诊临时工作区和病房没有空调，医疗队队员们工作的环境特别艰苦。

条件差点可以忍受和克服，而当地医院的理解、支持和配合，则直接影响治疗效果。当地医院的眼科主任，也许是认识不够，对中国开展的项目热情不高，前期医疗队和他邮件沟通时，回复就不积极。医疗队提出在白内障手术之外会诊疑难眼病患者、开展眼底激光和后节手术等设想，他却以"困难很多"来推托。

对此，作为援外医疗老队员的张顺华，在感慨之余更多的是思考。

每每遇到这种情况，张顺华心里想得最多的就是"我用什么打动你"，这

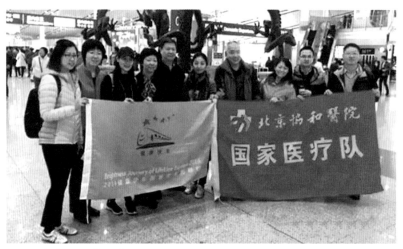

协和医院"光明行"医疗队。

次到斯里兰卡，她更是如此。

经历过几次援外医疗后，张顺华发现和各国医生打起交道来其实最简单的就是看实力和人文素养。任何医生，只要看到别人有强于自己的地方，都会由衷地去认可。医学领域实力绝对不是靠你说的，而是靠你做的，治疗效果和患者感受胜于一切语言。

为了配合医疗队工作，该院临时将一个从未进行过显微手术的普通手术室改造成了医疗队的临时手术室，由于条件有限，湿度和温度可能不达标，从国内带来的 Leica 显微镜经常因凝露而显示不清，给手术造成了一定的困难。后来每次手术前均用擦镜布擦拭镜头，情况略有改善。Infiniti 超乳机也曾"罢工"数小时，影响了手术进度。

另外斯里兰卡电网系统欠稳定，手术中遭遇了在国内不可能出现的频繁闪断现象，这给手术造成极大干扰（断电后影响手术操作，超乳机得重新标定）。

难道当地医院的眼科主任真的不关心这个项目吗？其实不然，正如张顺华所说的：医生沟通交流很简单，一切凭实力！

那一天，当张顺华赶到医院眼科病房准备看术后的患者时，惊讶地发现这位眼科主任已经把医疗队队员做的术后患者全部看了一遍。患者情况非常好，已经安排出院。

从那天早晨开始，双方的关系突然亲近了很多。

眼科主任主动让董方田教授用他专用的小诊间会诊疑难病患，一起讨论病情。医疗队遇到几例需要做玻璃体切除手术的眼底病患者时，这位主任甚至表示可以联系斯里兰卡卫生部免费提供硅油。

患者的疗效是最好的广告。医疗队队员们发现，前几次手术的良好效果和患者的"免费"宣传，让中国医生的好口碑很快传遍大街小巷。从第二周起，要求手术的患者量激增，医疗队队员们只得每天加班加点工作，单日手术量由原计划的 50 台提高到最多 71 台。

在突增的手术量中，其中不乏本院职工家属，他们通过各种途径"加塞"进来，一些在医院工作的医护人员的亲朋好友绞尽脑汁地来开"后门"。

张顺华认为，称职的医生从不拒绝患者，挑拣患者，遇到这种"加塞"，只能克服困难，用加班加点来解决！因为，要对得起患者对中国医生的高度信任和认可。

短短几天，中国医疗队在卡鲁塔拉地区综合医院名声大震，医疗队队员所到之处均受到高度赞扬，甚至从二十多公里外医疗队所住的酒店经理身上，医疗队队员们也感受到了尊敬和热情。

这次"光明行"任务，在 20 多个工作日里，医疗队共完成白内障手术 503 例，其中：490 例行 PHACO 术，13 例行 ECCE 术；497 例行 IOL 植入，其余 6 例行 IOL 缝线悬吊。

重见光明的患者，兴奋地向习近平主席合手致谢

难忘之五

2017 年 11 月中旬，习近平主席对老挝进行国事访问之际，两国领导人要亲自见证中国医疗工作的成果。（参见 2017 年 11 月 16 日，人民网）

　　根据外交部的要求和国家卫生计生委的安排，在这个特定时间、特定地点，要安排一次"光明行"任务。

　　此次任务由以北京协和医院为代表的"国家队"和昆明医科大学第一附属医院为代表的"地方队"共同组成的精英团队完成。

　　这次"光明行"任务来得突然而紧急。

　　从接到任务到习主席出访间隔不到一个月，而且项目基础几乎为零。

　　仅医疗设备、耗材的准备和项目的考察这两项，按正常工作量得要四五个月的时间来完成。这是一项几乎不可能完成但又必须完成的重要医疗任务。

　　任务是 10 月 13 日从国家卫生计生委下达到协和医院的，14 日医疗队组成，由钟勇主任带队，成员有王造文大夫、杨治坤大夫、谢丹护士长、王菲护士。

　　此时，张顺华正在新疆执行援疆任务，在国家卫生计生委的协调下，很快被紧急召回，作为副组长加入了这支医疗队。

　　来自昆明医科大学第一附属医院的"地方队"由李燕主任带队，成员包括苗云坤、赵剑峰以及几位年轻医生和护士。这支团队也多次在缅甸和老挝完成"光明行"项目。

　　协和医院"国家队"考察组 17 日出发，到达老挝定点医院，马不停蹄地进行实地考察，了解定点医院方方面面的情况。

　　20 日，涉及上百件设备耗材清单拟定，并同时启动采买招标程序。

　　21 日，考察结束，项目的所有技术细节确定。

　　10 月 26 日，杨治坤作为先遣组组长抵达万象，先行赶赴老挝玛霍索医院，协同云南眼科医生、器械工程师及当地医院相关人员做大部队到来前的患者筛查、宣传以及工作场所筹备等工作。

　　原先玛霍索医院的眼科只有两个狭小的诊室，这次为了方便医疗队工作，把诊室全部改到病房楼，专门清空了 3 间病房供医疗队摆放裂隙灯以及其他检查设备。从上次考察到再次返回医院只有 4 天的时间，病房楼门外就挂出了活动的宣传海报，大厅摆好了患者登记和等候的桌椅，看来玛霍索医院极其配合。

法瓦柯（Phayvanh）医生是玛霍索医院眼科的副主任，他事无巨细，总是加班加点，毫无怨言，给医疗队帮助很大。

时间不等人，按照常规设备招标采购程序，诊疗所需的设备很难如期到位，云南方面从夏天开始，因其他的援外医疗活动与老挝方面有所接触，因此云南方面从医院到外事办公室都想尽办法，为这次活动的顺利完成付出了很多的努力。

11月4日第一批设备耗材运抵万象，第二日医疗队主体也到达万象。11月6日全体医务人员齐动手，仅用两个半小时，就完成了诊室和检查室的布置、设备调试、患者术前检查及人工晶状体度数计算、手术室清点器械耗材及消毒等工作。中午，团队即开始第一例手术，当日共完成27例白内障手术。

当地医务人员被中国医生的效率震惊了。

2017年11月14日晚，在《新闻联播》画面中，习近平总书记和医务人员一一握手并合影留念，张顺华、李燕两位中国医务人员分别为两位老挝患者揭去眼部的纱布。

重见光明的患者喜悦之情溢于言表，兴奋地向习近平主席合手致谢。

整个场景气氛感人，成为当天新闻的亮点。

在13亿多中国人关注的《新闻联播》上，对于中国援建老挝的玛霍索医院奠基仪式和"光明行"的报道超过了3分钟，数亿人见证了老挝"光明行"受益者重见光明的喜悦。

医疗任务是有风险的，医疗的结果具有一定的不可预见性。患者喜悦的背后，是中国医疗队所承担的压力和付出的汗水。

为了保证患者在习近平总书记和老挝国家主席面前打开纱布的一刹那呈现出最原始最自然的感受，手术后医生不会提前打开纱布检查患者情况，而是让两国领导人真切地"现场观看"中老在医疗领域加强合作的成果。

习主席看望的两位患者都是来自老挝各地的普通民众，一位是退休小学教师，一位是退伍军人。

很多人关心医疗队会不会提前指导患者说什么话、做什么动作。

其实正好相反，作为医生，相信失明的人重见光明后的极度喜悦是任何演员无法呈现的；作为患者，发自内心的感激之言也是任何文稿无法抒发的。医者仁心，医生始终坚持真切、真实和自然。

为了确保活动现场万无一失，经协商，习主席即将探访的这批患者的术前检查由协和团队的杨治坤大夫和谢丹护士长负责，人工晶状体度数计算必须两人结果一致才能通过。7位候选患者的全部手术，由医术精湛的张顺华来完成。

采访张顺华时，问及她当时的感受，张顺华毫不掩饰地说："实事求是地讲，在做手术时我并不紧张，但是由于候选患者病情重、视力差，即使对自己的技术充满信心，活动前一天晚上，我的心里也有过一丝担忧，担心患者打开纱布的瞬间没有特别惊喜，毕竟不确定性是医疗本质的一部分。对医疗效果感到惊喜和感到满意在医疗上有着不同的含义，惊喜意味着更多努力和更多细节的把控。"

最终，活动效果超出预期，医疗队的每个人终于松了一口气。

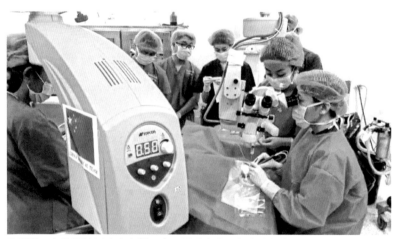

张顺华正在为探访活动患者做手术。图片由张顺华大夫提供

不过，其中一个细节让张顺华终生难忘。

当她为患者揭开纱布时，习主席就站在患者的面前，患者却瞬间转头看了一下她。这是患者给自己的手术大夫"最高级别"的感谢。

和以往"光明行"出发时气氛热烈的场景不同，由于此次任务内容涉密，团队出发时没有鲜花和掌声。来到万象后，医疗队每天默默地完成繁重的医疗工作，接受各种采访，与外交部沟通重大活动的细节。门外玛霍索医院奠基仪式的现场正在施工，每天的变化令人惊异。

临近重要活动日期，处处是荷枪实弹的安保人员，医疗队的成员无不恪守组织纪律和外事纪律。

张顺华多次参加国内外的"光明行"任务，当问起这次与以前的不同之处在哪儿，她说最大的区别就是面对的媒体。

在玛霍索医院完成"光明行"任务的日子里，每天来医院采访拍摄的全是国家核心媒体，中国媒体包括中央电视台、新华社、中国国际广播电台、凤凰卫视等，老挝媒体包括国家电视台、巴特寮通讯社等。由于这些媒体影响力大，接受采访时措辞必须十分严谨和恰当。

两国领导视察玛霍索医院那一天，周边道路封锁，仅持证人员可以进入，但是病房楼里正常工作还在进行，并没有十分紧张的气氛。

接近10点，参加完奠基典礼的习主席走进病房楼和"光明行"医务人员握手合影。

习主席亲切平和，他和前排几个人握手交谈后合影，合影后不忘和其他人逐一握手才走向病房，这个举动让人感受到每个人在他心中都非常重要。

这些在新闻上看不到的小细节，让在场的医务人员无不感受到习主席的人格魅力。

玛霍索医院在老挝有着特殊地位，它是法国殖民时期修建的，目前是老挝历史最悠久、规模最大的医院。更重要的是，它和老挝的政治中枢主席府比邻，中间仅隔一条不宽的马路。中国本次援建将推倒法国殖民时期的建筑，重建一座有中国印记的现代化医院。

"光明行"作为一种特殊的外交手段,在拉近两国关系、建立友好形象方面具有难以替代的作用,因为救死扶伤、治病救人,没有国界的限制,没有种族的限制,没有意识形态的限制。

张顺华说,通过几年来参加"光明行"活动,能感受到中国外交政策更加务实、扎实。

此次活动中,习近平主席称赞医务人员作为光明和友好使者,不仅为老挝患者带来了光明,也为夯实中老友好的民意基础作出了积极贡献,体现着新时代的国际主义精神。

回忆起这次"光明行"活动,张顺华说,湄公河日落很美,但更美的是揭开纱布的那一刻,让患者感受到重见光明的世界之美。湄公河更像一条纽带,连接着中国和东南亚的友邻一衣带水的情谊,连接着"一带一路"愈发光明的前景和未来!

3 中柬"光明行",架起连心桥

2016年9月3日,70岁的柬埔寨磅湛省巴贴县巴贴乡女子提东,与她73岁的先生苏顶,一起走进磅湛省医院眼科手术室,接受中国眼科医生所做的超声乳化白内障手术。手术后提东说:"我俩今天充满希望来做手术!中国医生技艺真好,刚刚感到一丝疼痛,手术就结束了。盼着明天揭开纱布,一切像从前一样清楚!"

4日上午,揭开眼前纱布的瞬间,这位难掩激动的湄公河女子兴奋地告诉中柬媒体，他夫妻俩被折磨了好多年的"黑暗"生活，终于结束了。

提东是从磅湛省政府通过电台、电视台、报纸、网络发布的公告中得知"中国海南·柬埔寨（磅湛）光明行"医疗队首次义诊消息的，向来宁静的磅湛省医院当时成了当地贫困眼疾患者的心爱之地。患者从 8 月 28 日起，聚集在这里等候中国先遣医疗队医生做白内障手术筛查。提东在经过筛查获得手术通知时，像"中奖"一般高兴。

提东的手术是在偏于医院一隅、被巨大杧果树掩映的一处乳黄色旧手术室进行的，经过前几天的消毒清洁，这里成为磅湛省贫困白内障患者的向往之地，来自中国深圳华厦眼科医院的姚晓明医生、刘晓军医生主刀，两台手术同时"开台"。

手术室外，患者被中柬志愿者安排更衣、消毒，静静坐成一排等候；手术室内，显微镜下，医生的手指翻飞，小切口，超声碎晶状体，吸出碎后皮质，植入新晶状体……手术过程轻快、流畅如小夜曲。第一台，从患者躺上手术台到护士为之敷上纱布，整个手术时间不到 20 分钟！

"下一个！""下一个！"原本以为会很清静的手术室，竟有一股欢快的气氛在涌动，患者的希望，医生的自信，交织在一起。

中国医疗队采用的超声乳化白内障复明手术，切口只有 3 毫米左右。采用超声波将眼内晶状体粉碎成乳糜状，再连同皮质一起吸出。植入的折叠型后房型人工晶状体，有很好的亲水性。患者相当于更换了眼睛浑浊了的光学部件，得以复明。这样的手术让患者揭开纱布一瞬间又见光明时，激动地站起来，不停地双手合十感谢主刀医生。（参见 2016 年 9 月 4 日，中新网）

柬埔寨有个叫丹美的小村庄，离暹粒市需要一个多小时的车程，由于这里位置偏远，交通不便，当地居民主要从事农耕劳作。

珠榭是当地的一名普通退休教师，73 岁的她曾因多年双眼白内障而饱受煎熬。经中国医生手术治疗，珠榭的生活质量有了飞跃。

珠榭每个月能拿到约 400 元人民币的退休金，勉强能够维持家里六口人的生活。然而在柬埔寨实施一例白内障手术，患者至少需要支付约 3 000 元人民币的手术费，高昂的手术费用让珠榭从未考虑过进行治疗。

"没有做手术的时候看远处非常模糊、闪白，现在做完手术就好了，眼睛视力变得清晰起来，觉得好像有了一个全新的世界。"珠榭说。

在柬埔寨的"宋干节"（一般在每年的 4 月 13 日至 15 日，或 14 日至 16 日，这是柬埔寨一年一度最欢乐的节日，柬埔寨人通常以相互泼水来庆祝，所以又叫泼水节）期间，已经多年没有好好过节的她不仅可以帮助子女们一起布置家装，还能骑上自行车外出拜访亲朋好友。

珠榭说："就好像是中国医生给了我一个新年礼物，感谢中国医生对我们的帮助和治疗。"（参见 2017 年 4 月 20 日，央视网）

像珠榭一样在中国医生帮助下复明的眼疾患者还有很多，视力的康复为患者们带来了劳动力的恢复和经济收入，这些普通柬埔寨人的家庭生活从此得以改变。

2017 年 7 月 28 日 21 时 15 分，在柬埔寨暹粒省医院，中国海航医生集团眼科首席医疗官郝燕生完成了此次活动 3 天里的第 172 例手术。这个工作强度是他在国内的两倍。

郝燕生换下手术衣，拖着疲惫的身子走出手术室。

工作虽然很辛苦，但也要坚持为最后一个患者做完手术，这是一份责任，也是一份荣誉。

当穿上志愿者蓝色队服后，郝燕生就变成了传递中柬友谊的"光明使者"，不仅"擦亮"了柬埔寨白内障患者的眼睛，也为中柬友谊再添温情，这是医疗队医生们最大的心愿。

"光明行"活动受到柬埔寨民众欢迎，中国医生的精湛医术是重要原因。手术中，医护人员在抢时间的同时，对手术质量更加精益求精。"我在国内做一台白内障手术平均只要 5 分钟，在柬埔寨则需要 10 分钟，难度大的手术更是要花半个小时。"郝燕生说。在柬埔寨，医生不懂当地人的语言和习俗，需要多花时间和患者沟通，做手术时也要更加仔细。

和妻子一起搭车从金边赶来，3 次参加"光明行"的柬埔寨华人志愿者王潭说："能为中柬两国人民架起'连心桥'，我感到非常自豪。"

王潭还将自己的侄女王小琴拉入了团队，为手术提供翻译工作。王小琴说，一个人没有手或腿还能生活，但没有眼睛，就生活在黑暗世界，是非常痛苦的。"我身上有中国人的血液，我为中国医生感到骄傲。"

一周内，义诊患者 725 名，3 天完成手术 172 例。

第四次"中国海南·柬埔寨光明行"活动义诊人数、完成手术量是历次活动中最多的一次。

此次"光明行"活动中，海南省向暹粒省医院眼科捐赠价值 118 万元人民币的医疗设备，海南医疗义诊队还将对暹粒省医院眼科医护人员进行相关培训。

暹粒省医院眼科主任孔宋利（Kong Sonly）在郝燕生的指导下完成了数台手术。"中国医生做的白内障手术切口小，恢复快，不用缝线，非常值得我们学习。"

当地华文媒体《柬华日报》《金边晚报》《华商日报》对"光明行"进行了报道。柬埔寨主流柬文报纸《柬埔寨之光》、柬埔寨国家电视台也再次聚焦"光明行"活动。

"我已经连续 4 次报道'光明行'活动。每次的患者都在不断增多，大家都称赞中国医生非常认真，手术做得很棒。这样的活动能够推动中柬两国的友好发展。"柬埔寨国家电视台记者 Tieng Chandara 说。

用医者仁心架起中柬两国友谊的桥梁，这是海南发挥自身优势，积极扛起国家担当的体现。

4 次"光明行"活动，深深感动了柬埔寨人民。柬中友好协会主席艾森沃说："对于白内障患者而言，重见光明是他们最盼望的事。经过治疗后，这些患者不仅能重见光明，还能正常生活，养活自己和家人。感谢中国海南省人民对柬埔寨人民的深情帮助。"（参见 2017 年 7 月 31 日，《海南日报》）

4 光明照亮了"黑人的土地"

位于非洲东北部、红海西岸的苏丹共和国，其名字源自阿拉伯语"Biladal-Sudan"，字面意思为"黑人的土地"。

中国医疗援助苏丹是于 1971 年 4 月从阿布欧舍这个偏远小镇驻点开始的，几十年来，凭借一批批医术精湛的中国医生的热情帮扶，一座相当于中国乡镇卫生院规模的小医院成了远近闻名的"中国医院"。2012 年 1 月，首批来自中国的"光明行"队伍，再次照亮了这片"黑人的土地"。

2012 年 1 月 8 日开始，苏丹两河大学附属眼科医院被挤得水泄不通，这一切都是苏丹环球健康基金会在当地媒体上刊登广告惹的"祸"，仅两天内就有 100 多位白内障患者打电话询问中国医疗队开展"光明行"之事。

58 岁的拉曼就是通过朋友在报纸上得知消息的，从千里之外来到喀土穆的两河大学附属眼科医院进行了初步的检查，和他一起通过初步检查的白内障患者还有 200 多名。

如此多的白内障患者蜂拥而至，这可忙坏了云南省第一人民医院副院长梅妍和她的医疗团队，他们每天忙碌着为苏丹患者检查、手术、复查。

由中国和平发展基金会主办的"中苏友好光明行"活动，自 2011 年 10 月开始，从国内到国外，各项准备工作陆续开展，人员、组织、物资、境外沟通等各项工作齐头并进。

2012 年 1 月 11 日是中国医疗队"大考"的日子，手术首日来的患者虽然多，但有一部分仍在观望。中国医生医术如何？项目效果如何？中国人是否容易合作？对中国的陌生让患者产生了一系列的疑问，加上苏丹的宗教、文化等各方面与中国的差异很大，由此导致的沟通不畅时有发生。

由于日照强，气候干燥，苏丹患者普遍存在眼疾综合征多、瞳孔小、角膜病变等问题，因此手术难度很大。

手术室里的苏丹医护人员也睁开"火眼金睛"，仔细"观察"中国医生手中的"瓷器活"。

面对这些难题，手术室里，中国手术医生跟苏丹医生、患者坦诚交流，确保手术顺利；手术室外，基金会工作人员、复查医生给苏丹民众耐心讲解，回答他们的疑问。

手术治愈率达百分之百。35岁的阿里摘去眼罩重见光明的时候，他激动得哭了。自幼失明的他，虽然术后仍不能达到正常的视力，但内心充满了感激："我可以工作了，中国医生让我获得重生！"虽然语言不通，但他紧握着拳头

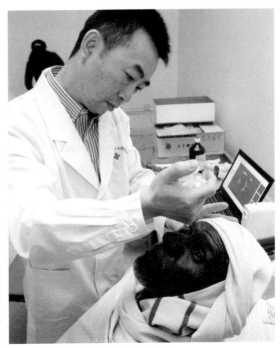

2012年1月12日，在苏丹喀土穆两河大学附属眼科医院，中国医生为一位苏丹白内障患者进行治疗。新华社发，穆罕默德·巴比克尔摄

用手势表达着感激之情。

在喀土穆两河大学附属眼科医院大门口，随处可见"光明行"的宣传展板。中国医务人员正在检查室、手术室紧张忙碌，排队等待术前筛检的人坐满了整个医院大厅。

许多患者还特地从苏丹边远省份赶来。

一位名叫奥马尔的老人由儿子陪伴，从苏丹南部的西科尔多凡州坐了 8 个小时大巴，来找中国大夫。奥马尔说，他在喀土穆的弟弟在这里完成了白内障手术，左眼恢复了视力，他听说后也赶了过来。

在当地，中国医生为苏丹百岁老人伊萨做白内障手术的事迹已传为佳话。

一位自称 80 岁的老人在同样白发苍苍的儿子的陪同下来到医院，希望中国大夫能为他做手术。经检查发现，他一只眼睛已经失明，另一只还有微弱光感，但其身体虚弱，手术风险较大。

为了圆老人的心愿，经反复检查研究，在严密监护下，医疗队的赵俊宏医生为他成功实施了白内障手术，老人时隔多年后重见光明，十分激动，对医生道出了实情——原来他已经 101 岁了，因年龄较大，苏丹当地医院不敢收治，只好隐瞒年龄来找中国医生，没想到真的治好了。

"中苏友好光明行"活动免费为苏丹白内障患者实施了 151 例手术，当术后揭开拉曼眼前的纱布时，他激动地向中国医生形容他的感受："昨天做完手术，就像光线突然照进了漆黑的山洞，真亮。今天一早，我就看到了青尼罗河，真美。"

2016 年 7 月 18 日，为了圆满完成援苏"光明行"项目，西安市第一医院派出副院长宋国忠担任队长，抽调眼科四名博士、科室主任、眼科护士长等多名骨干力量组成援外医疗队。

8 月 1 日，全体医疗队队员抵达喀土穆后在两河大学附属眼科医院正式开始手术。在苏丹的 3 个月里，初筛患者 5 200 余例，复筛患者 1 600 余例，功能检查 1 400 余例，完成白内障手术 1 041 例，无一例感染，圆满完成"光明行"

项目的白内障复明手术任务。

由于当地医院设施简陋落后，术前没有心电图等辅助检查，每一例手术从确定到结束都是对医疗队的考验。"低温甲醛熏蒸消毒"在国内已是淘汰的消毒技术，却是苏丹两河大学附属眼科医院手术室空气灭菌的唯一方法。熏蒸过后一周的手术间空气经检测甲醛释放依然超标10%~30%。设备科队员用蚊帐为手术室赶制了纱窗及通风设施，用泡沫、纸箱为队员们在库房搭建了简易的休息空间。

中国医疗队队员为确保手术安全及中苏双方医护人员的配合，每天都要对当日手术进行技术总结，优化手术流程，确保手术的成功及安全。项目组成员平均每天工作10个小时以上。这期间还对苏方医护人员进行了7次以上的集中培训。

在援苏"光明行"期间，有的队员受蚊虫叮咬后皮肤大面积破溃感染，他们没有向组织提出困难而是独自承受着病痛的煎熬。个别队员出现免疫力下降、体重减轻、呼吸系统疾病迁延不愈等症状。其中一名手术室护士在患有呼吸道高反应性疾病的情况下，没有向组织提出过自身困难，对紧迫的手术任务丝毫没有倦怠，每日默默地自服抗过敏药物后协同队友们并肩作战，每个人都争相用自己的行动向祖国交上满意答卷。

郑博是在西安市第一医院工作了12年多的一名医生，虽然他平时不爱说话，却对患者亲切和蔼，患者和同事都称他为"温柔的大个子"。

2016年7月，经过层层选拔，郑博成为支援苏丹"光明行"中国医疗队的一员。

能代表陕西、代表中国赴苏丹援医是件非常令人高兴和自豪的事，可是天有不测风云，临行前夕，他的父亲被检查出肺癌，且确诊为晚期。

没有谁比医生更了解肺癌晚期意味着什么，可在父亲患重病之时，作为医生的儿子却要远赴异国他乡，他焦急彷徨，一度想打退堂鼓了。

"放心去吧。去了安心工作，好好完成任务，记得你代表的是中国！家里一切放心，我会好好等你回来的。"父亲忍住病痛，严厉又不失和蔼地对他说。

带着父亲的嘱托，郑博坚定地踏上了征途。

在支援苏丹"光明行"的日子里，郑博平均每天要完成 10~15 例患者的检查和手术，几乎每天都是清晨 6 点起床，一直到晚上 7 点才能回驻地。每次回到驻地，他都不忘给家里打电话，而父亲总是在电话里叮嘱他："工作要仔细认真，不能出现差错，你代表的是中国医生。家里一切都好，放心吧。"

"放心吧。"那天早上的最后一次通话，让他怎么也放心不下来！父亲由于病情越来越重，说话的声音很弱，呼吸急促，但还没忘了叮嘱他："快去忙吧，工作要紧！"

他万万没有想到，在下班回驻地的路上，妻子发来信息："爸走了！很安详！"

这一夜，父亲的音容笑貌一直在眼前。

他哭了，但脑海里又浮现出父亲最后的遗言："工作要紧！"

第二天，医疗队领导得知此事让他休息，郑博却说："没事，我知道我是来干什么的，只有好好工作才是对父亲最大的回报。"

这一天仍然是十几台手术，他始终认真对待每一个患者，认真完成手术，这一刻他仿佛感觉父亲在天上看着他笑了。

"安心工作，好好完成任务，记得你代表的是中国！"

郑博说，他永远记得父亲的话。他的心里也永远只有一件事，那就是做好每一台手术，这也是让他坚持下去的一个永恒的信念。

张劲松：让爱从也门起航

2013 年 8 月 15 日凌晨 1 点 55 分，北京，首都国际机场。

在起飞的经多哈转机到萨那的 QR897 航班上，由于当时也门安全局势不断恶化，飞机上几乎全是阿拉伯人。

人们都逐渐进入睡眠状态，航班中部有一盏阅读灯一直亮着，在飞往多哈的 8 个小时的飞行中，灯光下有个人一直在阅读一本亚太白内障及屈光手术专业杂志。

这个人就是中国医科大学附属第四医院副院长张劲松教授。

此时，担任中华医学会眼科学分会委员、中华眼科学会白内障人工晶状体学组副组长的他，要远渡重洋，传递自己和团队到异国他乡播撒光明的爱心。

张劲松教授在国内外眼科学术界可谓是赫赫有名。

从事眼科医教研工作 40 余年的他，在白内障、屈光手术领域，以及眼科疑难病的诊断和治疗等领域有丰富的经验和颇深的造诣。

比如，他在国际上最早开展飞秒激光手术系统及手术导航系统辅助下的精准 3D 白内障手术、三焦点、连续视程、区域折射型人工晶状体植入矫正老视手术及高度近视白内障、复杂屈光性晶状体手术、白内障激光乳化及水乳化手术技术、多焦点人工晶状体植入术、散光人工晶状体植入术及微切口白内障手术等。在白内障人工晶状体手术领域一直占据国内乃至国际领先地位，曾被国际白内障晶状体学会授予"突出贡献奖"及"晶状体大师"称号。

为配合国家卫生计生委派出援外医疗队 50 周年纪念活动，辽宁省卫生厅决定向也门派出眼科专家组一行 6 人进行眼科白内障手术义诊。张劲松就是这个团队的领队。

此外，张劲松教授还有一个目的，就是进一步探索扩展与也门在医疗卫生领域的技术合作，使医疗援外形式多样化。

医疗队即将在也门萨那共和国医院、塔兹革命医院中也眼科合作中心完成 100 例白内障人工晶状体植入手术。

也门，位于阿拉伯半岛西南端，与沙特、阿曼相邻，濒临红海、亚丁湾和阿拉伯海，是世界上最不发达的国家之一。那里由于紫外线强，白内障高发。受当地医疗条件限制，许多贫困患者没有机会接受这种手术。

8 月 15 日 20 点 35 分，"中国医疗队也门光明行"眼科专家组抵达萨那国际机场。虽然当地警戒森严，士兵荷枪实弹，街上人烟稀少，一些店铺关闭，但这阻挡不住"中国医疗队也门光明行"的步伐，专家组一行同时也深切感受到了也门人民对中国的深厚感情。

这是中国政府援助也门的中也眼科合作中心成立后第一次派出眼科专家组赴也门进行义诊。

手术中使用的晶状体、器械、耗材等物品均由中国医科大学附属第四医院无偿赠送。

8 月 16 日一大早，张劲松教授就带领马立威、石栋、马驰、倪洋洋等，赶到了萨那共和国医院进行术前的最后筛查。

当地群众听说了中国医疗队要来的消息，早早就从各地赶来等候，医疗队受到了当地政府和群众的热烈欢迎。

8 月 18 日，医疗队马不停蹄地赶往塔兹。

也门塔兹革命医院是中国于 20 世纪 70 年代无偿援建的一所综合性医院，当时有 14 名中国援外医疗队队员在这所医院工作。14 名医疗队队员中除一名翻译人员外，其他均由中国医科大学附属医院派出。

8 月 18 日上午 9 点，"中国医疗队也门光明行"眼科专家为 84 岁的萨利赫·阿里解开纱布，老人在失明 23 年后，又一次看清了这个世界。

萨利赫·阿里老人反复说："绥尼——太玛姆、太玛姆——绥尼！"（中国——感谢，感谢——中国！）感谢中国政府和中国大夫，可以让他在晚年重见光明。

还有一位老人，名叫阿卜杜·侯赛因，已经 75 岁了，且退休多年，退休前是塔兹革命医院口腔科医生。8 月初，老人听说张劲松教授带领的中国医疗队要到医院义诊，既担心，又期盼。担心的是眼下的动荡局势和恐怖活动影响专家们的安全，期盼的是能在也门见到带给自己光明的国际知名眼科专家。

原来，心里矛盾的阿卜杜·侯赛因，早在 60 多岁时就患上了白内障，而且越来越严重。他本来要到埃及手术，埃及专家根据他的病情介绍他去中国沈阳找张劲松教授，于是他在 2005 年、2006 年不远万里来到中国，两眼分别成功接受了白内障人工晶状体植入手术。如今，七八年过去了，视力保持得还相当好，这使暮年的阿卜杜·侯赛因生活很幸福，因而，他倍加感激张教授。18 日，老人早早赶到医院，拉着张劲松教授的手，对医疗队赞不绝口："库克吐

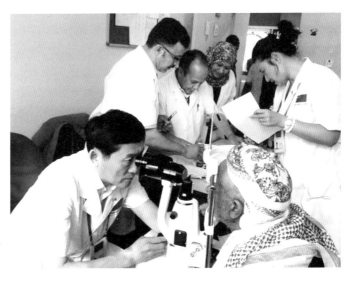

张劲松教授正在为患者做术前检查。

鲁随尼台买姆！"（中国医生好棒！）

在塔兹革命医院，一位 13 岁的帅气小男孩最让人心疼。

小孩名叫穆罕默德·阿里夫，他双眼患先天性白内障，整个世界一片漆黑。由于父母都是残疾人，家境非常贫困，好不容易筹的钱仅够把左眼做了，因为没有钱，右眼只得忍着不做手术。

前几天，阿里夫在医院假肢厂工作的父亲得知中国医疗队来了，兴奋得一连几天睡不着，企盼着奇迹的出现。他多次来到医院眼科，报名给儿子做右眼手术，把希望寄托在"万能"的中国医生身上。

阿里夫是幸运的，他遇到了中国张劲松教授一行！他非常配合医生的手术，让失明的痛化作幸福的泪……

从 8 月 18 日下午 2 点开始，52 台白内障手术在塔兹革命医院进行。由于有时会突然断电，手术会推迟。当日最后一名患者被推出手术室已是晚上 11 点。当地天气炎热，做完手术后，医护人员已经是汗流浃背，由于连续工作的时间太久，专家们几乎直不起腰，有的护士还出现了轻微脱水现象。

8 月 17 日至 18 日两天时间里，中国医疗队为 75 名也门白内障患者带来了光明。没有一例出现术中或术后并发症。手术过程中，也门卫生系统组织了 20 名当地眼科医生进行观摩学习。此次手术填补了当地医院的多项空白，中国专家的精湛医术受到当地同行和患者的由衷赞叹与感激。

8 月 19 日，医疗队再次返回萨那，为一些严重白内障患者诊治。

手术之余，张劲松静下心来思考："授人以鱼，不如授人以渔。我们要留下一支不走的医疗队。"这次"中国医疗队也门光明行"活动旨在帮助也门人民治疗白内障，让患者重见光明，同时还计划培训也门医生，以彻底解决也门眼疾患者无处求医的问题。

其实，早在 2011 年 1 月 16 日，时任国家卫生部党组书记张茅抵达也门进行访问，同时中方向也方赠送价值 283 万元人民币的眼科设备，并在萨那共和国医院和塔兹革命医院分别建立中也眼科合作中心。

中也眼科合作中心拥有白内障超乳机，这在也门当地属高科技的眼科设备。然而，由于缺乏技术支持，设备一直处于闲置状态。此外，2011 年也门局势动乱，随着中国医疗队的撤出，眼科合作中心其他设备也被闲置或挪作他用。

2013 年 3 月，中国医疗队复派之后，为了更好地满足当地眼疾患者的医疗需求，根据辽宁省卫生厅的指示，医疗队主队及萨那、塔兹医疗分队积极筹划，也门塔兹革命医院在有限的财力下，投入资金和人力改造并重建了中也眼科合作中心。

6 月 15 日，塔兹革命医院举行了中也眼科合作中心启动仪式。

中心这次按照高标准的设计，设置了眼科门诊、综合检查室、两间病房、处置室、术后检查室、手术室及综合办公室等。中国赠送给眼科合作中心的超声乳化仪、眼科显微镜、眼科 AB 超、全自动验光仪和非接触式眼压计等设备

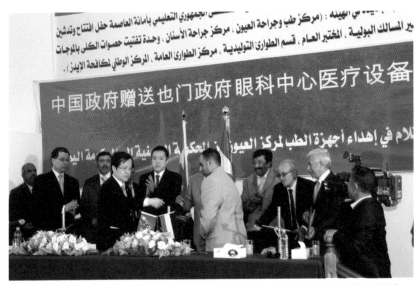

卫生部党组书记、副部长张茅（后排左四）代表中国政府向也门政府捐赠眼科设备。图为中国驻也门大使刘登林（前排左一）与也门卫生部次长贾玛尔·萨贝特·纳西尔（Gamal Thaber Nasher）先生（前排左二）交换签字文本。（2011 年）

重新经过调试，可开展常规内眼及外眼手术，可为塔兹地区人民提供更好的医疗保障。

辽宁省卫生健康部门的领导也多次强调，派遣短期专家组赴也门义诊是辽宁省援外医疗工作的延伸，是今后援外医疗队工作的一种形式，采取"走出去"和"请进来"相结合。

为此，2013年6月6日至27日，为扩大医疗临床方面的合作与交流，辽宁省卫生厅委托中国医科大学附属第四医院中国眼科手术技能培训中心对赴也门医疗队所在医院的5名眼科医生艾玛尼、亚黑亚、发利德、哈利德、哈米德进行了为期22天的培训，培训在辽宁省进行。

在培训期间，张劲松教授、马立威副教授亲自授课，请也门医生观摩白内障超声乳化等手术，并指导其实验室的操作，也门眼科医生认为这次培训收获非常大。经过课程讲授、实验室操作等培训，5名也门眼科医生回国后陆续

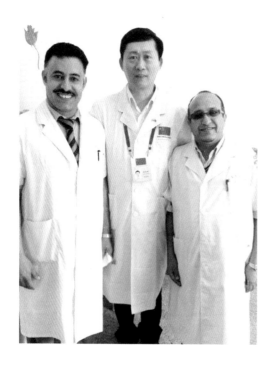

在中国培训的萨那共和国医院的两名眼科医生与导师张劲松教授（中）合影。

开展手术。也门医生来华进行技术培训扩展了援外医疗单一的派遣医疗队模式。

这次"中国医疗队也门光明行"到中也眼科合作中心开展眼病手术，主要目的之一也是带教中也两国眼科医生。

从中国培训回来的亚黑亚、哈利德这几天是寸步不离导师张劲松，连他们穿的白大褂上都印有"中国医科大学附属第四医院"的字样，他们为去过中国学习感到无比自豪。艾玛尼更是兴奋地说："一定要让女儿去中国学医！"

对于也门，张劲松教授也有着特殊的感情。不久前从中国培训回来的 5 个学生陆续开展了手术，让他欣慰。因此，他致力于将先进的眼科技术带到那里，提高也门医生整体诊疗水平，让更多的白内障患者重见光明。

也门萨那共和国医院院长纳赛尔·嘎达希说，中国医生的技术让他们感到震惊，这里需要中国医生更多的帮助，也希望更多的中国医生来到也门。

也门卫生部国际司司长穆罕默德·阿古力先生对中国政府、中国医疗队表示感谢，称赞中国医疗队队员医术精湛、医德高尚，为也门人民提供了优质的医疗服务，为提高也门医疗水平作出了重要贡献。

6　巴方医学会主席连说了三个"excellent"（好极了）

2018 年 1 月 7 日，国家卫生计生委组织的"健康快车——巴基斯坦光明行"任务，由中国人民解放军总医院第一医学中心眼科主任李朝辉带领医疗队一行 7 人，赶赴卡拉奇执行。

这次任务是"健康快车"走出国门扶贫治盲的第三站。首站是斯里兰卡，第二站是缅甸，此次任务计划共完成 500 台白内障复明手术。

接受这一任务是 3 个月前的事。说这一任务艰巨而神圣一点也不过分，艰巨在于筹备工作时间紧而要求高；神圣在于影响重大，意义非凡。

此次行动是以实际行动落实习近平主席关于深化国家间医疗卫生领域合作的号召，体现了和平、交流、理解、包容、合作、共赢的精神；是对"一带一路"倡议的具体践行，既是中巴政府之间的合作，又是中巴医学技术之间的交流，影响深远。

凡事预则立。必须高度重视准备工作。

说起来容易，而最终落实下来可就费劲了。事无巨细的弄得人头昏脑涨：小到注射针头、眼药，大到白内障超声乳化机及手术显微镜，围手术期及手术所需的所有物品、耗材共计 367 种，11 010 件，均需在国内采购。

全部准备工作结束，经过十个半小时的奔波，医疗队于当地时间 22 点 40 分抵达卡拉奇国际机场。

尽管机场十分破旧、过关效率极低，但这丝毫也不影响当地人对中国人的热情，巴基斯坦医学会主席和中国驻卡拉奇总领事馆的人员亲自到机场迎接。

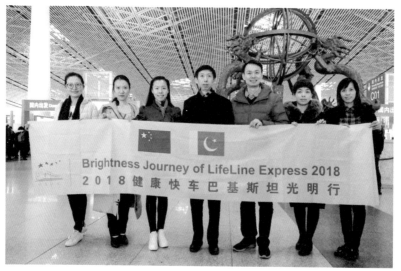

解放军总医院光明行医疗队。图片由许薇薇副主任提供

因当地党派众多，大小200多个党派恩怨不断，武装冲突时有发生。因此医疗队的安保工作显得尤为重要。各一辆警车开道和收尾，每辆车上有四名持枪的警察，医疗队队员乘坐的车上始终有两名安保人员。

到酒店办好手续已经是凌晨两点多了，医疗队队员们抓紧时间休息，因为第二天上午还要立即赶赴 PEBS 医院开始工作。

一大堆的体力活在等着队员们，如设备的安装调试、手术室的布置，等等，还要进行患者筛查。

李朝辉、许薇薇、侯豹可、叶子等逐一为患者检查白内障病情并书写记录，确定人工晶状体度数并录入电脑，筛选次日需要接受手术的患者。完成患者筛查后，还与任务执行医院——PEBS 医院的医生及手术室护士协商了工作流程。

尽管协商过程一波三折、困难重重，但是最终如愿以偿，巴方按照中方需要的流程配合医疗队的工作。

工程师安装调试白内障超声乳化机及手术显微镜。

护士长钱海燕带领护士任春艳、钟胜楠清洗消毒手术室、手术器械，摆放药品及术中所需耗材。

1月8日，手术的第一天，尽管准备工作做得认真而严密，可各种意想不到的情况却频频出现。

队员们心里不免有些紧张，心理压力在增大，但在这个时候最需要冷静、需要理智。大家认真地分析原因，也许是长途搬运的问题。在设备方面，超声乳化机负压跟不上，显微镜不能调焦，万向轴失灵，手术床不够稳定；在医疗方面，巴方派来支援工作的护士无菌原则欠佳，屡次出现不穿洗手衣、口罩佩戴不到位、碰脏已消毒部位、触碰无菌台的情况；在患者方面，由于语言障碍及患者的文化程度较低，患者的配合度普遍较差，甚至出现在手术过程中，患者因恐惧而坐起、试图离开手术台的情况。

这些问题叠加在一起，使得平时寻常而简单的工作变成了异常艰巨的工程，极大地降低了工作效率。

毕竟是中国军医，走出国门就代表着国家和军队。此时，队员们没有一个人抱怨，更没有人要放弃手术，大家都在积极分析出现问题的原因，寻找解决问题的办法。

工程师反复调修设备，解决了大部分故障，力图为医生的手术保驾护航。然而巴方一台显微镜因老化严重，主板失灵，始终无法灵敏地调节焦距及万向轴。医生只能在手术的过程中手动调节显微镜，硬是用这台即将报废的显微镜坚持完成了高质量的白内障超声乳化手术。

同时护士们一边工作、一边带教，对巴方护士反复培训，加强他们的无菌观念。

医生和护士通过翻译（当地通行语言为乌尔都语，患者听不懂英语）在术前对患者进行宣教，要求患者在台上配合，提高了患者的配合度。

总的来说，第一个手术日，一切都在磨合中，在手术中不断发现问题，同时不断解决问题。

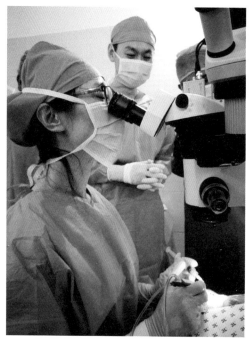

手术进行中。

当天完成了 43 台手术，大家都累得连话都不想说了。

经过第一天的磨合，第二天状况明显改观，顺利完成 45 台手术，天黑之前队员们就回到了酒店。

第三个手术日完成 64 台手术，也很顺利。

3 天完成 152 台手术。尽管队员们感到很辛苦，但是也不断得到真挚的赞扬，尤其是巴方民众看到中国医疗队精湛的手术技术和良好的术后效果时，更是钦佩不已。

在手术进行时，医院的报告厅每天不间断地向外直播，巴方各地的眼科专家都前来观摩手术。每天的午饭时间更是成为巴方医学会领导、眼科专家和护士们跟中国医疗队队员们合影的时间。当地的人都很敬业，不管从事什么职业都尽力做好本职工作，跟在中国医疗队后面协助的男护士们，不辞辛苦，整天都在小跑着干活。

在 1 月 10 日，医院还专门举行了一个隆重的启动仪式。

解放军总医院第一医学中心眼科主任李朝辉、中国驻卡拉奇总领事馆代总领事陈小冬、巴基斯坦医学会主席瓦萨琪医生、PEBS 医院院长及中国卫生

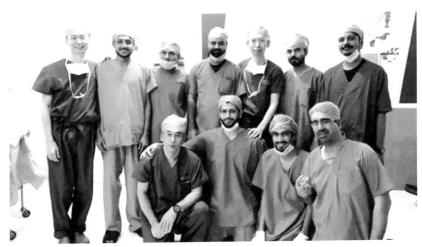

中巴医务人员合影。图片由许薇薇副主任提供

计生委健康快车办公室等单位及部门领导出席了仪式并参加了会议。

在这个会议上，李朝辉主任作为赴巴团队负责人，代表全体队员作了表态性发言，表示"将尽心竭力为巴基斯坦的患者服务，给他们送去光明"。

1月12日第四个手术日。前一天筛查的64个患者全部到齐。

不过，经过几天的磨合，大家对各自管理和使用的设备器械的"脾性"也都能掌控了。

同时，医护之间、中国医疗队队员与当地医护人员之间的配合也渐趋默契。因此，工作效率开始有了很大的提升，上午结束时已经做完了42台手术，下午还剩下的22台手术也就不在话下了。

当天最大的收获是两个手术间各培养了一名当地的台上助手，上午还帮不上什么忙，到了下午就基本上能跟上医疗队的节奏了。

13日是星期六，当地的政府机构、学校等休息，但医院没有休息，可以继续手术。55个患者，上午就做完了43个，下午有一组干脆直接筛查患者了，正好工程师得空修理一下设备。手术很快就结束了。

14日是星期天，医院休息，不开门。刚开始说就连星期六做完的55个患者也要下周一来复查。在中方的强烈要求下，才算同意周日给复查。

周六了，晚上医院的业务院长请大家去海边吃烧烤，同时邀请了很多当地有名的医学专家（其中大多数是眼科专家），中国驻卡拉奇总领事馆代总领事陈小冬和文化参赞徐老师也来了。大家一见面，都对中国医疗队赞不绝口，称赞中国医疗队手术技术高超。

巴基斯坦医学会的主席拉着李朝辉主任的手，对陈小冬代总领事说："他的手术做得非常非常非常的棒！我们都从中学习到了很多，我们全巴基斯坦的眼科专家都通过手术直播在学习，他们都发表了感想。"

说着，还拿出手机给大家看巴基斯坦眼科专家在微信上谈的感想。

然后，他接着说："虽然李主任有自己的学生，但是我也已经成为李主任的学生了，如果有一天我的眼睛需要手术，我一定去中国找李主任。"

他还再三请求陈小冬代总领事要求李朝辉主任经常来巴基斯坦指导工作，协助指导巴基斯坦医疗事业及眼科业务建设。

至此，中国医疗队来巴基斯坦工作 6 天了，其中 1 天准备，5 天手术日，完成手术 271 台，超过日均 50 台的计划。

周日休息调整，晚上医院的领导盛情邀请医疗队队员们去他家做客，这是对尊贵客人的礼节，大家无法拒绝。

中国驻卡拉奇总领事馆代总领事陈小冬再次出席，这说明了他对医疗队工作的重视和对已经开展的工作的满意。当然了这种场合更少不了巴基斯坦医学会主席、秘书长及眼科界的几位大佬。大家盛赞中国医疗队技术精湛，尤其称赞李朝辉教授的手术是艺术品。大家都抢着发言，表达对中国医生的敬意，希望中方跟他们长期合作。陈小冬代总领事非常高兴，对李朝辉主任说："你真的是让他们折服了，他们对你简直就是膜拜！"

1 月 15 日，是第六个手术日，也是医疗队来卡拉奇的第二个星期一了。

这天，新华社国际部驻伊斯兰堡的记者要对医疗队进行现场采访。因为中国医疗队的工作在当地引起了极大的轰动，多家媒体闻风而至，中国的驻地记者也不甘落后。

当天计划完成 70 台手术。这是来卡拉奇以来手术量最大的一天。在赶往医院的车上，李朝辉就与大家商讨着，如何高效顺利地完成今天的任务。

由于准备工作充分，大家的精神状态很好，当天的工作效率自然很高。上午从一上班至午饭时，就已完成 46 台手术。

下午进展也非常顺利，一组做手术、一组先去筛查病人，然后再共同手术。下午五点差一刻，手术全部结束。

341 台！比计划几乎多做出一天的量了。

这么大的工作量，高度紧张，大家都累得浑身无力，走下手术台后，好几个人就在休息室里打盹了……

而在学术厅，每天都有来自巴基斯坦全国各地的眼科医生来看手术直播观摩手术，今天还有从很远的地方专程赶过来观摩的。

16日，可以说是一场硬仗。从数量上看，67台手术不算最多，但是从筛查的情况看，硬核、白核的比例明显增多，手术复杂程度高，风险也大。一开始，大家都高度重视，因为都知道"今天的手术不好做"，所以大家更是配合得非常默契，一环扣一环，到午饭前，就做完了50台手术。李朝辉主任更是火力全开，嚷嚷着今天手术不好做、患者不配合，还不时批评手术器械消毒慢，结果他一上午做了31台。

下午四点多手术顺利结束。

全体手术室人员高兴地合了一张影。

408台了！完全可以节省出一个手术日了。再做两天就可以完成手术计划，这样19日上午学术交流手术直播就不用担心手术量的问题了。

1月17日，第八个手术日。每天的早餐是大家一天中第一次相聚，可是今天却缺了好几个人，一问才知道都出现了不同程度身体不适，有发烧的、有腹泻的。

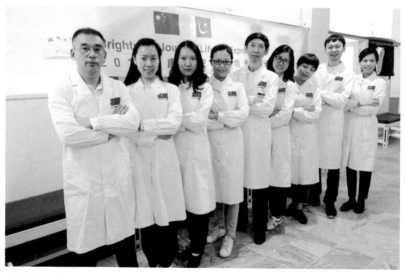

完成当天所有手术后医疗队队员在手术室前合影。

由于工作强度大、精神紧张及卫生条件差，许薇薇在到达卡拉奇后的第 5 天开始呕吐、腹泻，并伴发热，体温最高达到 39.2℃。由于严重的菌群失调，使用抗生素仍然不能立即控制住病情，腹泻持续了 9 天，体重骤减近 10 斤。

尽管如此，她没有请一天假，吃着 4 种药，坚持站在手术台上。

更加令人感动的是，医疗队队员们先后有 4 人发生腹泻、感冒。然而没有一个人倒下来。没有"非战斗"减员，大家吃着药，咬咬牙，还是继续干。

医疗队每天的工作流程基本是这样：早上 8 : 30 离开住处，在安保的护送下，开车 40 分钟左右到达医院。然后迅速查看前日手术患者的术后情况。于 10 点开始手术，马不停蹄地干到下午 1 : 30 开始午饭。简单的午饭，大家匆匆忙忙 20 分钟吃完，立刻开始下午的工作。下午有时到 6 点才能够完成全天的手术。

手术完成后依然有大量的工作。医生们开始筛查次日手术患者并准备次日需要植入的人工晶状体，护士们则需要洗消手术器械，以便次日能够早些开始手术。由于工作强度大，为了效率高，大家在手术室都是小跑着。

每天工作时间一般在 12 个小时左右。

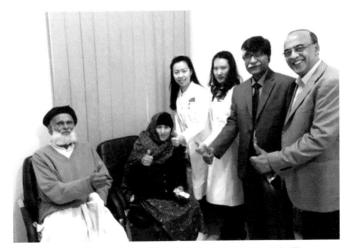

中国光明行医疗队队员看望患者。图片由许薇薇副主任提供

中国医生的工作效率让巴方同行感到十分震惊。

他们的日常是上午 10 点开始工作，中午 12 点开始祷告，中午 12：30 到下午 2：00 午饭、喝茶，稍事工作后，下午 3 点开始祷告，然后下班。

在中国医生的感召下，这次具体参与工作的巴方医务工作者多达 20 余人，他们不仅积极配合中方医生，还在工作过程中提出了一些宝贵的意见。

巴基斯坦民众绝大多数信仰伊斯兰教，每天定时祷告 5 次之多。在与中方医生共事期间，需要连续手术时，他们也连续配合中方做台下巡回、接送患者、清洗器械、安抚患者，甚至在翻译忙不过来的时候还担任一些简单的翻译工作。在两周的合作中，无一人抱怨因手术太多而影响了他们的祷告。

相反，他们还告诉中方医生：他们告诉真主，中国医生在行善，真主会原谅他们没有按时祷告的。

除了医务工作者的配合，卡拉奇军方及警方也高度配合。

军警方面一般是在下午 5 点下班，由于中方医生工作量太大，常常到晚上八九点才能结束，他们也任劳任怨地持枪守候在医院外的大街上。中方医生收工上车的时候，他们都会很友好地笑着打招呼，总是用很生硬的英文说："中巴友谊万岁！"

中国医疗队平均每天完成手术近 60 台，这是一个"惊人"的数字。

在手术台上，中国医护人员精益求精，一丝不苟，没有丝毫的怠慢。而要提高效率只能从手术接台的时间上挤。为此，大家开动脑筋，在每个手术间放两张手术床，在两台手术的间隙，完成接送患者。准备器械的时候，大家便是一路小跑。在吃饭的时候，大家积极交流如何能够让流程再优化一些，使效率还能更提高一点。

手术峰值是一天完成了 72 台白内障手术！

17 日，是个值得纪念的日子。

"健康快车"开展"光明行"活动以来，第一次对两个先天性白内障且需要全麻的孩子做手术。

这是个创新之举。在此之前，在斯里兰卡和缅甸，眼科医生都担心安全问题而放弃做这样的手术。

这两名患儿是"幸运儿"，在卡拉奇遇上了中国的眼科医生。让以前的不可能变成了现实。

两名患儿病情复杂，且伴随全身其他系统疾病，而这些病在斯里兰卡和缅甸是无法救治的。患儿家属得知此次"光明行"行动后，抱着最后一试的心态来到卡拉奇。

为了挽救这两个不幸孩子的眼睛，拯救这两个可怜的家庭，在充分评估全麻风险的前提下，李朝辉决定为这两个孩子实施手术。

第一个孩子手术很顺利。

可第二个孩子就没有那么简单了。

这是一个很罕见的疾病，晶状体囊膜及核全部机化和钙化。李朝辉胆大心细，他不仅把病变清理干净，还植入了人工晶状体。

短短的 10 分钟，凭着一颗爱心和一双妙手，李朝辉主任使这两名患儿第一次见到了光明。

1 月 18 日，第九个手术日。

当天的目的很明确——完成任务，并且要超额完成！

很巧，上午工作结束时，护士长计算了一下，正好完成 500 例手术！也许当地医院有这个默契吧，午饭时特地给医疗队队员预订了蛋糕，上面还画着中巴两国国旗，算是一个纪念吧！

大家非常高兴，任务完成了，心里的压力也就小多了。

不过，活还是要继续干，下午还有 18 例手术等着。

此时，医疗队还有个特殊的政治任务：从瓜达尔港来了 3 个患者，两个需要手术，一个孩子需要会诊。

在医疗队出发前，国家卫生计生委国际交流与合作中心高卫中主任就特别强调，瓜达尔港是中国政府援建的具有特殊意义和地位的地区，如果瓜达尔港有任务，我们一定要克服困难完成好。

晚上回到酒店就有个惊喜。中国驻巴基斯坦大使姚敬特意从伊斯兰堡赶来看望医疗队，大家都非常激动！姚大使也非常高兴，他说："你们知道吗？这些天你们都成了巴基斯坦的明星了，感谢你们为中国争光！你们为中国外交做了实实在在的好事！"

1月19日。这天算是医疗队到巴基斯坦后最轻松的一天了。

上午 PEBS 医院召集了卡拉奇的眼科医生进行学术交流，其中主要内容是请李朝辉主任讲超声乳化手术并发症的处理，还有就是进行手术演示。

与会者对中国医生的手术技术惊叹不已！

中午休息时，眼科专家们纷纷主动过来跟医疗队队员合影留念。

巴基斯坦的医生大多都是在英国上学后回国行医的，以往是以欧美的医学水准为样板的，这次"光明行"彻底改变了他们的认识，他们认为中国医生的水平更高！其中还有两个眼科医生主动找到李主任要求到解放军总医院来学习手术技术，非常诚恳和迫切。

下午4点，终于等到了探访团的到来。

参与这次探访的中方成员有中共中央政治局委员及国务委员杨洁篪的夫人、外交部慈善名誉大使乐爱妹女士、中华健康快车基金会创会主席方黄吉雯女士、现任主席方正先生、中国驻巴基斯坦大使姚敬先生等二十余人；巴方成员有卫生部首席秘书、信德省卫生部部长、巴基斯坦医学会主席等。

探访仪式开始，当奏响中华人民共和国国歌时，远在异国的医疗队队员们都心潮澎湃，眼里噙满了泪水，跟着唱国歌。

探访仪式上，所有发言的人无一例外都在用不同的词汇称赞中国医疗队，尤其是巴方医学会主席连说了三个"excellent"（好极了），并要求中方多派医疗队到巴基斯坦来帮助他们提高水平。

探访仪式上还有一项内容就是请中巴领导为患者揭纱布。

当一个个患者纱布被揭开的瞬间眼前一片光明时，患者和领导们的脸上都乐开了花。

20 日，是在巴基斯坦工作的最后一天，在总结会上，巴方医院的领导宣布了一个令中国医疗队感动和吃惊的事情，他在表扬他的员工全力配合中方医疗队圆满完成任务的同时，宣布给所有参与这次活动的巴方员工增加一个月的工资，这迎来了一片欢呼！

李朝辉主任发表了热情洋溢又饱含真挚感情的讲话，他的讲话数次被热烈的掌声打断。

巴方给中国医疗队每位队员都颁发了奖牌、证书和礼品，医疗队也向巴方人员赠送了纪念品。与会人员都在医疗队队旗上留下了自己的名字。大家互相道别、互道珍重。

卫生是民生的重要内容，健康是发展的前提条件。"光明行"体现了中国政府认真履行承诺，关注民生和健康卫生事业。"光明行"展示了中国医疗队高超的技术实力、勤奋严谨的工作作风、优雅的使者风范，为我国的医疗和外交作出了贡献，也成为我国医疗外交领域一张亮丽的名片。

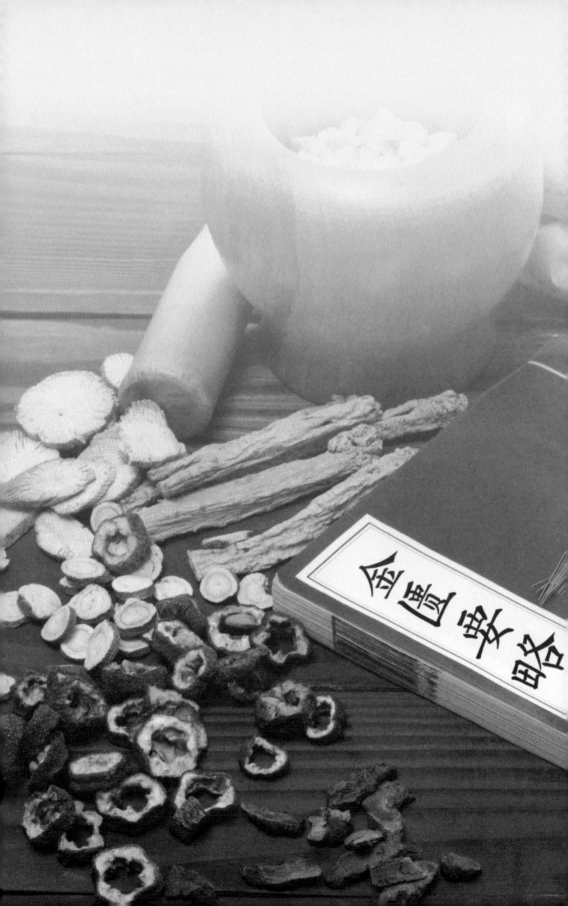

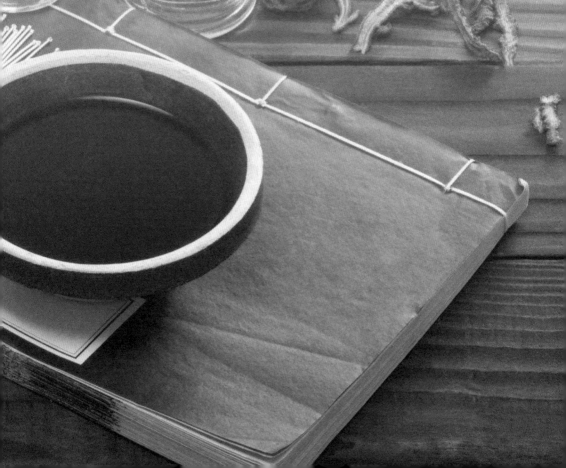

中医药在历史发展进程中，兼容并蓄、创新开放，形成了独特的生命观、健康观、疾病观、防治观，实现了自然科学与人文科学的融合和统一，蕴含了中华民族深邃的哲学思想。

中医的神奇疗效和治未病优势，促使其在海外生命力愈加顽强。

"一带一路"倡议提出后，作为我国独特的卫生资源，中医药被频繁纳入中外首脑会谈议题，成为国家层面交流合作的重要领域，中医药对外交流与发展迎来了新的机遇和前所未有的高潮。

第七章

中药飘香丝路情

中医药，让人类更健康

中医药对人类健康到底有些什么贡献？我们又该如何认识中医药？要回答这些问题，我们要到我们祖先那里寻找答案。

中医药学"天人合一""阴阳五行""仁心仁术"的理论，是中华民族的重要标识，是最具代表性的中国元素之一。中医药凝聚着深邃的哲学智慧和中华民族几千年的健康养生理念及实践经验，深刻体现了"以人为本，维护健康"的宗旨，不仅为中华民族繁衍昌盛作出了卓越贡献，在不断汲取世界文明成果、丰富发展自己的同时，也逐步传播到世界各地，对世界文明进步产生了积极影响。

中医药在历史发展进程中，兼容并蓄，创新开放，形成了独特的生命观、健康观、疾病观、防治观，实现了自然科学与人文科学的融合和统一。

令世人称道的是，中医药在世界上的认可度和美誉度越来越高。中医国粹要搭乘中国开放程度不断扩大的快车，更好地在丰富国际医学体系、促进人类文明互鉴中发挥独特作用。

英国学者李约瑟曾说，在世界文化当中，唯独中医的养生保健是其他民族所没有的。中草药"一罐煮"煮了几千年，在没有西药和西医的岁月里，中国人依靠中草药治病、养生。

一直以来，国际社会的健康理念是：不让人生病的医学是好医学，不让人生病的医生是好医生。

随着人们健康观念的变化和医学模式的转变，中医药越来越显示出其在应对复杂疾病及慢性病、促进人类健康等方面的独特优势。中医药走向世界亦是历史的必然。

目前多数人都倾向于选择用天然药物来治疗疾病和进行自身保健。近年来，人们已把眼光投向自然，投向民族传统医药，投向草药等天然药物，天然药物已成为国际医药产业的热点领域。

据世界卫生组织统计，全世界多达 80% 的人使用过天然药物，在全世界药品市场中，天然物质制成的药品已占 35%。目前有 65% 以上的欧洲人在使用传统医药，欧洲市场占了全世界草药市场 45.7% 的份额。在欧洲植物药市场中，德、法两国一直都是主要的消费国。目前，德国卫生部批准可供使用的植物药有 300 种左右，有 3.5 万名医生使用植物药。

世界卫生组织 2000 年发布的《传统医学研究和评价方法指导总则》将传统医学定义为在维护健康以及预防、诊断、改善或治疗身心疾病方面使用的各种以不同文化所特有的理论、信仰和经验为基础的知识、技能和实践的总和。在一些国家，"补充医学"或"替代医学"与"传统医学"交叉使用，所谓补充与替代医学指的是并非该国自身传统固有，并且尚未被纳入主流卫生保健体系的一套广泛的卫生保健手段或方法。

目前，中医药已传播到 183 个国家和地区，并与相关国家和国际组织签订了 86 个含有中医药合作内容的协议。"中医针灸"被列入联合国教科文组织人类非物质文化遗产代表作名录，《黄帝内经》和《本草纲目》入选世界记忆名录。以中医药为代表的传统医学首次被纳入世界卫生组织国际疾病分类代码，中医药已成为国际医学体系的重要组成部分。

1991 年 10 月，国家中医药管理局和世界卫生组织联合在北京召开国际传统医药大会。会议一致通过了以"人类健康需要传统医药"为主题的《北京宣言》，并建议每年的 10 月 22 日为世界传统医药日。

2015 年，圣马力诺首家孔子学院成立，这也是欧洲首家开设中医药教学和文化课程的孔子学院。

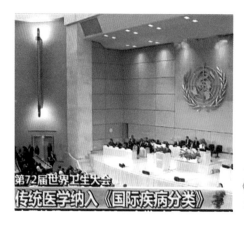

2019年5月25日在瑞士日内瓦召开的第72届世界卫生大会审议通过了《国际疾病分类第11次修订本》，首次将起源于中医药的传统医学纳入其中。

2019年5月25日在瑞士日内瓦召开的第72届世界卫生大会审议通过了《国际疾病分类第11次修订本》，首次将起源于中医药的传统医学纳入其中，这是中医发展走向世界的里程碑。

《国际疾病分类》是世界卫生组织制定的、广泛用于疾病诊断统计和分析的国际标准。世界卫生组织《总干事报告》指出，ICD-11 包括一个题为"传统医学病症—模块1"的补充章节，将起源于古代中国且当前在中国、日本、韩国和其他国家普遍使用的传统医学病症进行了分类。将有关传统医学的补充章节纳入《国际疾病分类》，使我们第一次能够统计传统医学服务和就医情况，并可以与主流医学进行对比。这标志着以世界卫生组织为代表的整个国际公共卫生系统对包括中医药以及来源于中医药的这部分传统医学价值的认可，同时也是对中医药在中国、在国际上应用越来越多这一现实的认可。

中医的神奇疗效和治未病优势，促使其在海外生命力愈加顽强。

中医药自古就备受"一带一路"沿线各国青睐。

两千多年来，在繁荣的丝绸之路贸易往来中，中医药已成为其中不可或缺的部分，为沿途国家人民的健康作出了重要贡献。

先秦两汉时期，中医典籍开始传入朝鲜半岛，中医药名家远赴东南亚诸国行医济世；两晋至五代时期，鉴真和尚东渡日本，玄奘、义净西行印度，中医、中药传入大食（即古阿拉伯帝国），中国与西亚、非洲、欧洲各国也开始了医药方面的交流，中医药对外交流出现了第一次高潮。宋元时期，阿拉伯人通过海上丝绸之路把 60 多种中药传播至亚、非、欧等地，中国与印度、朝鲜等周边国家以及东南亚、阿拉伯各国之间的医药交流也更加频繁；明清时期，郑和七次下西洋，将中医药文明远播至红海及非洲东海岸，中朝、中日、中欧之间的医学交流呈现了前所未有的繁盛局面，越来越多的中医典籍传播到国外并被翻译、研究，预防天花的种痘技术传遍世界，中医药对外交流出现了第二次高潮。

《本草纲目》被翻译成多种文字广为流传；针灸的神奇疗效引发全球持续的"针灸热"；抗疟药物"青蒿素"的发明，拯救了全球特别是发展中国家数百万人的生命。国际化已经成为本世纪中医发展的大趋势，自我国提出"一带一路"倡议以来，中医药国际化发展取得了积极的进展。

为促进中医药在全球范围内的规范发展，保障安全、有效、合理地应用，2014 年世界卫生组织审议通过了由中国联合多国提议的《传统医学战略》，2015 年又进一步提出来要把传统医学融入主流的医学体系，在为国际传统医药创造良好发展机遇的同时，也为中医药进一步走向世界和服务全人类奠定了良好基础。

"一带一路"倡议提出后，作为我国独特的卫生资源，中医药被频繁纳入中外首脑会谈议题，成为国家层面交流合作的重要领域，中医药对外交流与发展迎来了新的机遇和前所未有的高潮，取得了一系列重要成果。

"一带一路"沿线有意在中医药领域同中国进行海外合作的国家就不下 30 个，全球积极参与"一带一路"建设的国家和国际组织超过 100 个。2016 年，中国外文局对外传播研究中心开展了第 4 次中国国家形象全球调查，结果显示，中医药被认为是最具有代表性的中国元素，选择比例达到 50%。中医药人员赴境外也更加便捷，海上中医国际医疗健康服务平台不断向"一带一路"建设参与国家拓展。

有学者认为，"一带一路"国家和地区青睐中医药，主要原因有三个：一是历史相承。中医药自古就是丝绸之路的重要贸易资源，为中国的对外交流和世界人民的健康服务作出了贡献。二是地理相通。"一带一路"连通和辐射到东南亚、南亚、中亚、西亚等区域，便于在区域间互通有无，优势互补。三是民需相近。沿线国家对传统医药有一定的认可度和应用基础，有不断增长的市场需求。

"一带一路"倡议的提出和实施，为中医药"走出去"提供了难得契机，中医药"走出去"上升到了前所未有的高度。

在乌克兰，如果医生学过中医，地位会更高，会更受患者欢迎。从 1979 年开始，乌克兰引入针灸治疗，目前全国有 17 000 多名针灸医生。2013 年借助"一带一路"合作，已建立了中医学院。

在古巴，流传着这样一句话："如果中医都治不好的病，就再找不到更好的办法了。"古巴全国各大小医院都设有中医科、中医病房，用针灸、草药治病不局限于中医科，其他西医科室医生也在普遍使用。古巴卫生部部长多特雷斯曾介绍，仅在 1996 年就有 100 万人接受了针灸治疗，这说明这种东方治疗方法进入该国的速度之快，所获信任度之高。（参见 2018 年 11 月 13 日，搜狐网）

在巴西，很多水平高的医生对中医都赞不绝口，中医居然在两千多年前就能把很多疾病诊断出来。还说中国人真幸福啊！享受两种医学的健康服务。目前，巴西的正式针灸医师达 5 万人，其中华人针灸医师近 1 万人。

在摩尔多瓦，文化部副部长波斯迪卡·哥奥尔基对中医学给予了高度评价："中国传统医学是世界上最好的。"中医注重系统论、整体性，而且具有副作用小等优势，这是西医难以企及的，也是世界上任何一个理性的人都无法抗拒的。

在德国，知名的埃伦巴赫民意测验机构很早就进行过一项调查，发现有 18% 的德国人一味相信西医，有 61% 的德国人愿意接受中医治疗。在曾经接受过中医治疗的德国人中，愿意再次接受中医治疗的比例高达 89%。

在澳大利亚，有 70% 的医生会向患者推荐针灸理疗，一年中连续 12 个月去接受针灸调理的患者，占到澳大利亚总人口数的 10%。澳大利亚也是第一个以立法方式承认中医合法地位的西方国家。

在英国，中医药发展甚为迅速，英国已成为欧洲的第三大中草药市场。中医还服务了英国王室，女王每次外出旅游，总是带着顺势疗法的各种药物。

在新西兰、瑞典等全民免费医疗国家，即使是看病不用自己出钱，越来越多的人还是愿意自费到中医诊所看病，虽然价格不菲。一些偏远小镇上，也都开起了中医诊所。（参见 2018 年 11 月 13 日，搜狐网）

在斯德哥尔摩，有上百家中医诊所，而且中医诊所还有日益增多的趋势。因为当地人喜欢运动，中医恰好对运动不当造成的挫伤、筋骨损伤类病症有很好的治疗优势。

有一位专家曾表示："韩国人太喜欢中医师这个职业了。韩国一年有 750 名中医师从大学毕业，韩国目前有 1.4 万多名中医师。"

新时代带来新机遇，新机遇带来新发展，中医药的春天来了。

据《中国的中医药》白皮书介绍，截至 2016 年年底，我国在"一带一路"沿线国家和地区建立了 10 个中医药海外中心。于 2017 年启动 9 个中医药海外中心的建设，建立了涵盖中医药各学科领域的重点研究室和科研实验室。近年来，有 45 项中医药科研成果获得国家科技奖励，其中仅科技进步奖一等奖就有 5 项。

2020 年将基本形成中医药"一带一路"全方位合作新格局。

《中医药"一带一路"发展规划（2016—2020 年）》要求，到 2020 年，颁布 20 项中医药国际标准，注册 100 种中药产品，建设 50 家中医药对外交流合作示范基地。

中医药已经成为"一带一路"沿线国家政府间卫生合作的重点领域，已成为中国与各国开展人文交流、促进东西方文明互鉴的亮丽名片，成为中国与各国共同增进健康福祉、建设人类命运共同体的重要载体。

2 "中华药都"，牵手"一带一路"

就"中华药都"亳州市而言，其正在借助"一带一路"倡议的良机，努力开创中医药发展的新格局。

2018 年的隆冬时节，我们专程来到了亳州。

火车缓缓进站，一股浓浓的中药味就扑鼻而来。这里是中药之城——亳州，因其为曹操故里、"神医"华佗的故乡和中医药文化的发祥地之一而为世人所熟知。

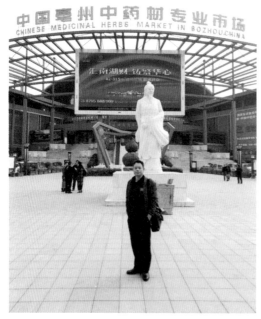

2018 年冬，作者在亳州采访。图片由罗元生提供

亳州成为药都，自然和"神医"华佗有不解之缘。

亳州是华佗的故乡，东汉末年，他在此开辟了第一块"药圃"，从那之后，当地种植、经营药材之风经久不衰。

明清以来，亳州就是公认的"中国四大药都"之一。清末更是成了药商云集、药栈林立、药号巨头密布、经销中药材达两千多种的大"药都"。

自当年"神医"华佗开辟第一块"药圃"之始，中药材种植至今已有1800多年的历史，中药材种植面积稳中有升，2015年全市中药材种植面积达到110万亩。亳州中药材资源有171科、410种，其中植物类有107科、295种（包括野生药材135种），而亳芍、亳菊、亳花粉、亳桑皮是在《中国药典》中冠以"亳"字的道地药材。

进入亳州中药材专业市场，最直接的感受就是市场太大了，四通八达，就像进了大超市、大商场，如果不是有清晰的导视，不一会儿就可能"迷失"在数万人的人流中。

交易大厅的40多部电梯上下直达，中央空调使大厅四季如春，地下停车场可容纳小型车辆2 600余辆，Wi-Fi直连，开水免费供应，1 000余个监控摄像头让市场安全无虞，这些硬件设施，让市场的整体档次也提高了。

市场还完善实名备案工作，在掌握经营者的身份证、主营品种等信息的基础上，在国内率先实现了摊位仓储信息的备案和公示。对市场内6 000余个摊位30 000余品规的中药材商品标签统一更换，在全国17个中药材专业市场率先标注产地到地市级并公示价格。

会展中心连续作为药博会中医药展的会展主场，每年9月9日都吸引全球数以万计的客商，而自2010年康美药业入驻亳州以来，连续10年全方位服务亳州药博盛会。

亳州中医药养生文化博大精深、扎根深厚，如何挖掘亳州中医药养生文化精髓，全力推进亳州中药市场的转型升级，是摆在安徽省委省政府面前的一个课题。

2017年，安徽省委省政府提出把亳州市打造为世界药都的宏伟目标，并于当年9月9日举办了第一次世界中医药论坛，把打造"世界中医药之都"作为长期的目标。

亳州，正借力中医药"一带一路"全方位合作新格局，以建设现代中医药产业集聚发展为支撑，以创新发展为动力，以标准规范的国际认可为抓手，大力发展中药农业，提升中药工业，壮大中药商业，优化中医药服务业，聚力培育大企业、新品种、大品牌，着力推动资源优势向产业优势转变，加快中医药现代化、国际化进程。

制订《亳州"世界中医药之都"发展规划》，规划时限为2018—2030年，涉及的产业包括中药农业（育种、育苗、种植、养殖）、中医药加工制造业（饮片加工、中药提取、成药制备、保健产品加工、日化产品生产、兽药生产、医疗器械和制药设备制造等）和中医药服务业（医疗服务、保健养生、文化旅游、商贸会展、信息服务、仓储物流），并通过"走出去、引进来"与世界各国传统医药产业紧密融合以提升亳州"世界中医药之都"的国际地位。

如何让这些举措尽快落地？亳州市有哪些具体可行的办法？带着这些问题，我们徜徉于亳州的街头巷尾，从药材市场到种植基地，从华佗中医药文化

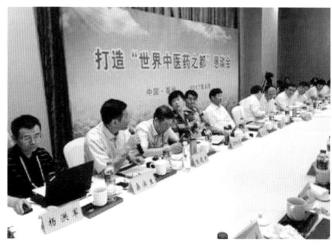

2017年9月9日举办的第一次世界中医药论坛。图片由亳州市药业发展促进局提供

博物馆到加工车间，寻觅答案。

我们把目光投向了亳州市的药业发展促进局。

设立这个局，在全国来说也是一个特例。作为统领协调全市中草药全面工作的领导机关，局领导就我们提出的问题组织了一个有专业人员、企业家、高校老师等人员参加的座谈会。

就是在这个座谈会上，我们找到了答案——这就是亳州市的药业发展促进局领导所讲的"三大功能板块"。

何谓"三大功能板块"？

"我们依托'一带一路'发展规划，遵循中医药发展规律，充分利用国内国外两种资源、两个市场，着眼于创新合作方式、建立合作机制、拓展合作领域、提高合作效益，基于人文交流、健康服务、经贸促进这三大功能板块，统筹推进中医药的对外交流与合作，扩大中医药应用范围和国际影响，推动中医药理论和实践在世界范围内的丰富和发展，为国家总体外交和中国特色医药卫生事业发展服务。"药业发展促进局领导这样回复。

于是，我们随着药业发展促进局领导的思路，认真解读这个名词，弄清其包含的具体内容。

比如，人文交流功能板块，就是通过开展中医药公共外交，以中医药为载体传播中华传统文化，用国际化语言讲述中国故事，促进中医药文化在"一带一路"沿线国家的传播与推广，将中医药打造成中国在国际舞台上的一张亮丽名片。

健康服务功能板块，就是回应国际需求，做好区域布局，支持各类优秀中医药机构与"一带一路"沿线国家合作建设中医药中心，结合不同国家的常见病、多发病、慢性病以及重大疑难疾病，为"一带一路"沿线民众提供中医医疗方案和养生保健服务，推动中医药理论、服务、文化融入"一带一路"沿线国家卫生体系。

在 2017 年 9 月 9 日，国际（亳州）中医药博览会暨第 33 届全国（亳州）

中药材交易会开幕式上，亳州市"一带一路"国际健康旅游目的地、中药材技术贸易措施研究评议基地、全国药膳之都三个国家级荣誉称号同时揭牌。来自全球 31 个国家和地区的海外中医药专家团队，全国各地 28 所知名大学校长和研究院院长，200 多家中医院院长，400 多位上市公司、百强药企的知名企业家代表参加了本次博览会。

药博会期间，举办了首届世界中医药亳州论坛，发布了中医药术语的国际标准，其中 498 种中药材首次获得国际通用名，为国际范围内规范和统一中药名词术语提供了重要依据。该标准受到 ISO/TC249(国际标准组织 / 中医药技术委员会) 成员国的广泛关注，澳大利亚、加拿大、中国、德国、印度、意大利、南非、西班牙、泰国纷纷提名专家参与该项目。

经贸促进功能板块，就是利用"互联网＋"等新兴业态，加强供给侧改革，建立以"一带一路"沿线市场需求为导向的中医药贸易促进体系和国际营销体系。亳州当地的中药材企业以"一带一路"倡议为依托，瞄准国际市场，产品远销韩国、美国、英国、新西兰、澳大利亚、加拿大、匈牙利等国。其中协和成药饮片有限公司 2016 年进出口额达 3 180 万美元，在全国同行业前十强中位列第四。

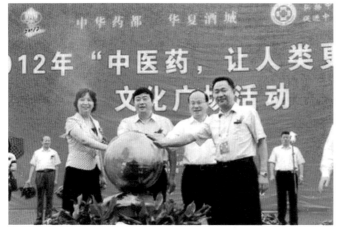

开启"中医药，让人类更美好"文化广场活动。图片由亳州市药业发展促进局提供

2019 年国际（亳州）中医药博览会暨第 35 届全国（亳州）中药材交易会于 9 月 9 日在亳州开幕。国家中医药管理局原副局长、世界中医药学会联合会主席马建中，中国中药协会常务副会长、中国中药控股有限公司董事长吴宪，2006 年度诺贝尔奖获得者乔治·斯穆特，中国科学院院士陈凯先，国医大师唐祖宣等参加开幕式。亳州市长杜延安致辞，亳州市人大常委会主任王玉玺、市委副书记陈军等参加开幕式。

大会以"中医药，让人类更健康"为主题，由中国中药协会、康美（亳州）华佗国际中药城有限公司、亳州中药材专业市场药商协会等单位主办，共安排经贸、文化、学术等 10 大项、14 小项活动。

如今，在"健康丝绸之路"大局下的亳州，秉持亲诚惠容，坚持共商共建共享理念，依托中药产业发展的综合基础和特色优势，立足科技创新和产业结构调整升级，围绕"中华药都·养生亳州"城市定位和"挖掘潜力优势、强化中华药都、打造现代物流、培育支柱产业"总体战略，统筹推进中医药医疗、保健、教育、科研、文化和产业的对外交流与合作，实现中医药与"一带一路"沿线各国传统医学和现代医学的融合发展。

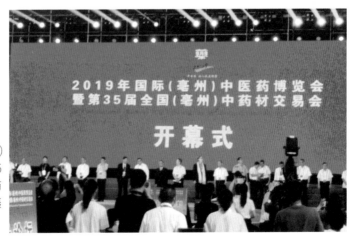

2019 年国际（亳州）中医药博览会暨第 35 届全国（亳州）中药材交易会开幕式。摄影罗元生

"有健康需求的地方就有同仁堂"

谈及中医药的品牌及文化，我们自然会想到北京同仁堂。

这个始创于 1669 年的中国中医药行业的老字号，至今已有 350 多年的历史。

同仁堂人一直恪守"炮制虽繁必不敢省人工，品味虽贵必不敢减物力"的古训，不折不扣地传承着前人的制药方法与敬业精神，持续不断创造着中华医药的灿烂与辉煌。

今天的同仁堂集团已经形成了现代制药、零售商业、医疗服务三大板块，拥有 3 家上市公司、1 700 余种产品、28 个生产基地、84 条通过国内外 GMP 认证的现代化生产线，同仁堂中医药文化也被列入首批国家级非物质文化遗产

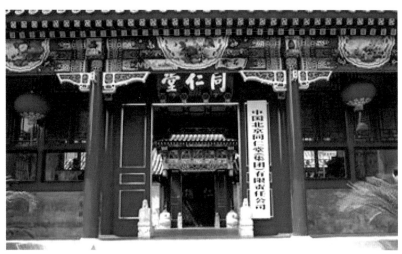

北京同仁堂（集团）有限责任公司。摄影罗元生，2018 年 11 月

名录。

目前，同仁堂在海外 26 个国家和地区开设 30 多家公司和 140 家包括零售终端、中医诊所和养生中心在内的网点，在海外累计诊疗的患者超过 3 000 万人次，同仁堂商标在海外 70 多个国家和地区注册。

与此同时，同仁堂还肩负着中医药文化走向世界的责任和历史使命——用中国最好的养生文化和方法服务于海外民众，将同仁堂这一民族瑰宝和金字招牌推向世界，实现"有健康需求的地方就有同仁堂"。

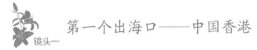

第一个出海口——中国香港

同仁堂的境外发展开始于 1993 年。

1993 年，同仁堂选择中国香港作为"出海口"， 开办境外第一家同仁堂药店。

为什么选择香港？是因为当时同仁堂的产品在香港已有 50 多年的销售历史，中医药文化深入人心。同时，香港是著名的国际转口贸易港。经过实践，同仁堂逐渐在香港站稳脚跟。

2003 年，在香港成立了同仁堂集团全资子公司——北京同仁堂国际有限公司，负责同仁堂海外市场整体规划、布局、管理和发展；2004 年又在香港

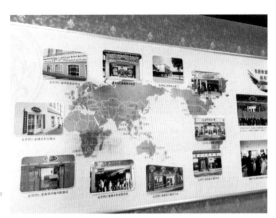

同仁堂海外发展地图。
图片由罗元生提供

成立了北京同仁堂国药有限公司，从香港出发，辐射华人聚集的国家和地区。经过多年的奋斗，实现了"有华人的地方就有同仁堂"的目标。

2013年，北京同仁堂国药有限公司在香港成功上市，为同仁堂向外发展搭建了更高的平台，目前同仁堂正进军西方主流市场，着力推进中医药的国际化进程。北京同仁堂将加快推进在欧美等主要市场的布局和资本运作，实现全产业链覆盖。国际化、专业化、规模化水平的进一步提高，使同仁堂在全球健康服务领域产生更大的影响。

时任同仁堂集团党委书记、董事长梅群，就是同仁堂派往境外的第一任经理。

作为把同仁堂带进香港的第一人，2017年7月9日，梅群在接受北京新闻广播记者采访时，回忆了去香港筹办第一家药店时的情况。他说："1994年我们在跑马地开了一家店，后来又在西环开了一家店。我是1995年离开香港的，当时开了3家店。后来随着发展，同仁堂在香港又建立了我们自己的生产基地，我们的药店规模在变大，当时已经开出50多家店了，在香港已经形成了自己的网络，最远的，已经开到了元朗。"

梅群说："为什么要在1993年进香港呢？因为《中英联合声明》是1985年发表的，香港的地位是已经确定的，1997年以后，香港会更好地发挥它的金融、文化、船运、国际贸易中心的作用。在回归后的香港，同仁堂的发展进入了快车道。"

香港，这颗东方明珠，正是同仁堂中医药"走出去"的"出海口"和大本营。

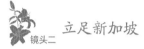

镜头二　立足新加坡

2004年，新加坡的第一家同仁堂药店落户牛车水。

这里拥有当地较为集中的中药销售一条街，"寻找组织"式的进驻方式，最大程度减缓了同仁堂初来乍到的水土不服。

第二家店堪称大胆，以"中医诊疗中心"的方式开进了当地的国立西医

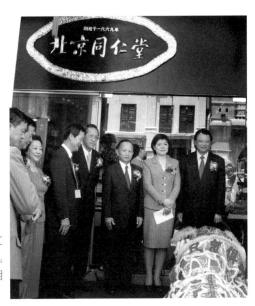

2004 年 3 月 21 日，北京同仁堂新加坡首家分店开业典礼。这是北京同仁堂首次正式亮相新加坡。新华社记者张永兴摄

院——亚历山大医院，除问诊开方、中药销售外，还提供推拿、按摩等各式中医治疗服务。

"一切似乎是机缘巧合，当初同仁堂新加坡市场经理听说，亚历山大医院的一块工作区正在招募合作伙伴，我们当即与对方主动商洽。这家医院的院长虽然是英国留学归来的正统西医，但对中医并不排斥，这给了我们很大希望。"北京同仁堂集团副总经理丁永玲如是说。

然而基于新加坡完善的法律体系，任何医院的工程项目都必须经过严格的招标方能确定。整整两个月，在这一场关于品牌影响力、经营模式、服务效力、总体资源优势以及租金价位的综合较量中，最终同仁堂胜出。"诊疗中心主要服务于那些依靠西医无确切疗效的病患，比如卒中后遗症、偏瘫、糖尿病晚期等。为确保经营成效，管理人员与医护人员都由同仁堂亲自考评、派驻，正统西医院引进了同仁堂，很有点'一国两制'的感觉。"

丁永玲坚信："单纯卖药，从来都算不得真正意义上的'进驻'，只有走进当地人的生活，服务于他们在健康方面的不同需求，才是实实在在的落地生根。"自此之后，她率领团队一鼓作气，将集团第三家门店开在了当地的心理卫生学院，帮助心理疾病患者及压力过大人群舒缓身心；第四家门店开在了牛车水隔壁的街道上，从不同地理方位吸引顾客群；2012年年初，第五家门店开进了大型社区，为上班族及中老年人调理慢性病。

新加坡主流医学是西医，管理中医药的法规受到了西医理论的制约，这样就使得新加坡公司在引进中国的中医药人才方面遇到了许多想象不到的困难。注册工作壁垒重重，举步维艰。正是这项工作的挑战性，激发了同仁堂人把中医药文化深深植根于这片文化大融合的土地上的意志。

功夫不负有心人，经过各方共同努力，在"千呼万唤"之后中医师准证最终来到了同仁堂新加坡合资公司。

当时另一项重点工作便是亚历山大医院的竞标。亚历山大医院是一所具有60多年历史、隶属于新加坡政府并以高质量医疗服务而著称的西医医院。亚历山大医院首次公开招标引进中医药，同仁堂作为中医药文化的代表，作为中医药文化的符号，岂能放过这一千载难逢的机会！

然而竞标就是竞标，参与竞标的都是在新加坡有着相当影响力和相当实力的中医药公司。这当中，有新加坡本地著名的中药老字号，其在东南亚声名显赫，技术实力与经济实力都相当雄厚。但经过激烈比拼，同仁堂竞标成功。

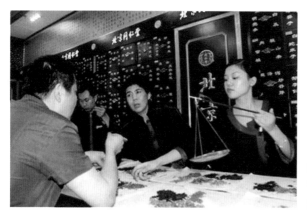

新加坡亚历山大医院同仁堂"中医诊疗中心"。图片来自同仁堂博物馆

同仁堂进军西医医院的成功，不仅把传统的中华医药文明带到了新加坡，而且是中医药在境外进入西医领域的一大历史突破。

2011年12月9日晚上7点，一场别开生面的讲座开始了。

此次讲座，并不是简单地介绍中医药，而是从中华文化、中华美学的角度，去讲解中医药文化及中华哲学思想，以期听众能从更宽广的视野、更深的层次去观察、理解这一文化思想。

主讲者赵华老师，来新加坡之前是北京中医药大学的英语教师。1991年她来到新加坡，从事华文教育。赵老师最初也只是一名新加坡同仁堂的顾客，出于对中医药的信任和对中华传统文化的热爱，她常常到新加坡同仁堂来就医。就这样，赵老师由一名普通的顾客，变为和同仁堂医师与员工相识、相知的好朋友，最终成为一名中医药文化的义务宣传员。

赵老师从美学角度去诠释中医药文化及博大精深的中华文化，针对常见病症，如虚汗、乏力、易感冒、小儿咳嗽等，深入浅出地道出了中医治疗的理论及原则。她引经据典，图文并茂，讲得生动有趣，听众陶醉于博大精深的中医药文化之中。

这份陶醉进而升华成所有同仁堂员工的骄傲与自豪，并由此产生为顾客提供同仁堂式服务的信心与决心。与此同时，这也大大地拉近了同仁堂与新加坡民众的距离，使得新加坡民众逐渐认识同仁堂，熟悉同仁堂，信任同仁堂。

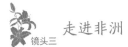

走进非洲

镜头三

非洲传统医学与中医药有着惊人的相似之处，从草药使用手段到患者用药方式都可以找到相似点。

"一带一路"倡议的提出，为非洲带来了巨大的发展机遇。

2015年，中非合作论坛提出的《中非合作论坛——约翰内斯堡行动计划（2016—2018年）》明确指出：支持中国医药卫生企业赴非投资，提高非洲医疗卫生领域的可持续发展能力。

南非作为非洲最为富庶的国家，成为许多中国医药卫生企业走进非洲的首选。目前，北京同仁堂继 2016 年在南非开办 5 家门店后，又开设了中医针灸中心及文化博物馆，并与约翰内斯堡大学开展全面合作。这不仅是落实"一带一路"倡议和"约翰内斯堡行动计划"的坚实步伐，更为两国"国相交、民相亲、心相通"搭建了一条文化、健康的新通道。

南非，最初因黄金与钻石而闻名。自曼德拉执政以后，它便多了一个诗意的名字——彩虹之国。交汇、融合、互通，彩虹之国因多种文化、种族相互协调而愈发美丽。

这片彩虹之地，正是同仁堂这一民族医药文化瑰宝打通非洲健康版图的梦想启程之地。

在非洲传统医学方面，有很多医生直接或者间接地使用中药。土生土长在南非本地的摩陶哥医生就用中药救治过一位哮喘患者："当时，患者带着氧气瓶找到我，说西医已经无法治愈他的哮喘病。我为他配好中成药，数月下来，患者扔掉了氧气瓶。"

中成药的用药传统，让同仁堂得以更快地走进非洲大地。

一位黑人妇女数年来无法受孕，来到位于比勒陀利亚的同仁堂药店购买了同仁堂乌鸡白凤丸，数月后，这位妇女来到同仁堂药店报喜："我有了生命中第一个孩子，中药太神奇了！"

无独有偶。一位南非本地癌症患者因无法忍受化疗的痛苦而放弃化疗。他的亲属来到同仁堂比勒陀利亚药店购买了数盒西黄丸，患者家属后来反馈，患者生活质量在服用同仁堂西黄丸后大大提高。

精准的疗效，无疑加快了同仁堂在南非的发展。据不完全统计，每天有约 360 人次到同仁堂南非门店咨询并购买产品，其中绝大部分为南非本地人。

然而，同仁堂这一外来医药文化品牌来到南非，也遭遇着重重"阻力"。

第一重阻力是作息习惯。在南非，工作遵循着"非洲时间"。南非人在工作中，可以听着广播和音乐。按本地工作习惯，今天做不完，明天接着做。南非法定工作时间是每周 5 天、每天 8 小时，假期较多，雇主要求加班时，雇员有权拒绝加班。随性的劳动时间显然与同仁堂不在"一个节奏"。

第二重阻力是沟通。南非的民族文化构成多种多样，这造就了南非人朴实却又有些好面子的个性。加之南非特色的"非洲时间"，如何团结好南非本地的同仁堂员工，成了亟待解决的难题。

南非同仁堂在这些本地职工身上下足了功夫，用文化和制度来推动"变轨"。制定本地员工例会制度，让他们了解公司发展方向，提高他们的责任感；落实同仁堂"善待"文化，提高本地职工被尊重感。比勒陀利亚分店有一位黑人女员工，她孩子每个月要定期治疗，同仁堂不仅登门看望，还给了这位母亲每周"特殊准假"来陪伴孩子。

文化的交融和谐让人改变——南非同仁堂 5 家店里，有两家几乎是全年无休，另外三家门店一周仅休一天。同仁堂"同修仁德，济世养生"的企业文化和服务本地民众的宗旨，深深地影响了本地员工，南非的本地员工逐渐从"非洲时间"变道到了"同仁堂节奏"。

北京同仁堂非洲公司充分利用自身优势，加大与非洲本地传统医学的合作，积极挖掘本地资源，开发新的产品。同时，为传播中医药文化，还与南非著名的高校就人才教育、文化推广和产品研发展开合作，继续深度开发非洲市场，更好地规划同仁堂在非洲大地的产业链、文化链、布局链，将优质的同仁堂中药产品和服务送入非洲亿万家庭。

350 多年的同仁堂正在将中医药文化智慧融汇成点缀彩虹之国的新金光。

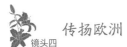

传扬欧洲

镜头四

北京同仁堂波兰有限公司 2012 年在华沙注册，2013 年正式运营，向当地人提供现代中医药服务。

这是北京同仁堂在波兰，同时也是在欧洲的第一家分公司。

习近平主席 2016 年发表署名文章，题为《推动中波友谊航船全速前进》，在文章中提到了一位名叫卜弥格的波兰人。

17世纪，卜弥格把《黄帝内经》等中医药著作译介到欧洲，为中国古代科技成果向西方传播作出了突出贡献，被誉为"波兰的马可·波罗"。300多年后，北京同仁堂把卜弥格的故乡波兰作为进驻欧洲的第一站。

时任中国驻波兰大使徐坚多次视察同仁堂波兰分公司并强调指出："同仁堂在中国很著名，同仁堂波兰公司在华沙开设，带来的不仅是同仁堂的治病保健理念，更重要的是把中国的文化带到了波兰。这对扩大我们中国的影响，扩大中国在波兰乃至以后在欧洲的影响将起到重要的作用。"

从2012年11月试营业开始到现在，同仁堂波兰店已经接待了不少慕名而来的顾客，其中有的人还来过中国。

2015年年初，波兰华沙亚太博物馆研究员玛切依·古拉尔斯基得了失眠症，夜晚难以入睡，白天无精打采，脾气也变得暴躁易怒，精神到了崩溃的边缘，妻子和孩子在家里都不敢和他说话。玛切依常年奔走于华沙的各大医院，却始终没找到解决办法。2014年1月，同仁堂在欧洲的首家门店——波兰同仁堂华沙一店正式开业，玛切依抱着试试看的心态来求助。经过半年多持续的针灸和中药调理，他终于能"睡个好觉了"！

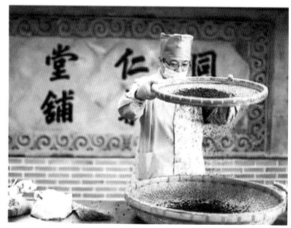

同仁堂药店的师傅正在工作。图片来自同仁堂国药公司

　　玛切依的妻子琳达长期受过敏性荨麻疹折磨，这种皮肤病频繁发作，西药只能进行抗过敏治疗，无法根治。经过中医药治疗，琳达已很久没有出现荨麻疹了。玛切依的老母亲86岁了，患有阵发性心律失常和一些老年性疾病，经过3个月的中草药调理后，身体各项指标都基本正常。玛切依说，中医彻底改变了他一家人的生活，"现在，我们全家都完全信任中医药！"

　　据同仁堂华沙第二分店的中医李永红介绍，被不孕症困扰的安娜和她无话不说；一到周末，被偏头痛折磨的安杰伊就要接她到家里做客……中医的波兰"粉丝群"正不断壮大，她也收获了波兰人的信任和友谊："在欧洲推广中医药，实实在在的疗效最有说服力！"

　　《欧洲药典》是欧洲药品质量检测的唯一指导文献。至2016年5月，已有66种中药饮片进入《欧洲药典》。《欧洲药典》中药委员会主席葛哈德·法兰兹表示，未来的目标是把中医最常使用的至少300种中药饮片纳入药典。

4 "神药""神针"的神奇故事

软坚散结，散去疑惑

故事一

　　中医和西医是两套完全不同的理论体系。从对人体的基本认识到对疾病成因的理解，再到对疾病的治疗，均是完全不同的。说到疑难杂症，那既是发挥中医药特长的时候，也是考验中医师功底的时候。

　　同仁堂澳大利亚公司的李吉祥医生就遇到过这么一个棘手的病例。

　　有一位肝部长有肿块的患者前来就医，对于这样的疾病，从西医角度来讲，首先考虑的治疗方案基本上就是手术。但在手术之前必须先做活检，即通过穿刺，取得肿块部分的活体细胞进行检测，确认其是良性还是恶性。但由于患者肝部肿瘤的肿块较大，并且有两个，一个直径在 11 厘米左右，另一个大约 6 厘米，活检还是有一定风险的。患者之前也多次咨询过肝病专家，专家的建议是不要轻易做活检。因为活检可能导致对肝脏本体的损坏，如果这样，问题可能会更加严重。

于是该患者就来到了同仁堂，求助于中医治疗。

患者和李吉祥医生进行了深入的交流，希望能够通过服用中药的方法将肿块消除，患者询问李吉祥医生是否有这样的把握。李吉祥医生想了想，说道："绝对的把握，我也没有。但是我理解你的心情，希望能从医生这里得到一个满意的答案。"

停了一下，李医生又接着说："在中医体系中，活血化瘀、软坚散结还是很有一套办法的。只要我们共同努力，结果应该会令人满意的。"患者脸上的疑云并未消散，他凝望着李医生。李医生看着那期盼的眼神，心情有些沉重起来。

"我将尽一切努力，把那肿块消掉。"李医生坚定地告诉那位患者。就这样，漫长的治疗过程开始了。

经过一段时间的精心治疗，加上患者的全力配合，肿瘤有了逐渐缩小的迹象，李医生和患者都异常兴奋。缩小了，又缩小了！患者去西医医院定期检查的结果，让西医医生们觉得不可思议。肿块不断缩小，这使患者欣喜不已，李吉祥医生也感到无比的快乐。

几个月的治疗很快过去了，肿瘤的直径也神奇地从 11 厘米缩小到了 5 厘米。当患者再次到西医医院检查时，对于直径 5 厘米的肿瘤，医院表示可以手术了。

活血化瘀，软坚散结，这是中医的一种传统治疗方法，在中医看来，并无什么神奇之处。但李吉祥医生针对患者的个体特点，辨证施治，用什么药，用多少量，恰到好处，且对配伍禁忌也用心把握，不断调整方子，就使这种传统的治疗方法，取得了令人惊喜的治疗效果。

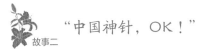

"中国神针，OK！"

2016 年 6 月 24 日，中国援外医疗队医生李莉莉、翻译付军领被选中代表利维·姆瓦纳瓦萨医院参加在卢萨卡东方公园举行的"非洲公共服务日"活动。一袭典雅的旗袍，一把传统折扇，李莉莉带来的中国针灸风惊艳了赞比亚首都卢萨卡！

中医针灸在赞比亚深得当地人喜欢，华人华侨更是喜爱有加。李莉莉汲取中医精华，热衷经络之学，在工作中秉承师传，琢磨探索，善于辨证施治，巧用运针手法。治未病奇在针灸走穴，妙在医患互动，有专有长，特色独具，颇具口碑。李莉莉曾接诊过一个车祸造成植物人状态且怀孕数月的患者，家属强烈期望保住胎儿，求诊于李莉莉。在她的精心治疗下，婴儿不但顺产，大人也逐渐恢复意识，慢慢地能够站起行走且生活自理，家属感激万分。

赞比亚一位部长腰椎手术后下肢疼痛难忍，皮肤的烧灼感严重影响睡眠和日常生活。医疗队李甲振、王玉州教授和李莉莉到他家里会诊，认为是手术后恢复期的一些表现，制定了药物治疗配合中医针灸的治疗方案。部长按此方案到利维·姆瓦纳瓦萨医院李莉莉的诊室进行针灸治疗，数日后果见奇效，直夸中医针灸太棒了！并邀请莉莉一起合影留念。

利维·姆瓦纳瓦萨医院经过精心策划，把具有中国特色又深受赞比亚人民喜欢的中医针灸纳入到医院的宣传项目中。李莉莉和付军领很负责任，展位旁贴上博大精深的彩色中医针灸经络图，展台上码放数把中国书法折扇，加上李莉莉身着印有牡丹花卉图案的中式旗袍，这使得利维·姆瓦纳瓦萨医院在所有参展单位中独树一帜，前来观摩咨询的人络绎不绝。

在活动结束后的政府总结大会上，利维·姆瓦纳瓦萨医院捧得一尊金光闪闪的奖杯，院长笑得合不拢嘴："中国医疗队真棒！"而且不停地赞叹道："中国神针，OK！"

从这以后，中医针灸在赞比亚发展更顺利了。

中医疗效震撼总统
故事三

2007 年年初，厄立特里亚（以下简称"厄特"）总统伊萨亚斯先生因患腰椎间盘突出症，腰部疼痛难忍，不能正常工作。到下半年，厄特卫生部部长萨勒·迈基与美国的相关专家联系后，决定到美国一家军队医院进行微创手术治疗。术后第 3 天，总统就可以下床行走，腰部已经基本不痛。可在回国途中，因旅途劳累，病情反复，疼痛加重，卧床不起，无法进行日常工作。

2007 年 9 月中旬，中国医疗队到达阿斯马拉，9 月底，在使馆举行的庆祝中华人民共和国成立 58 周年的国庆宴会上，厄特卫生部官员向中国医疗队求救，请求中国医生为一个腰痛的患者会诊并治疗，当时对方并没有亮明患者的身份。翻译和神经外科医生陈红旗、骨科医生鲍铁洲就随厄特卫生部的官员去看望患者。

当时，对总统的治疗是秘密进行的，都是在下班后或上班前，由当地卫生部门派车到中国医疗队驻地，将医生接到总统的家中进行治疗。每次治疗时，几个警卫就站在周围观看，表情严肃，这给中国医生造成很大的压力。

朱超英和鲍铁洲两个中医住一套房。鲍铁洲作为主治医生，他感到责任重大，压力更大，害怕在治疗上出问题，因此，在治疗手法上，不敢大胆地应用，非常谨慎，结果是治疗几次后效果也不明显。

朱超英是旁观者，他便鼓励鲍医生放下包袱，轻装上阵，治疗时别把总统当总统，就当是一个普通的患者。在以后的治疗中，鲍铁洲的手法也逐渐加重，疗效也一点点地显现。

当总统能够站立时，他非常高兴，在自己家里举行宴会，邀请中国大使和医疗队全体队员参加。当中国医疗队到达总统家时，总统坐在病床边，与每一个队员握手。

第二天，厄特总统在国家宫接见了医疗队全体人员，并告知厄特全国人："中国医疗队治好了我的疾病，我可以开始工作了。"厄特的电视台和几家报刊，都报道了此消息，中国医疗队一时间在厄特举国皆知。

　　总统在电视上露面后，厄特全国上下一片欢腾，医疗队的名气大增，当地老百姓对中国医生更是热烈欢迎。

　　原来，早在 8 年前，中国医疗队就给总统伊萨亚斯先生治过病，并深深地感动了他，令他对中医赞叹不已。1999 年鲍铁洲参加援厄特医疗队，11 月 10 日 6 点 20 分，总统的卫队长打来电话，要求中国医疗队医生 7 点整赶到总统家为其治疗。

　　总统的身高有一米九，五官端正，很有男子汉的风度。陈红旗首先对总统的腰部和相关部位进行了详细的检查，除了头痛和腰、背、腿的疼痛外，其他情况尚好。接着朱超英开始对总统进行治疗。鲍铁洲大夫是骨科医院的，理筋正骨是其强项；朱超英是针灸科的，针灸按摩是他的特长。经过一个小时的针灸、点穴、按摩后，总统在治疗床上很舒服地睡着了。然后，中国医生在厄特卫生部部长的陪同下，悄悄地退出。

　　11 月 12 日（星期五），中国医生再次应邀来到总统家，大家非常高兴地得知，经过上次的治疗，这两天，总统身上的所有疼痛都神奇地消失了。总统和卫生部部长都非常高兴，再次治疗后，总统对朱超英的治疗评价是非常专业。他邀请中国医生下周五再来治疗并共进晚餐。

　　11 月 19 日（星期五），医疗队的三名医生和翻译叶老师，应邀来到总统家。在治疗前，总统说今天感觉很不好，经过 40 分钟的治疗后，一切不适感消失。厄特卫生部部长说："每次按摩治疗后，总统的感觉都非常好。"医疗队趁机提出，要巩固治疗效果，治疗需要长期坚持。中国专家的提议得到了厄特卫生部部长的响应。

　　就这样，总统同意在正常情况下，医疗队专家每月两次到他家为其治疗，一直坚持了一年多，并将治疗任务成功移交给了下一个中国援外医疗队。

　　2000 年 12 月 30 日，在厄特总统府的国宴厅，厄特总统为中国援厄医疗队举行送行晚宴。

　　厄特卫生部部长和卫生部的大小官员以及医院的院长们，中方大使和夫人、参赞和夫人以及全体医疗队队员盛装参加。宴会开始前，总统高度赞扬了医疗队的出色工作，他说："中厄两国间的医疗合作，非常有成效，非常成功。"

厄特总统给每位医疗队队员都赠送了一面厄特的小国旗和一个总统亲自设计的座钟，每个队员的座钟都写着队员自己的名字。

在那个最寒冷的季节，总统给每个医疗队队员都赠送了一件厄特制造的皮衣，让队员们感受到厄特的温暖和美好！

5 青蒿素：中医药献给世界的礼物

2019 年 9 月 29 日上午 10 时，中华人民共和国国家勋章和国家荣誉称号颁授仪式在人民大会堂隆重举行。在雄壮激昂的《向祖国致敬》乐曲声中，中共中央总书记、国家主席、中央军委主席习近平为国家勋章和国家荣誉称号获得者颁授勋章奖章。（参见 2019 年 9 月 29 日，人民网）

习近平向屠呦呦颁授"共和国勋章"。

同一天，国家中医药管理局党组下发了《关于向共和国勋章获得者屠呦呦同志学习的决定》。决定开头有这么一句话："推动中医药行业敬仰英雄、学习英雄，激励广大干部职工在促进中医药传承创新发展中像英雄模范那样坚守、像英雄模范那样奋斗，同题共答中医药高质量发展的时代大考，局党组决定在全国中医药行业向屠呦呦同志学习。"

让我们把目光投向昨天，回眸中国科学家探索抗疟的艰辛岁月。

疟疾，英文为"Malaria"，意大利语称之为"不良空气"，中国古典医著称之为"瘴气"，民间俗称"打摆子"，是一种常见的热带流行病。

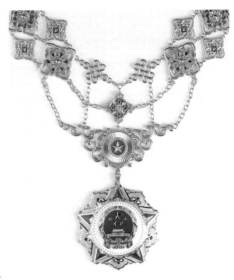

共和国勋章。新华社发

疟疾是由人类疟原虫感染引起的寄生虫病，主要由雌性按蚊叮咬传播。通常疟原虫先侵入人体肝细胞发育繁殖，成熟后再侵入红细胞发育繁殖，引起红细胞成批破裂而发病。临床上以反复发作的间歇性寒战、高热、盛汗热退为特点。反复的疟疾发作可破坏大量红细胞，使患者出现不同程度的脾大和贫血等症状。

时至今日，"疟疾"这个疫病，仍然是全球三大传染病之一。

根据世界卫生组织 2018 年《世界疟疾报告》，2017 年全球疟疾发病人数 2.19 亿，死亡 44.5 万人，非洲区域占全世界疟疾病例和死亡总数的 92%。

全球抗疟形势不容乐观。

而在抗疟方面，青蒿素是中医药给全世界人民的礼物，更是中国科研工作者大爱无疆的赤诚奉献。

从 2007 年开始在非洲国家科摩罗实施复方青蒿素快速清除疟疾项目获得成功，至 2014 年，科摩罗实现了疟疾零死亡，疟疾发病人数下降了 98%，科摩罗莫埃利岛和昂儒昂岛已基本消除疟疾，这一成效在世界抗疟史上前所未有。

在 2015 年中非合作论坛峰会期间，习近平主席会见时任科摩罗总统伊基利卢时，伊基利卢表示："科摩罗对科中关系十分满意。科方感谢中方长期以来给予的帮助，特别是在科摩罗实施的抗疟项目使科人民极大受益。"（参见 2015年 12 月 5 日，新华网）

在这成功的背后，凝聚着中国科研工作者多少心血和智慧！

屠呦呦就是其中的典型代表。

屠呦呦，现任中国中医科学院终身研究员、青蒿素研究中心主任，1930 年12 月 30 日出生于浙江宁波。她几十年来致力于中医药研究实践，带领团队攻坚克难，研究发现了青蒿素，解决了抗疟治疗失效难题，得到国家和世界卫生组织的大力推广，挽救了全球范围特别是广大发展中国家数以百万计疟疾患者的生命，为人类治疗和控制这一重大寄生虫类传染病作出了革命性的贡献，也成为用科学方法促进中医药传承创新并走向世界最辉煌的范例。

2015 年，屠呦呦荣获诺贝尔生理学或医学奖。2016 年 2 月 14 日，屠呦呦被评为 2015 年度"感动中国"人物；3 月，屠呦呦获影响世界华人终身成就奖；4 月 21 日，入选《时代周刊》公布的 2016 年度"全球最具影响力人物"。2017年 1 月 9 日，国务院授予屠呦呦研究员国家最高科学技术奖。2019 年 1 月 14 日，屠呦呦与居里夫人、爱因斯坦、图灵一道入围了 BBC "20 世纪最伟大科学家"。

2019 年 9 月 28 日，在中央广播电视总台的"共和国不会忘记"系列报道中，

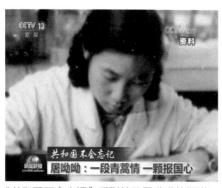
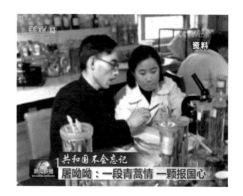

"共和国不会忘记"系列关于屠呦呦的报道。

用点睛之笔介绍了共和国勋章获得者屠呦呦的事迹：

屠呦呦60多年致力于中医药研究实践，带领团队研究发现了青蒿素，挽救了数百万疟疾患者的生命。让来自中药青蒿的青蒿素成为中国送给世界的一个礼物。

作为一名药学专业学生，屠呦呦考入北京大学医学院时就和植物等天然药物的研发应用结下了不解之缘。

1967年5月23日，为了援外、战备紧急任务，国家科委和解放军总后勤部召开了"疟疾防治药物研究工作协作会议"。此后，疟疾防治药物的研究项目代号为"523"。

"523"项目背后是残酷的现实：由于恶性疟原虫对以氯喹为代表的老一代抗疟药产生抗药性，如何发明新药成为世界性的棘手难题。

1969年1月，北京广安门医院一位参与抗疟研究的针灸医生，向"523"办公室负责人推荐说："中医研究院的屠呦呦是个兼通中西医的人才，研发新药应当去找她。"研发目标久攻不下，"523"办公室求贤若渴，正、副两位主任立刻前往中医研究院。"523"办公室两位负责人查阅屠呦呦工作业绩，发现屠呦呦大学毕业参加工作仅3年，就在防治血吸虫的生药学研究上创出两项成果，被评为"社会主义建设积极分子"，于是毅然决定起用屠呦呦。

面对全球疟疾疫情难以控制之严峻形势，此时年仅39岁的屠呦呦接受了国家"523"抗疟药物研究的艰巨任务，被任命为"523"项目中医研究院科研组组长。当时分配给她的任务有两个：一是寻找新药；二是继续在中药常山碱上做文章，想办法去掉常山碱的毒性，解决服后呕吐的问题。

接到任务后，屠呦呦夜以继日地工作，她从历代医籍本草中的有关方药、各地地方药志以及对许多老中医的采访中，收集汇总出包括内服、外治、植物、动物和矿物等2 000多个治疟方药，然后精选出640个，编成《疟疾单秘验方集》，送交"523"办公室。

然而，《疟疾单秘验方集》并未引起有关部门的重视。屠呦呦等不到下文，

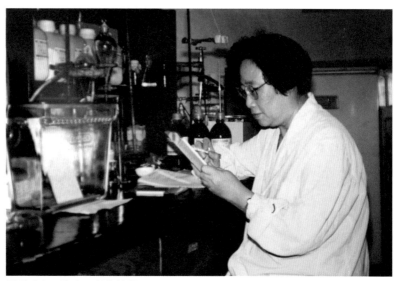

屠呦呦在工作中。新华社发

只好自己去实践，可惜试过一次又一次，效果都不行。其间，她曾研究过青蒿，但却与之失之交臂。古人在古籍中只说青蒿驱疟有效，并未说明青蒿入药的是哪一部位，根、叶，还是茎？加之她择取青蒿的范围也十分有限，只能是北京药店的现货，因此实验中她看到的是疗效不稳，还有毒性。

此时，条件艰苦，设备奇缺，实验室连基本通风设施都没有，经常和各种化学溶液打交道的屠呦呦，身体很快受到损害，一度患上中毒性肝炎。除了在实验室内"摇瓶子"外，她还常常"一头汗两腿泥"地去野外采集样本，先后解决了中药半边莲及银柴胡的品种混乱问题，为防治血吸虫病作出贡献；结合历代古籍和各省经验，完成了《中药炮制经验集成》的主要编著工作。

青蒿，南北方都很常见的一种植物，郁郁葱葱地长在山野里，外表朴实无华，却内蕴治病救人的魔力。

然而当时在设施简陋和信息渠道不畅的条件下，短时间内对几千种中草药进行筛选，其难度无异于大海捞针。但这些看似难以逾越的阻碍反而激发了屠呦呦的斗志：她翻阅历代本草医籍，四处走访老中医，甚至连群众来信都没放过，先后进行 300 余次筛选实验。

可在最初的动物实验中，青蒿的效果并不出彩，屠呦呦的寻找也一度陷入僵局。

这时，屠呦呦再一次转向古老的中国智慧，重新在经典医籍中细细翻找。

突然，葛洪《肘后备急方》中的几句话牢牢抓住她的目光："青蒿一握，以水二升渍，绞取汁，尽服之。"一语惊醒梦中人，屠呦呦马上意识到问题可能出在常用的"水煎"法上，因为高温会破坏青蒿中的有效成分，她随即另辟蹊径采用低沸点溶剂进行实验。

1971 年，屠呦呦课题组在第 191 次低沸点实验中发现了抗疟效果为 100% 的青蒿提取物。10 月 4 日，一双双眼睛紧张地盯着 191 号青蒿提取物样品抗疟实验的最后成果。随着检测结果的揭晓，整个实验室都沸腾了：该样品对疟原虫的抑制率达到了 100%!

为了保证患者的用药安全，1972 年屠呦呦及其他两位课题组的同志不顾自身安危"以身试药"，亲自试服该提取物，证明了其安全性。当年在海南昌江疟区临床试用于间日疟 11 例，恶性疟 9 例，混合感染 1 例，共 21 例，结果用药后患者 40 ℃高烧很快降至正常体温，疟原虫被大幅度杀灭，药效明显优于氯喹。

正是这个时候，屠呦呦和她的同事在青蒿中提取到了一种分子式为 $C_{15}H_{22}O_5$ 的无色结晶体，一种熔点为 156~157 ℃的活性成分，他们将这种无色的结晶体命名为青蒿素。青蒿素为一具有"高效、速效、低毒"优点的新结构类型抗疟药，对各型疟疾特别是抗性疟有特效。这个结果在"523"内部会议上报告，既带动了全国对青蒿提取物的抗疟研究，也开创了中药抗疟药物发现之先河。

1977 年 3 月，以"青蒿素结构研究协作组"名义撰写的论文《一种新型的倍半萜内酯——青蒿素》发表于《科学通报》（1977 年第 3 期）。1978 年，"523"项目的科研成果鉴定会最终认定青蒿素研制成功，按中药用药习惯，将中药青蒿抗疟成分定名为青蒿素。当年，青蒿素抗疟研究课题获全国科学大会"国家重大科技成果奖"。1979 年，青蒿素研究成果获国家科委授予的国家发明奖二等奖。1984 年，青蒿素的研制成功被中华医学会等评为"建国 35 年以来 20 项重大医药科技成果"之一。1986 年，青蒿素获得了一类新药证书（86 卫药证字 X–01 号）。

1992 年，针对青蒿素成本高、对疟疾难以根治等缺点，她又发明出双氢青蒿素这一抗疟疗效为前者 10 倍的"升级版"。1997 年，双氢青蒿素被卫生部评为"新中国十大卫生成就"。2011 年 9 月，青蒿素研究成果获拉斯克临床医学奖，获奖理由是："因为发现青蒿素——一种用于治疗疟疾的药物，挽救了全球特别是发展中国家的数百万人的生命。"

几年前，屠呦呦在世界著名的科学月刊《自然》上发表了一篇题为《青蒿素的发现——中药的馈赠》的论文。在这篇论文中，她说："1971 年 10 月 4 日，我第一次成功地用沸点较低的乙醚制取青蒿提取物，并在实验室中观察到这种提取物对疟原虫的抑制率达到了 100%。这个解决问题的转折点，是在经历了第 190 次失败之后才出现的。"

在论文的最后部分，屠呦呦感谢所有在青蒿素发现及其衍生物的应用中全身心奉献的庞大团队，对"523"项目有重大贡献的领导、同事表达了敬意。

她在文中说："我的梦想是用古老的中医药，促进人类健康，让全世界的人们都能享受到它的好处。"

屠呦呦表示："青蒿素是古老中药的真正馈赠。我相信，中国医药将帮助我们战胜危害世界各地人们生命的疾病。"（参见 2015 年 10 月 5 日，《成都日报》）

2015 年 10 月 5 日，瑞典卡罗琳医学院在斯德哥尔摩宣布，中国女科学家屠呦呦和一名日本科学家及一名爱尔兰科学家分享 2015 年诺贝尔生理学或医学奖，以表彰他们在疟疾治疗研究中取得的成就。

这是中国科学家因为在中国本土进行的科学研究而首次获诺贝尔科学奖，是中国医学界迄今获得的最高奖项，由此实现了中国人在自然科学领域诺贝尔奖零的突破。

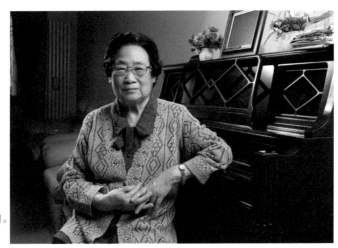

共和国勋章获得者屠呦呦。
新华社记者李贺摄

国家卫生计生委、国家中医药管理局在贺信中表示："屠呦呦几十年来致力于严重危害人类健康的世界性流行病——疟疾的防治研究，从中医药这一伟大宝库中寻找创新源泉，从浩瀚的古代医籍中汲取创新灵感，从现代科学技术中汲取创新手段，与她领导的研究团队坚持不懈，克服困难，联合攻关，成功地从中草药青蒿中提取出青蒿素，并研制出系列青蒿素类药品，这一成就挽救了全球特别是发展中国家数百万人的生命，在世界抗疟史上具有里程碑意义。"

"感动中国"颁奖词这样写道：

春草鹿呦呦：青蒿一握，水二升，浸渍了千多年，直到你出现。为了一个使命，执着于千百次实验。萃取出古老文化的精华，深深植入当代世界，帮人类渡过一劫。呦呦鹿鸣，食野之蒿。今有嘉宾，德音孔昭。

尽管收获了很多荣誉，但在很多场合，屠呦呦都不止一次表示过"荣誉属于集体"。

中国工程院院士张伯礼说："青蒿素就是几十家科研机构、几百位科学家共同奋斗的结果。这种团队精神永远不会过时！"

这种精神，后来被总结为32个字："胸怀祖国、敢于担当，团结协作、传承创新，情系苍生、淡泊名利，增强自信、勇攀高峰。"也被概括为"青蒿素精神"。而这种精神也越来越多地体现在屠呦呦培养出的中医药科研人才身上。

2016 年，她拿出诺贝尔奖奖金中的 100 万元人民币捐赠给北京大学医学部设立"屠呦呦医药人才奖励基金"，又把 100 万元人民币捐给中国中医科学院成立创新基金，激励更多的年轻人参与到中医药科研中去。

直到今天，年近九旬的屠呦呦还未把自己纳入退休人员行列。为中医药事业培养更多的后继人才，成为她 90 岁以后的新目标。

为了解决青蒿素"抗药性"难题，她带领科研团队在"青蒿素抗疟机理研究""抗药性成因"等层面不断取得新进展，提出新的应对方案。

正如国家中医药管理局党组下发的《关于向共和国勋章获得者屠呦呦同志学习的决定》中所言："学习屠呦呦同志，就是要胸怀祖国、敢于担当，秉承科学报国的家国情怀，坚持国家利益和人民利益至上，始终把'以国家需求为己任'作为人生追求，以舍我其谁、勇于献身的精神，不忘初心、牢记使命，充分发挥中医药独特优势，为建设健康中国和实现'两个一百年'奋斗目标贡献力量。"

"呦呦鹿鸣，食野之蒿。"《诗经》里的话似乎道出了屠呦呦教授与青蒿的不解之缘，而"国桥"二字，似乎注定李国桥教授会成为国际友谊，特别是我国与第三世界国家友谊的桥梁。

这个媒介，也正是青蒿素！

2015 年 10 月 5 日晚，李国桥教授正忙着撰写盖茨基金申报材料，希望借助该基金会医好更多非洲疟疾患者。就在这时他接到老朋友电话，获悉抗疟路上的"战友"、中国药学家屠呦呦凭借发现治疗疟疾的开创性疗法荣获诺贝尔生理学或医学奖，李国桥一点也没有感到意外。

屠呦呦获得诺贝尔奖后，李国桥的手机响个不停。

"很多人问我，对屠呦呦获奖怎么看？我认为屠呦呦获奖实至名归，是很

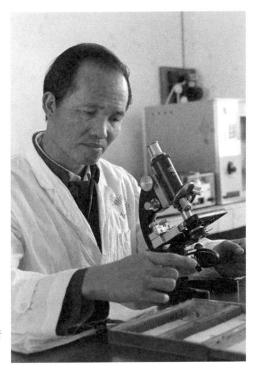

抗疟专家李国桥。新华社记者
潘家珉摄

好的事情，这是中国人获奖也是青蒿素获奖。我们都是兄弟姐妹，哪个人获奖都好，大家都感到高兴。"李国桥爽朗地笑着说。

许多人不理解，国内外研发出治疗大型疾病的药物众多，为何偏偏青蒿素能拿诺贝尔奖？

几年前美国国家科学院院士米勒在推荐拉斯克奖时，同时给屠呦呦和李国桥发来了推荐表，最后屠呦呦获奖，引起国内轰动。李国桥透露了一个不为人知的细节。

原来，在2010年年底，当时美国国家科学院院士米勒推荐他申报有"诺奖风向标"之称的拉斯克奖。申报表格上有个问题是："如果你获得了这个奖，你认为还有谁应该获奖？"李国桥填写了两个人，第一个是屠呦呦，第二个是罗泽渊。

李国桥，也是当年参与"523"项目的核心科学家之一。

1981年8月，为了证实恶性疟原虫在1个裂殖周期内引起两次发热的理论，为了获取研究数据，李国桥冒死将恶性疟疾患者的血液注射到自己身体内。

根据自己数十年的一线抗疟经验，李国桥提出主动彻底消灭传染源（疟原虫）的快速控制清除疟疾的方法，又称灭源除疟法。李国桥把医疗奇迹的诞生地选在科摩罗。

科摩罗是位于非洲东侧莫桑比克海峡北端入口处的一个岛国。这个有着"月亮岛"美誉的国家，却隐藏着外人看不见的危险。科摩罗是疟疾的高发区域之一。

2006年下半年，李国桥第一次见到了时任科摩罗副总统伊基利卢。李国桥和广州中医药大学科技产业园宋健平教授更是率队前往科摩罗，实施复方青蒿素快速清除疟疾项目。

工作队设计了一个"全民服药"的抗疟新方案：前后超过220万人次参加青蒿素复方药物的"全民服药"，3万多流动人口参加预防服药。伊基利卢迅速被中国人提出的治疗方案所吸引。

2006年9月，李国桥带队刚到科摩罗，号召全民服用青蒿素复方药物，实施"灭源除疟法"时，却遭到当地"不灭蚊怎么抗疟""滥用青蒿素会让疟原虫产生抗药性"等一浪高过一浪的质疑。

但在李国桥看来，虽然疟疾多通过蚊子传染，但灭蚊、用杀虫剂浸泡蚊帐等传统抗疟方法，不但耗费大量资源，而且效果并不理想。李国桥等人经调查发现，实施"灭源除疟法"的地区疟原虫基本未对青蒿素产生抗药性。

"蚊子很难消灭完，但是在人体内的疟原虫可以清除。"李国桥介绍说。"灭源除疟法"就是通过使用青蒿素复方抗疟新药，既消灭人体内的疟原虫，又清除疟疾的传染源，直至消除疟疾。经过近一年的宣传，科摩罗民众接受了"全民服药"的治疗方案。

"灭源除疟法"在科摩罗取得重大突破。

2006年，科摩罗有疟疾10万多例，因疟疾死亡34人。而在李国桥率领的广州中医药大学青蒿素复方快速灭疟项目团队努力下，2014年该国疟疾患者数减少为2 154例，下降了98%。

2007年4月底，世界卫生组织总干事陈冯富珍在瑞士总部接待了李国桥教授，"当时世界卫生组织总干事助理把当天的情况写了一份材料发给下面的有关部门，其中有一句话，如果成功了，就是疟疾控制工作的一种革命性变化。就是说，如果我们的工作在那里成功了，是一种革命性的变化。"

李国桥早在1967年就开始舍命抗疟。1967年5月的一天，身处"文革"旋涡中的李国桥正在牛棚里接受劳动改造，突然受命组建广州中医学院针灸治疟研究组。他告别了妻子和未满月的女儿，奔赴疟疾疫情严重的海南和云南等地。

为尽快寻出治疟良方，1969年，李国桥偷偷说服护士，抽取疟疾患者的血液注入自己身体。发病第7天后，李国桥体温超过40 ℃，他的嘴唇都烧烂了，脾脏一度肿大。强忍病痛，李国桥让同事在自己身上试针。

这是一次极有可能危及生命的医学实验。为此，李国桥给单位和家人留下"遗书"——"这次实验完全是自愿的。万一出现昏迷，暂时不用抗疟药治疗……这是研究计划的需要，请领导和妻子不要责怪实验的执行者。万一真的发生不幸，到时只要在花圈上画一个疟原虫，我就心满意足了。"

感染恶性疟原虫后，李国桥忍受着持续高烧的煎熬，以及肝脾肿大的痛苦，尽量拖延服用抗疟药的时间。在他的感召下，一位同事和8位志愿者也拿自己身体做实验。

病中的李国桥坚持记录感染数据，寻找疟原虫发育规律，为此后治疟药物临床试验的开展奠定了基础。如今，无论是世界卫生组织编著的《疟疾学》，还是英国牛津大学的医学教学书，仍记录着李国桥团队研究的数据。

2006年，李国桥和团队研制出世界首个疗程短、成本低的青蒿素类复方抗疟新药——Artequick。这个新药不仅疗效快、治愈率高，而且只需两天疗程，每天服药一片，价格仅为同类药物的一半，非常适合穷人。世界级抗疟专家阿诺德对此药给予高度评价："它是一个集中了优秀抗疟药全部特点的完美复方。"

青蒿素的发现是一个接力棒式的过程，屠呦呦第一个发现，李国桥第一个临床验证有效。在李国桥看来，青蒿素这个重大发现早就该得诺贝尔奖了。

6 广东经验："中国抗疟方案"再创新

屠呦呦、李国桥等第一代中国科学家对于抗疟药物的研究，为"一带一路"沿线国家人民的健康贡献了巨大力量。今天，在老一辈科学家的引领下，新一代的中国科研团队利用中草药进行抗疟研究，不断创新，成果再次让世人注目。

宋健平教授就是其中的优秀代表之一。

从江西中医药大学毕业不久，宋健平就到广州中医学院（现广州中医药大学）努力深造，把事业的目标锁定在抗疟的创新研究上。

2003年7月，宋健平作为临床研究负责人组织了第四代青蒿素复方——青蒿素哌喹片在柬埔寨、泰国、印度尼西亚等4个国家7个医院进行临床试验。

而此时的柬埔寨内战刚刚结束，宋健平不仅要翻山越岭，走过泥泞颠簸的山路，还要冒着误踩地雷的风险，但他没有退缩，为的就是得到更充分的临床数据，为青蒿素复方治疗疟疾研究提供科学数据。

2015年4月20日和2016年11月22日，宋健平作为世界卫生组织临时疟疾顾问，参加了世界卫生组织的全民服药证据评审专家会和关于疟疾全民服药操作手册起草委员会会议。在会上，他介绍了科摩罗快速清除疟疾的经验，相关成果被世界卫生组织新编全民服药指南采纳，推动世界卫生组织向全球推荐复方青蒿素快速清除疟疾策略。科摩罗副总统兼卫生部部长福阿德·穆哈吉说：

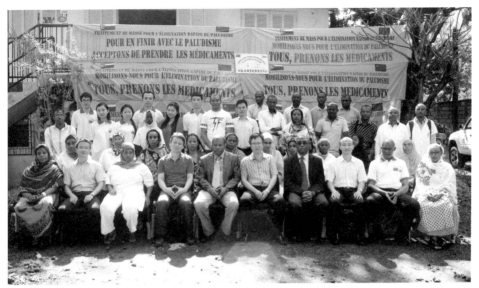

广东青蒿抗疟团队在科摩罗的合影。

"青蒿素复方快速清除疟疾项目直接或间接节省 1 100 万美金的财政支出，同时挽救了科摩罗可能因疟疾死亡的民众生命，科摩罗会因为清除疟疾而吸引更多的旅游者，从而提升国民收入水平。"

2016 年 12 月，援圣多美和普林西比（以下简称"圣普"）疟疾防治顾问专家组项目交由广州中医药大学承担。接到任务，已是临近春节，原本准备和妻子女儿过个团圆年的宋健平教授再次告别家人，春节前赶到圣普，成立中圣普联合抗疟工作组，指导和组织圣普开展抗疟工作。

青蒿素，是中医药服务"一带一路"人民健康的"代表作"。而广东省是青蒿抗疟的发源地，也是当今国产青蒿素产业国际化发展的领头羊。四十多年来，广州中医药大学抗疟团队仍坚持在非洲、大洋洲等疟区开展青蒿素抗疟研究。

目前参与青蒿研究的单位有广州中医药大学热带医学研究所、青蒿研究中心、科技产业园和广东新南方青蒿科技公司，先后建有科技部国家（新药）安全性评价研究重点实验室、教育部现代中成药工程研究室、国家中医药管理局青蒿素重点研究室、国家药品监督管理局新南方药物安全性评价中心（GLP）、广东省青蒿工程技术研究中心等，经过 20 余年的建设，为青蒿素复方抗疟、青蒿素复方扩大适应证、青蒿综合利用开发研究打下了扎实的基础，迎来了成果的收获时期。

自 2016 年以来，团队与巴布亚新几内亚（以下简称"巴新"）疟疾防治中心紧密合作，多次论证项目方案，选择巴新米尔恩湾省的基里维纳岛作为合作抗疟的示范区，希望以此为巴新寻找符合本国实际的新抗疟策略。2017 年 11 月至 2019 年 6 月，广州中医药大学共派出 52 人次专家前往巴新进行技术指导、开展全民服药、完善三级抗疟系统，以及参与后期监督维护工作。

项目实施过程中，广州中医药大学完成了基里维纳岛的流行病学基线调查，摸清楚了该岛的人口数据和疟疾流行情况。该岛面积 290.5 平方公里，下属 92 个村，入户登记人口为 44 097 人。服药前，对 14 个村开展了人群疟疾感染情况调查，平均人群带虫率为 16.39%，疟疾感染人群分布不均衡，部分村庄属于高疟区，其中穆努瓦塔村人群感染率达 33.68%。

2018 年 3—6 月，完成了每月一轮的三轮全民服药，基里维纳岛的疟疾病例显著下降，控制了疟疾流行。项目实施一年后，平均人群带虫率为 0.07%，下降幅度超过 99%，实现了疟疾零死亡。

当时，年过半百的宋健平教授再次出现在远离巴新首都的基里维纳岛。

他依旧不辞辛劳，经历海上一天一夜颠簸之后到达岛上即开始工作，仅仅 3 个月，团队在基里维纳岛就建成了三级抗疟系统，培训卫生中心技术人员和抗疟员 300 余人，开展数场以各种民众防疟知识为主的健康教育，形成了"中国专家团队—岛上卫生行政主管（协调员）—监督员—发药员"的团队模式，建立了一支以当地人员为主的后期维护团队。

广州中医药大学抗疟团队已帮助巴新在首都莫尔兹比港建成了中国（广东）—巴新疟疾防治中心，目的在于培养巴新中高级疟疾防治技术人才，借鉴中国经验，结合巴新实际，合作开展疟疾防治示范项目，提升巴新疟疾防控能力，形成中国—

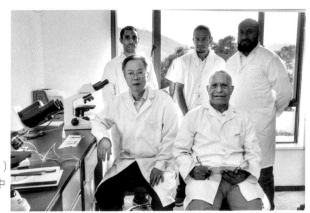

宋健平教授（前排左一）
在中国—巴新疟疾防治中
心工作。

巴新清除疟疾新策略，为巴新全国清除疟疾提供技术支持，加快巴新控制和清除疟疾的进程。

2018 年 8 月 26 日，中国（广东）—巴新疟疾防治中心正式运营，逐步开展疟疾病例的诊断治疗工作，陆续开展各类型培训 50 余场次，培训当地中高级专业抗疟技术员 500 名。现已有 8 名当地技术员长期在中国（广东）—巴新疟疾防治中心工作，完成镜检、分子生物学检测、蚊媒研究等工作。

2018 年 9 月 8 日，中共中央政治局委员、广东省委书记李希在对巴新进行友好访问期间，在莫尔兹比港实地考察了中国（广东）—巴新疟疾防治中心。李希充分肯定了广州中医药大学与广东新南方青蒿科技公司组建的广东青蒿抗疟团队，赞誉团队勇于创新、敢于开拓，积极传播中医药文化，采用广东经验、中国抗疟模式，帮助巴新人民解决疟疾困扰，用实际行动响应"一带一路"倡议，构建人类命运共同体。

2018 年 11 月 16 日，中国国家主席习近平在莫尔兹比港与巴布亚新几内亚总理奥尼尔会谈时，奥尼尔表示"感谢中国长期以来对巴新经济社会发展的宝贵支持、感谢中国医疗队对巴新偏远地区疟疾防控的帮助以及中方在巴新不久前震后救灾重建中及时施以的援手"。（参见 2018 年 11 月 15 日，新华网）

2019 年 4 月，受巴新国家疟疾防治中心委托，第三方评估单位巴新医学研究院对广东援助复方青蒿素清除基里维纳岛疟疾示范项目进行评估，认为该项目对巴新基里维纳岛疟疾发病率的显著下降起到重大作用。

根据国家的援外战略，广东省加大力度支持以点带面地巩固和扩大示范推广项目。

广东省和深圳市对口支援巴新基里维纳岛防治疟疾已经取得显著成效，该岛通过三个疗程的全民服药，基本控制了疟疾流行。为了巩固成果，扩大示范效应，项目扩大到米尔恩湾省，进一步彰显我国原创复方青蒿素抗疟和防治疟疾的技术优势，促进形成中国援助巴布亚新几内亚防治疟疾长效机制。

为优化非洲大陆区域性清除疟疾方案，2017 年广州中医药大学青蒿抗疟团队在多哥高原区东莫诺省开展了中多合作复方青蒿素控制东莫诺省疟疾示范项目，项目实施以来人群疟疾感染率从 79% 减少到 37%。

2018 年 9 月 18 日，国家中医药管理局与多哥卫生和社会保障部在多哥洛

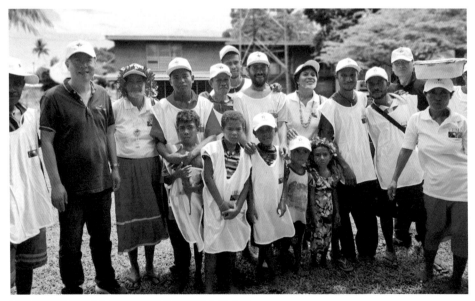

宋健平教授（左二）与巴新当地抗疟工作人员合影。

美共同举办了第二届中非复方青蒿素清除疟疾研讨会，来自中国、多哥、马拉维、科摩罗、圣多美和普林西比的近百名卫生官员和专家参加了会议。国家中医药管理局副局长闫树江在会上指出，广州中医药大学采用的复方青蒿素全民服药、群防群治的方案是具有鲜明中国特色的快速清除疟疾方案。代表们积极评价了该方案在科摩罗和多哥等国实施以来取得的成绩，建议将东莫诺省控制疟疾示范项目扩大到150万人口的高原区，以进一步扩大示范效应。

目前商务部将科摩罗抗疟中心技术援助项目任务下达至广州中医药大学，目标是为科方建立和完善三级疟疾防控体系和监测体系；培养一支从基层到国家层面的抗疟队伍；开展健康教育，为民众普及防疟知识；巩固中方援科抗疟成果，大科岛疟疾传染源得到大幅度清除，控制大科岛疟疾传播反弹，使疟疾防控取得新成效；促进科摩罗实现全国清除疟疾的国家卫生战略目标，建立中非合作防控疟疾的非洲样板。

2019年底完成大科岛三轮青蒿素复方的全民服药，大科岛疟疾报告病例大幅度下降，传染源得到大幅度清除，人群带虫率下降95%以上；保持科摩罗莫埃利岛、昂儒昂岛无本地疟疾感染，输入性疟疾得到有效控制；2020年，争取科摩罗所属三岛均无本地感染疟疾病例，实现全国消除疟疾的目标。

在非洲多个国家开展援助灭疟活动，是中非"十大合作计划"之公共卫生合作计划的重要内容。目前，复方青蒿素及清除疟疾技术已成为外交部、商务部和国家卫生健康委对非工作和宣传的一张"中国名片"。

用中国经验进行疟疾防控，这项事业艰难而又崇高。远离祖国、家人，面对陌生环境，忍受物质匮乏和信息闭塞，十分艰难；更难的是要突破西方国家技术壁垒，以全球抗疟史从来没有的高速度，快速控制疟疾流行。中国科学家的艰苦努力和大爱无疆最终获得认可。

正是如青蒿一样的科学追梦人，大爱在左，奉献在右，随时播种，随时开花，将生命长途点缀得花香弥漫，绿意盎然，让不同地域、种族的人一起享受现代科技的芬芳。

7 "到中国学中医去"

有这样一群外国人，他们来自不同国度，有着不同肤色，讲着不同语言，但他们都选择来到中国，追寻自己的梦想。

一根银针，至微至轻，却承载着医德至重，凝聚了一位非洲籍大夫的中医梦、非洲梦……

这是 2017 年 10 月 21 日新华社记者王长山、傅云威、杨牧源，在题为《中国，这是一片梦想的热土》中的一段话。

报道中，介绍了一位来自西非国家马里的中医学博士迪亚拉·布巴卡尔在中国学习中医，并利用中医技能服务中国民众的情况。

这位被中国民众称为"迪老师""迪大夫"的西非青年说："小时候，看到中国医生用一根银针就能治病，觉得很神奇，那时候心里就埋下了当中医的种子。"

迪亚拉 1964 年出生在马里的一个医生家庭，从小对中医就不陌生。20 世纪 60 年代，中国援非医疗队把中医带到了马里，针灸、拔罐等让少年迪亚拉感到新奇。

大学毕业后，迪亚拉子承父业，做了一名全科医生。1984 年，他飞越万水千山，来华进修。

在广州中医学院（现广州中医药大学），说普通话的新生迪亚拉学粤语，背词典，啃古医书……迪亚拉苦读八年，最终完成了本硕阶段教育。随后又赴成都中医药大学主攻针灸方向博士学位，并于三年后出师。

常年奔走于贫困山区,睡袋栖身是常态,塌方走石不鲜见,灾区一线难分身。每当遇到难处,迪亚拉总会想起历任老师和援非医疗队的事迹。"中国老师和援非医疗队的大夫是最值得敬重的人。"迪亚拉眼中闪过温暖的光。

中国政府提出,要推动中医药技术、药物、标准和服务"走出去",支持中医药机构参与"一带一路"建设,扩大中医药对外投资和贸易,这让迪亚拉兴奋不已。

"我一直想在非洲开中医院,现在有望实现了,把中医院开到非洲去,这是我的中医梦、非洲梦。"迪亚拉兴奋地说。

望、闻、问、切,推拿、针灸,具有千年传统的中医疗法正在世界各地刮起一阵"绿色医疗"风,吸引越来越多的外国人加入到中医行列。不仅"中医服务全人类"是大势所趋,"到中国学中医去"也成为更多外国人的共同选择!

部分国家中医从业者统计

荷兰	中医针灸师 4 000 多	巴西	针灸师约 50 000
英国	中医针灸师 10 000 多	南非	中医针灸师 500 多
法国	针灸师 10 000 多	新加坡	注册中医执业者 3 000 多
西班牙	中医针灸师 15 000 多	马来西亚	中医针灸师 8 000 多
葡萄牙	针灸师 3 000 多	泰国	中医针灸师 1 000 多
德国	有针灸资格的治疗师 50 000 多	菲律宾	中医针灸师 1 000 多
美国	注册针灸师近 40 000	澳大利亚	中医针灸师 5 000 多
加拿大	中医和针灸师 8 000 多	新西兰	中医针灸师 1 500 多
日本	中医针灸师、按摩师和整骨师共近 40 万	印尼	中医从业者 20 多万

2016 年,《中国的中医药》白皮书数据。

从 2019 年 4 月 17 日开始,为期近一个月的美国加州大学洛杉矶分校(UCLA)医学—全球健康暑期海外学习项目在上海中医药大学举办。这个学习项目是上海中医药大学和 UCLA、复旦大学共同合作开展的。首批学生是来自美国、马来西亚、伊朗等国家的 27 名 UCLA 在校生。通过课堂理论教学、小组讨论、案例分析和模拟、课外体验、实地参观等形式,这些来自不同国家、具有不同文化和不同专业背景的学生了解了中医,认识了中医,亲身感受了博大精深的中国中医药传统文化的魅力。

在 2017 年 5 月 14 日至 15 日,"一带一路"国际合作高峰论坛期间,时任国家中医药管理局局长王国强介绍说,每年有 13 000 多名留学生来华学习中医药,约 20 万人次境外患者来华接受中医药服务,30 多个国家和地区开办了数百所中医药院校。这些学子来自韩国、日本、美国、英国、泰国、印度、以色列、意大利、俄罗斯、越南、哈萨克斯坦、吉尔吉斯斯坦、尼日利亚、马来西亚、拉脱维亚、尼泊尔等,我们不知道的许多角落都在热情高涨地践行着到中国学中医!

作为中医对外教学的承担者,各大高校的留学生状况是怎样的呢?

北京中医药大学的国际学院是中国最早接收留学生的高等中医院校,近几年来,该校留学生规模一直在增长,目前在校学习中医的留学生达 1 000 多人。

其次,天津中医药大学,每年接受学历教育的留学生超过 1 100 人,加上参加短期培训的,每年都有近 3 000 名留学生来学中医。

陕西中医药大学已为全球 30 多个国家和地区培养了近 300 名中医药人才。其中以来自"一带一路"沿线国家马来西亚、哈萨克斯坦的留学生居多。他们毕业回国后发挥专业优势,服务当地医疗,传播中医药文化。

江西中医药大学也是许多"洋学生"的向往之地。良好的师资、美丽的环境和先进的教学理念吸引了印度、尼泊尔、美国、韩国、叙利亚等各国的青年学子纷纷前来,每年留学生人数都大幅增长。前段时间,还有 20 多名法国学生不远万里到这里拜师学艺。

据 2017 年 5 月 29 日《中国中医药报》介绍，上海中医药大学国际留学生教学基地——浦南医院中医科，不仅吸引着众多热爱"中华瑰宝"的国内学子，还吸引着一批又一批来自世界各地的洋学生来院进修、参观与学习。

如，松本君，这位 46 岁的日本友人放弃高薪工作和舒适的生活，不惧大龄，从大一学生做起，接受传统中医药文化的沐浴和熏陶。

还有，巴西中医学院院长海金斯博士，他被中医疗效深深折服，毅然终止即将毕业的法律专业，放弃了律师资格，一心学习中医。还创建了巴西最大的中医学院，拥有 4 000 多平方米的教学楼，还有拉美最大的中医图书馆，希望中医药在海外发扬光大，以治愈更多国际患者。

大批未来的中医师和针灸师回国后将是当地中医药的活招牌。在他们的悬壶济世中，中医药自然随之一起更加恩泽四方，飘香海外。

据不完全统计，欧洲目前受过培训的中医药人员有 10 万余名。其中在职的约占 60%，中医药诊疗机构有 1 万多所，大部分以针灸为主，有 30% ~ 40% 的诊所兼用中药及其制品；中医教学机构 300 多所，中药产品进口批发商 500 多家。即使在仅有 1 700 万人口的荷兰，中医药从业人员也达 4 000 多人，拥有 1 500 多家诊所。

我国每年向"一带一路"沿线国家提供 1 万个政府奖学金名额，与 60 多个国家和地区签署教育合作协议，来华留学生中近一半来自"一带一路"相关国家。通过大力开展中医药对外教育，还为亚、非、欧等地培养了一大批不同层次的中医药人才。

"没想到人体有那么多的穴位，我要尽量记住这些穴位，千万别搞混了。"2013 年初春，甘肃中医药大学一处人体经络穴位模型前，吉尔吉斯斯坦留学生爱丽正在向专家学习人体经络和穴位等中医知识。

爱丽感叹，中医技术让她大开眼界，"当银针扎进我的左腕时，我感受到的不是疼痛，而是放松，中医真是太神奇了！"

23 岁的爱丽是吉尔吉斯斯坦首都比什凯克的大学生，带着对中医的向往，

2013 年 1 月，她和另外 7 名吉尔吉斯斯坦学生来到了中国，参加"中国甘肃—吉尔吉斯斯坦首批中医专业学历班"。这批学历教育学生将在甘肃接受本科教育，掌握中医基础知识以及针灸、推拿等中医技术。

"我们希望培养更多中医药国际化人才，下一步甘肃还将迎来第二批吉尔吉斯斯坦学生约 40 人。"甘肃省卫生计生委领导说，中国和吉尔吉斯斯坦等国家的文化、科技交流历来就十分紧密，"一带一路"倡议又给了双方扩大交流的机会。

2013 年至今，甘肃借助国际合作，推动中医药"走出去"，在乌克兰、吉尔吉斯斯坦、摩尔多瓦等国，先后设立了 8 所"岐黄中医学院"和 3 家中医中心，不断派出中医名家前往教学义诊，为当地培养了 200 多名中医人员，将中医药合作交流持续推向深入。此次来甘肃的 8 名留学生都是 90 后，他们对中国文化表现出浓厚的兴趣。其中有 4 人，中文名字都与中医药有关，分别是"灵芝""白芷""白薇""黄柏"。

"西医用的都是化学物质，中医药属于天然草药，副作用小。"24 岁的阿伊塔娜给自己起名"灵芝"，她说，自己曾经患有雷诺综合征，天气冷的时候感觉很痛，用西医治疗过一段时间没有好转，最终是中医帮助她恢复了健康。

2014 年，甘肃省卫生计生委在吉尔吉斯斯坦挂牌成立了"岐黄中医学院"，并派出教师前往开展教学与诊疗工作，第一期培训班已取得圆满成功。很快，双方达成一致，将进一步促进卫生领域人才培养，推广中医药应用。

"小时候，书本上关于丝绸之路的历史知识让我记住了骆驼和贸易。"阿伊塔娜说，自己希望能在中国的学习有所收获，回国后当一名中医大夫，"盼望不只我们个别人能接触到中医药，而是世界人民都能从中获益，新丝绸之路给了大家这样的机会。"

马来西亚籍的王家姊妹王愉珮、王妤珊就是其中的一对，她们曾在山东中医药大学学习，流利的汉语使得这对姐妹在中国的学习和生活得心应手。

谈起学习中医的缘由，王愉珮说："小时候父母带我去看中医调理身体，当时就觉得中医好神奇，好特别，只要扎几根细细的银针，就能解除痛苦。因此读大学选科时，我就选择了中医科，在马来西亚学习了4年后，便来中国留学深造。"

在中国完成大学第五年的实习和硕士学位学习，王愉珮在2012年6月毕业回国，10月她即以中医师的身份由马来西亚赴印度进行义诊。

深受姐姐影响的王妤珊也做了相同的选择。王妤珊认为，中医对调节身体有意想不到的疗效，她用自己作为例子介绍说，曾经的她体弱多病，最严重的时候，半年要住4次医院，还有哮喘病。学习中医后，她把自己当成第一个患者，通过中医调理、治疗后，近几年身体状况改善，哮喘病也没有发作过。

王妤珊对中医的发展前景充满信心，她说："中医在治疗卒中后遗症、肌肉疼痛、腱鞘炎等疾病上具有西医不能替代的疗效。同时，中医本着整体观念，还可对新发的一些疾病进行及时治疗，这在预防一些疾病方面很有效，随着各国对中医认同的不断提升，中医会为医学界作出更多贡献。"

REH，德国人。2007年她和先生莱斯利在德国驻华大使馆工作，先生是外交官，而她是大使馆门诊的药剂师。她既是一名医生，也是一名患者。谈到学中医的感受时，她在文章中这样描述：

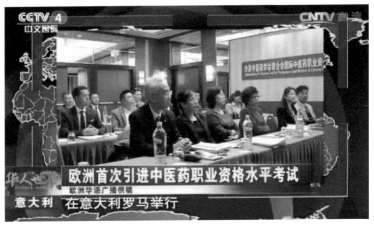

随着"一带一路"倡议的推助，中医药更加受外国朋友追捧。

"我早就听说过中医，听说过针灸和中药神奇的疗效。但是我决定学习中医完全是个人健康原因。去年我被查出左侧乳腺癌，做了手术。我曾经很灰心，很绝望，所以想在中国医药中寻求一些希望。

"经过近半年的学习，我觉得中医的神奇之处不在于药物和针灸或者按摩技术，而是在于指导药物和技术使用的思想。比如癌症，中医认为冰冻三尺非一日之寒。癌细胞不是一天长成的，而是一个渐变的过程。高明的医生应该并且能够在癌细胞发生质变之前，就把它消灭在萌芽中。明白了这些道理，我才理解为什么老师能够诊断出我患有肿瘤，有内在的东西就会有外在表现。我也接受了中医中药治疗，并且从饮食习惯、情绪习惯、思维方法等方面全面地调整自己。我相信如果我变好了，我的细胞也会变好的。"

REH 更加坚信，自己当初的选择是正确的。她说，中医博大精深，学无止境，活到老，学到老。中医药的未来，不仅在中国，也在世界。

孙瑞琳，今年 22 岁，来自泰国。他说："这些以后都会成为我的经历，成为我的美好回忆。那些片段将使我永远都不会忘记中国这片土地。"

他第一次知道中医是看了在泰国播放的一部中国电影《包青天》。那时他刚上初中一年级。记得电影里面有一个男孩中毒了，公孙策用针灸的方法治好了那个男孩，这使得连打针都不愿意的他，感到又害怕又好奇。后来通过电视节目和一些资料，他对中医有了更多的认识，在高中毕业后有来中国留学的机会，他就毫不犹豫地选了中医这个专业。

"我们班一共有 52 个人，跟他们一起学习了一年的时间，我感到中医这个专业真的不简单，除了有中医方面的课程，还有很多现代医学的课程，比如我刚学过的组织胚胎学、生物化学、生理学等，这些课对语言不通的我来说确实是很难。不过好在我们班那些中国朋友对我既热情又有耐心，有时候遇到一些不明白的地方他们就会慢慢给我解释。学习上我需要什么帮助，只要我提出来，他们都会很热情地帮助我。不过我总是认为不该打扰朋友们，所以每一件事都尽力自己去完成，确实不行的话，我才去打扰他们。我想如果我不靠自己去做，就永远学不会那些东西。现在我快要上二年级了，虽然我仍未完全适应，但我不怕，因为我已经决定了要把中医学好，为了以后回到我的国家当好一名中医医生。"

世上有朵美丽的花，那是中医展芳华。

据天津中医药大学国际教育学院书记徐立教授介绍："天津中医药大学是中国最早整班制招收留学生学中医的学校。但对留学生各项要求与中国学生一致，因此留学生学中医并不轻松。"在中国的中医药类高校排名中，天津中医药大学排名前十位。不少人因张伯礼和石学敏两位院士在中医上的成就被吸引来天津学习。

徐立教授说："除了掌握中医理论并能根据患者情况给出相应的治疗方案外，留学生还必须学习中国传统医学的经典著作，领悟中医奥秘。……虽然语言交流不是很流畅，但是很多留学生非常刻苦，对针灸、推拿等实践课接受得很快，动手能力很强，将人身的穴位掌握以后，扎针很准，有的学生还在自己身上标出各种穴位，帮助记忆。"

意大利留学生谷心平说："中医强调辨证，受中国古代哲学影响很深。中医强调整体观念，认为人体和自然环境息息相关，这与西医的理论完全不同。"埃塞俄比亚的德米修来中国前，是当地的一名康复科大夫。2012 年，德米修来到天津中医药大学学习针灸推拿学，硕士毕业后，他又继续留下读博。"针灸在埃塞俄比亚非常受欢迎，大家认为针灸有利于调理、保养身体，毕业后，我希望能够通过中西医结合的方式，帮助更多人。"德米修说。

中国中医科学院医生赵静 2017 年向科技部申请了一个国际培训项目——中医临床实践和研究最新进展国际高级培训班，邀请"一带一路"沿线国家的西医医生到中国进行短期学习、交流，并将中医药最新研究进展分享给他们。

招募信息一经发出，就有来自四大洲 14 个国家和地区的 64 名医生及相关人员申请参加。这其中有在捷克创办第一所中医学校的教授，塞尔维亚欧洲结合医学会副主席，哥白尼的母校、欧洲最古老大学之一——波兰雅盖隆大学的教授，甚至还有一位驻华大使夫人，她也是一名家庭医生。

这样的局面让赵静很惊喜："吸引国外的西医学习推广中医，才能让中医药进一步进入国际主流医学界，同时我们也需要用现代医学的视角，为中医注入新鲜血液。中医药是我国具有原创优势的学科，在国家'一带一路'倡议与科技辐射措施逐步开展的时候，中医药作为一个特色鲜明的中国标签开展一场颇具魅力的医路之旅，在惠及更多国家民众的同时又丰富自己，很多中医人已经开始了实践。"

未来随着"健康丝绸之路"的建设，中医的"朋友圈"会越来越大。

大开放、大交流、大融合、大发展

中医药学是中华民族的伟大创造，是我国文化软实力的重要体现。

2019 年 6 月 24 日，国务院印发《关于实施健康中国行动的意见》，成立健康中国行动推进委员会并发布《健康中国行动（2019—2030 年）》。

中医药特色助力全民健康水平提升。

2019 年 10 月 26 日晚，国务院发布了《中共中央国务院关于促进中医药传承创新发展的意见》（以下简称《意见》）。

《意见》为中医药发展"把脉""开方"，更为新时代传承创新发展中医药事业指明了方向。

《意见》提出了不少实打实的举措：在国家基本公共卫生服务项目中丰富中医治未病内容。加快中医药循证医学中心建设，用 3 年左右时间，筛选 50 个中医治疗优势病种和 100 项适宜技术、100 个疗效独特的中药品种，及时向社会发布。到 2022 年形成并推广 50 个左右中西医结合诊疗方案。

中国工程院院士、天津中医药大学校长张伯礼说，随着人工智能、大数据等技术与中医药融合，整理、提升临床经验更趋快捷高效，国人有条件也有责任让"宝库"更加充实。

宋虎杰是陕西省三秦人才津贴的专家，他的成长经历是中医药服务人民、走向世界的一个很好的例证。

1978 年，宋虎杰以优异的成绩考入宝鸡市中医学校。1981 年毕业后，他被分到一个乡镇卫生院工作。1986 年，从西安红会医院来了一位专家指导工作，已调入岐山县中医医院并任儿科主任的宋虎杰在陪同专家查房过程中，碰到一个小女孩，头颅异常增大，眼球下视，四肢无力，行走困难，智力低下。专家诊断后说这是典型的脑积水病，目前，我国除了手术治疗外，还没有好的治疗方案。

祖国传统的中医难道不能治疗脑积水吗？宋虎杰决心向脑积水这一顽症进军。此后几年间，他常常背着干粮到省城西安的省图书馆，翻阅历代医家对脑积水的治疗论述。1985 年至 1989 年，他又到陕西中医学院（现陕西中医药大学）完成了 4 年的大学学习深造。终于在 1991 年，由宋虎杰主持、历时 5 年完成的《中医内外合治脑积水临床研究》获宝鸡市科技进步三等奖。

为响应"一带一路"倡议，宋虎杰又带领医院与丝路沿线国家开展小儿脑瘫中医诊疗国际合作。2013 年 7 月，医院与俄罗斯乌法市合作。2016 年，医院在哈萨克斯坦阿斯塔纳与当地一家基金会联合建立小儿脑瘫康复中心，年诊治患者 8 000 人次。

黄山，一位 80 后年轻人，出生于中医世家，作为马来西亚首都中医学院副院长、陕西省针灸学会适宜技术推广专业委员会副主任委员兼秘书长，自"一带一路"倡议提出和实施后，致力于中医技能的培训推广。在近两年内，为马来西亚培养中医人才 100 多名。在交流期间，黄山着重讲解《一针镇痛疗法》，将十二经脉的走向、每个经脉重点的穴位、穴位的位置、穴位治疗主要的疾病、针刺的手法，以及他多年的临床经验总结出来并分享给马来西亚的学生们。

为贯彻落实《推动共建丝绸之路经济带和21世纪海上丝绸之路的愿景与行动》，加强与"一带一路"沿线国家在中医药（含民族医药）领域的交流与合作，开创中医药全方位对外开放新格局，国家中医药管理局、国家发展和改革委员会共同发布《中医药"一带一路"发展规划（2016—2020年）》（以下简称《规划》）。

《规划》重点提出"五通"任务，包括政策沟通，完善政府间交流合作机制；资源互通，与沿线国家共享中医药服务；民心相通，加强与沿线国家人文交流；科技联通，推动中医药传承创新；贸易畅通，发展中医药健康服务业等方面。将着力加强中医药国际医疗服务体系建设、中医药国际教育及文化传播体系建设、中医药国际科技体系建设、中医药国际贸易体系建设等。

在中医药国际医疗服务体系建设方面，将加强中医药海外中心项目建设，支持与沿线国家政府开展合作，本着政府支持、民间运作、服务当地、互利共赢的原则，沿中蒙俄、中国—中亚—西亚、中国—中南半岛、新亚欧大陆桥、中巴、孟中印缅等国际经济合作走廊，在中亚、西亚、南亚、东南亚、中东欧、欧洲、大洋洲、非洲等区域建设30个中医药海外中心。

"一带一路"是中医药事业发展的新契机。目前，中医药与"一带一路"沿线国家合作正迎来更大范围、更高水平、更深层次的大开放、大交流。

时任北京市中医管理局屠志涛局长介绍，从2013年开始，北京市连续4年成功举办京交会中医药板块，共接待国外来宾10万余人次，签订合作协议29项，签约金额约6.6亿元人民币。商务部、国家中医药管理局将北京市定为中医药服务贸易试点市，并以北京市朝阳区为试点开展中医药服务贸易建设。

北京市在西班牙巴塞罗那筹建欧洲中医药发展与促进中心，首次实现与国外高校联合开展中医学硕士教育项目，在国外医院开办设置床位的中医诊疗区。与巴基斯坦、拉脱维亚、俄罗斯等"一带一路"沿线国家开展中医药合作项目。在"一带一路"国际合作高峰论坛"加强政策沟通和战略对接"平行主题会议上，欧洲中医药发展与促进中心产业园项目正式签约。确定中国中医科学院广安门医院等 16 家单位共计 31 个服务包为首批北京中医药国际医疗服务包建设项目。服务包项目已在"京交会""东盟卫生部长会"等场合推出,得到了广泛关注和诸多好评。(参见《屠志涛讲解中医药发展的"北京方案"》,载《中国中医药报》,2017-08-02)

新疆是古丝绸之路交会地,也是亚洲欧洲经济圈的节点。新疆周边与 8 个国家陆路接壤,并有 17 个开放口岸,与周边国家往来频繁。近年来,新疆的中医和民族医药发展提速,"走出去"的步伐不断加快。

新疆制定了"五个中心"的发展目标,即区域性交通枢纽中心、商贸物流中心、金融中心、文化科教中心和医疗服务中心。目前,新疆已印发《新疆维吾尔自治区中药民族药资源保护与产业发展规划(2016—2020 年)》《中国·新疆丝绸之路经济带核心区医疗服务中心—中医民族医药发展规划(2016—2020 年)》。这两个规划在中医药、民族医药的资源保护机制、构建产业链、带动产业发展、科研水平提高等方面,都有具体举措。

此外,新疆已经搭建起中药民族药研发的协同创新机制。包括中科院新疆理化技术研究所、新疆药物研究所、新疆维吾尔自治区中药民族药研究所、新疆维吾尔自治区中医医院等在内的数十家科研医疗机构,协同创新,建立起医院制剂筛选、临床论证、质量标准研究、特殊剂型研究、药物毒理试验、联合攻关的分工模式,目的就是从顶层设计和从根本上带动新疆中药民族医药的产业发展。

对此,新疆已经提出设立"丝路健康基金"的设想,以此促进中药民族医药的发展。此外,新疆还举办了"丝绸之路健康论坛",并将联合与丝绸之路相接的 19 个国内省、区、市,一起从技术、科研、信息交流与沟通方面,开办长效、定期的发展论坛。

海南省对本省内所有县进行中药资源普查,共计普查 18 个市县的中药资源。目前,海南正在努力开发南药资源,打通中医药服务产业链,为丝绸之路经济发展开拓新的支撑点与增长极。

"一带一路"倡议提出后,海南省开足了马力"备战"中医药发展。2014 年,海南省被批准纳入首批中医药服务贸易先行先试重点区域建设目录,三亚市中医院被批准纳入首批中医药服务贸易先行先试骨干企业(机构)建设目录。

"海南要变为丝绸之路的桥头堡,将身份从边缘省份转变为中心,这就对城市各项功能提出了新的要求。"海南省卫生健康委及中医药管理局领导强调,结合海南省国际旅游岛的建设,海南省将统筹推进中医药健康服务业发展,首先抓好海口、三亚中医疗养国际旅游示范区建设。海南省政府正在起草方案,准备建立中医药健康旅游国际示范区。

茫茫草原,内蒙古通过中医药加深与蒙古国友好联系,医疗外交在这里谱写。

"民族医药在'一带一路'中将发挥重要作用,甚至可以说它是国家全方位发展的主抓手。"在时任内蒙古自治区卫生计生委副主任、蒙中医药管理局局长乌兰的眼里,民族医药有着非比寻常的价值和意义。

她坦言,中国和蒙古国几十年来关系和睦融洽,习近平总书记访问蒙古国,用"走亲戚、串门式"的词汇描述访问,可见彼此的亲密关系。这样的亲密关系中,蒙医药在其中发挥了巨大作用。

乌兰说,内蒙古自治区与蒙古国文化相近,语言相通,随着中国经济社会的不断发展,20 世纪 90 年代初,蒙古国来中国治疗疾病的人开始多了起来。当时,内蒙古中医院为此特派专车接送蒙古国患者。因此,该院被蒙古国授予"境外唯一信得过医院"殊荣。

"目前,内蒙古已建立国际蒙医医院,就医环境越来越好,内蒙古也出台了相关规定,蒙古国公民在中国就医,可按照国民待遇进行。"乌兰说,如今的内蒙古中医院、内蒙古国际蒙医医院不仅为蒙古国患者订机票车票、接站,还减免近 30% 的诊疗费用。

"2014 年,习近平总书记来内蒙古视察时,特别肯定了中医药在维护中蒙友好中的作用，习总书记提到医疗外交，这是国家的长期战略，促进了地区稳定与繁荣。"乌兰说，现在每年内蒙古中医院都会派专家到蒙古国义诊，每次十几位专家，都有成百上千的患者排队。未来，内蒙古自治区还将在蒙古国建立一所国际医院，将中医、蒙医带到蒙古国，让更多蒙古国百姓受益于中国的医疗资源。（参见 2018 年 3 月 12 日，人民网）

"云南在'走出去'方面独具特色。1990 年，云南中医学院与西班牙合作开办了'中国云南—西班牙加泰罗尼亚中医学院'，为日后欧洲中医基金会成立奠定了基础。该基金会已经成为欧洲最大的中医组织机构。"时任云南省中医药管理局局长郑进说。

"许多人都不知道，丝绸之路分两条，一个是北路，一个是南路。南方丝绸之路，这是一条起于现今中国四川成都，经云南，到达印度的通商孔道。其总长有大约 2 000 公里，是中国最古老的国际通道之一。早在距今两千多年的西汉时期就已开发。"郑进耐心地讲解起云南的历史。

如果说曾经的云南是通向印度的商贸口岸，如今的云南则是开启东南亚和睦发展的金钥匙。云南与 3 个国家接壤，边境线 4 060 公里，有 16 个少数民族跨境而居，由于历史原因，泰国、越南等东南亚国家民族医药发展缓慢，而云南的傣族、纳西族、佤族、哈尼族医学等，被较好保存并被不断挖掘发展。这为云南走出去创造了得天独厚的条件。未来，云南将借助"一带一路"建设，打通印度洋通道，加强与欧洲的联系。

对于福建来讲，作为我国海上丝绸之路的始发站，曾经的泉州港与埃及亚历山大港齐名。千百年来，随着风帆远航，昙石山文化等闽地原始文化，延伸发展出南岛语系，影响了整个东南亚地区。

福建省卫生健康委负责人介绍说，福建省有大量海外华侨。仅一个安溪县，每年来往的人数就有近百万，这些人身体健康若有什么问题，回到中国后就会用中医试试。以前福建省对这方面的信息掌握并不充分，未来，福建设想通过信息网络技术，把相关人员会诊资料进行统计梳理。同时，福建要严把质量关，加大中药基因图谱的标准化制定工作，生产、出口质量有保证的中药材及饮片。莆田崛起的中医药 CEO 城，正在成为福建省"一带一路"的"样板"之一。该项目将地产、医疗、会展、健康旅游与中医药有机结合，里面有中药植物园、健康服务产业，该 CEO 城被列为国家中医药文化教育基地。

"一带一路"首先要做好经济带，未来福建省将充分发掘文化资源，把福建的名医、中医药文化故事、景点推广出去。比如，在东南亚地区很有影响力的保生大帝吴夲，他曾任宋御医，后悬壶济世，医德高尚，深受人们敬仰。保生大帝也成为中国闽南、中国台湾、中国潮汕地区及东南亚汉族人民所共同信奉的道教神祇。

作为西部大开发的新引擎，陕西是丝绸之路的新支点。自古有"秦地无闲草，陕西多名医"的说法。陕西中药资源丰富，有 3 800 余种中草药。近几年，陕西中医药发展突飞猛进，目前中医医疗机构已有 150 多所。

随着"一带一路"建设，陕西首先要发挥高校资源、科技资源，加强中医药人才的培养与基础研究。在陕西省中医药事业的"十三五"规划中，将重点突出基地建设与临床研究，让实践先行。

"我们在'走出去'方面独具优势，目标瞄向了中东。"时任宁夏回族自治区卫生计生委副主任、中医药管理局局长田丰年表示，宁夏与阿拉伯地区，在宗教习俗与文化方面有深厚历史渊源。

宁夏将为中阿双方在医疗卫生与产业层面搭建平台，加深双方了解，中医药发展不光是要请进来，走出去，还要走进去。

"我们希望以此为契机，再造一个黄金十年，现在宁夏所做的工作都在打基础，未来我们把产业和卫生资源整合好了，就会吸引大量阿方人来中国保健就医。"田丰年说，中医药文化是中国传统文化的重要组成部分，中医药"走出去"，中国文化对世界的影响就更大。

2016 年 2 月 3 日，习近平总书记在江中制药集团考察，重点参观了有"最美工厂"之称的"江中药谷"制药生产基地，对江中集团不断研发新产品，严把原料和检测关的做法表示肯定。2016 年 3 月 28 日，习近平主席前往捷克进行国事访问，江中集团董事长钟虹光受邀随行前往，是 50 位随行企业家中唯一来自医药企业的代表。（参见 2016 年 2 月 3 日，新华网）

党的十八大以来，习近平总书记等中央领导同志把中医药事业发展放在全面深化改革、进一步扩大对外开放的战略高度，融入实现"两个一百年"奋斗目标、实现中华民族伟大复兴中国梦的伟大实践，多次作出重要指示。习近平总书记强调指出，中医药是我们的国宝，饱含中华优秀传统文化，是文化走出去的一支重要力量，多年来为发展国家间友好合作关系、造福各国人民作出了重要贡献。

自"一带一路"倡议提出和实施以来，中医药"走出去"的步伐全面加快，中医药事业正在抢抓这难得的时代机遇，全力推进其在国际平台上的交流与合作，助力打造"健康丝绸之路"。

"中国处方"助力全球抗"疫"

中医药是中华文明的瑰宝，在抗击新型冠状病毒的全球战"疫"中，发挥了重要作用，成为疫情防控的中国特色与中国方案。

在 2020 年 5 月底召开的"两会"上，全国人大代表、中国工程院院士张伯礼和全国政协委员、中国工程院院士黄璐琦，在分享其一线抗疫经验时强调："新冠肺炎疫情暴发，习近平总书记多次指示要坚持中西医结合，加快推广行之有效的诊疗方案。大量病人治愈出院的事实充分证明，中医药早期介入、中西医结合治疗，对于提高新冠肺炎治愈率、降低病亡率具有显著作用。中西医联手打了一场漂亮的'战疫'，再次证明中医药是中华民族的瑰宝，中西医结合的构建给中国人民提供了具有'中国特色'的医疗保健体系。"

新冠肺炎疫情发生后，国家中医药管理局组建由 770 名医务人员组成的 5 支中医医疗队紧急驰援武汉，全国 29 个省区市共选派 4 900 余名中医药人员援助湖北，约占援鄂医护人员总数的 13%，其中包括 3 位院士和数百名专家。

方舱医院是实现新冠肺炎患者应收尽收、应治尽治的关键措施。武汉 16 个方舱医院累计收治 11 740 人，每个方舱医院配备 4 ~ 8 名中医药专家，同步配送中药汤剂和金花清感颗粒等 4 种中成药，中药使用率 99.93%。

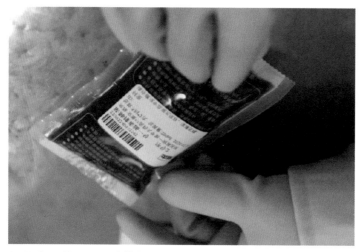

2020 年 2 月 24 日，中药师在安徽中医药大学第一附属医院煎药室为煎好的中药汤剂"清肺排毒汤"贴标。

武汉市江夏方舱医院是专门的中医方舱医院。在这里，医务人员采取以中医药为主的中西医综合治疗方法，所有患者中药汤剂全覆盖，还配合灸疗等中医传统疗法，辅以太极拳、八段锦，打了一套中医药"组合拳"。江夏方舱医院 564 名患者，没有一例转为重症。

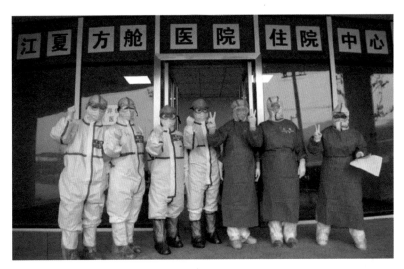

位于武汉市江夏区大花山户外运动中心的江夏方舱医院，是武汉首个以中医为主的方舱医院。程敏摄

在全球抗击新冠肺炎疫情中，中医药全程参与，全程发挥作用，与其他国家携手打造"健康丝绸之路"，助推民心相通。

2020 年 4 月 24 日下午，人民日报海外网主办的《海客健康》栏目推出首期线上沙龙，以"全球疫情影响下，中医药的未来"为主题全球直播，受到全球广泛关注。

国家中医药管理局突发公共事件中医药应急专家委员会委员、北京中医药大学博士生导师刘景源介绍，疫情发生后，他的传承工作室有 4 位医生直接到了抗疫一线，"我们在治疗中用了党参、黄芪，增强免疫力，效果很好，这是我们在临床中总结的新经验，应该向世界各地推广。"刘景源说。

中医药在新冠肺炎救治过程中优势明显，尤其是对于轻症病人，能提高治愈率等，现已形成中医药治疗新冠肺炎的诊疗方案和中西医结合的"中国方案"，筛选出金花清感颗粒、连花清瘟胶囊、血必净注射液和清肺排毒汤、化湿败毒方、宣肺败毒方等有明显疗效的药方，即"三药三方"。

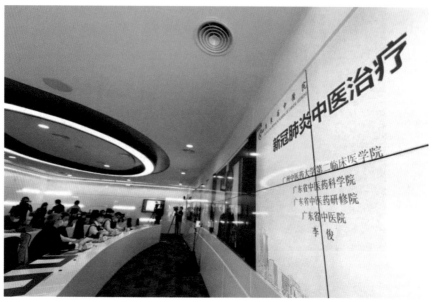

2020 年 4 月 22 日，中国赴马来西亚抗疫医疗专家组与马各地中医药界人士视频连线。
朱炜摄

据国家中医药管理局党组书记余艳红提供的数据，全国新冠肺炎确诊病例中，有 74 187 人使用了中医药，占 91.5%。其中，湖北省有 61 449 人使用了中医药，占 90.6%。从隔离人群预防用药，到确诊轻症、重症患者，再到后期康复，中医药参与面之广、参与度之深、受关注程度之高，前所未有，中医药总有效率达 90% 以上。

法国新欧洲集团董事长陈翔说，法国侨界通过"云诊所＋中成药"解决了很多华人对病情的疑问，通过中药有效降低了轻症转重症的发生率，多位患有轻症新冠肺炎的华人患者都痊愈了。

"在非洲，华人有慈善基金会，经常和中国援非医疗队在当地开展免费医疗活动，我也会把中医和中医的针灸、按摩疗法都融入进去，通过这种方式让大家更多地了解中医。很多人在接受完中医疗法之后，症状都得到明显的改善。"非洲华文传媒集团董事长南庚戌分享了自己推广中医药的经验。

"谢谢王医生，多亏了您的救治，我准备回医院上班了。"4月初，英国一家医院的护士劳拉·洛恩努在核酸检测转阴后，第一时间给治疗自己的中医师王天俊打了电话。

原来，在一个月前，洛恩努出现新冠病毒感染症状，多方求助无果后，在曾接触中医的父亲推荐下，她找到了王天俊。

王天俊在英国有十几年从业经历，是英国中医论坛主席、英国中医联盟网创始人。英国新冠疫情暴发后，他联合几十名在英中医师发起中医抗疫援助行动，帮助救治感染的一线人员，这个团队一直在为英国抗疫贡献自己的力量。

一开始，王天俊将中药邮寄给洛恩努，但有一次过了4天药还未送到。王天俊很担心洛恩努的身体，就干脆直接开车送到她家门口。4次药服完后，洛恩努的症状明显好转，后转危为安。

另一位在当地医院工作的华人护士沈嬿讲述了她的求医经历。

4月初，沈嬿持续高烧不退，英国医生建议她在家隔离，开了退烧药并嘱多喝水休息，但一周后症状并未减轻。当时沈嬿有同事因感染去世，她十分担心自己。经朋友推荐，她找到了志愿者团队里的钱梦珠医生。

沈嬿坦言，几乎未接触过中医的她，刚开始用药时信心并不足，有阵子病情加重还特别消极。"但钱医生每天都打电话询问我的情况，鼓励我，还指导我做穴位按摩。"

坚持服药两周后，高烧逐渐退去，沈嬿转危为安，三周后已经可以去上班。

这两个治愈病例只是中医志愿者团队救治病人的一个缩影。

5月27日，应德国施特拉尔松德孔子学院邀请，安徽省中医药学会、安徽中医药大学第一附属医院共同主办中医抗击新冠疫情中德研讨会。

安徽中医药大学第一附属医院呼吸内科主任医师张念志，汉堡大学附属埃彭多夫医院汉萨美安中医中心中医医生伊丽莎白·布尔曼（Elisabeth Buhlmann）分别做讲座。汉堡大学附属埃彭多夫医院汉萨美安中医中心主任斯文·施罗德（Sven Schröder）与中方专家进行了交流。安徽中医药大学第一附属医院感染病诊疗中心张国梁介绍了在湖北救治新冠肺炎患者的经验，并概括为呼吸衰竭属中医疫毒闭肺、治疗应温阳宣肺等7个关键环节。他还在交流会上与大家分享了一例中西医结合治疗危重症病人的成功案例。

面对新发传染病，中医药为何能有"药"和"方"？原因在于，中医运用的是整体性、调和性思维。以清肺排毒汤为例，中医立足"排毒"而非"杀毒"，因而老药依然能派上新用场。中医通过清热、化湿、解毒的方法，改变病毒生存的环境，抑制病毒在体内生长，提高人体的免疫力，从而达到"正气存内，邪不可干"的目的。疫情来袭，中医往往能发挥"扶正祛邪"的作用。

中医药是打赢疫情防控阻击战的利器，在应对这场全球公共卫生危机的过程中，构建人类命运共同体的迫切性和重要性更加凸显。中国及时主动同世卫组织合作，分享中医药参与疫情防控经验。有关组织和机构已经向意大利、法国等十多个国家和地区捐赠了中成药、饮片、针灸针等药品和器械。"中国方案"让世界认识到中医药的独特魅力。

世界中医药学会联合会主席，全国政协委员马建中说："中医药走向世界，凭的是实力，靠的是疗效。疫情期间，中医药主动出击，迎接挑战，可以说，在这次大考中，中医药取得了优异的成绩。"

让中医药瑰宝惠及世界，是中国作为负责任大国的担当，更是中华民族文化自信的体现。

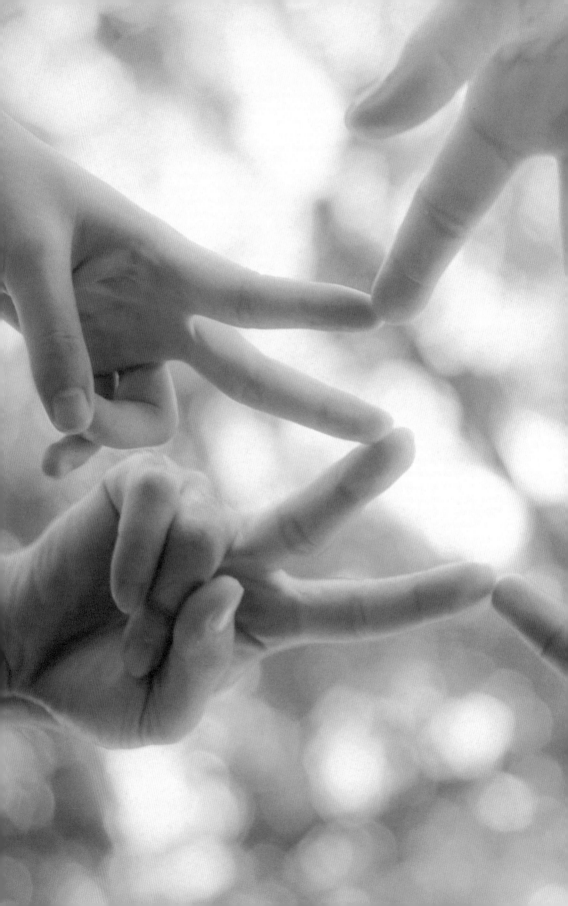

第八章

守望相助，没有一个冬天不可逾越

人类迈入公元 2020 年，历史写下惊心动魄的又一篇章。

此时，一场突如其来的新型冠状病毒肺炎疫情席卷全球。

中国怎么做？世界怎么办？！

察势者明，趋势者智。"人类是一个命运共同体。战胜关乎各国人民安危的疫病，团结合作是最有力的武器。"以习近平同志为核心的党中央带领 14 亿中国人民作出历史性抉择：以"生命至上"凝聚万众一心，以举国之力对决重大疫情，以"人类命运共同体"共克时艰。

经历顽强奋斗和巨大牺牲，中国有效遏制了病毒传播，为全球战"疫"作出了重要贡献。

为世界康宁，为中国奋进，"全人类只有共同努力，才能战而胜之！"

"爱是桥梁"

2020 年 1 月 23 日上午 10 时，农历除夕前最后一个工作日，武汉成了一场战役的中心。

"封城！"

然而，作为"九省通衢"的省会城市，武汉人口超过千万，又恰逢阖家团圆的传统佳节。无疑，这是从未有过的挑战与考验。

习近平总书记于 1 月 22 日亲自作出这一战略决策，他强调："作出这一决策，需要巨大政治勇气，但该出手时必须出手，否则当断不断、反受其乱。"

这次新冠肺炎疫情，是新中国成立以来传播速度最快、感染范围最广、防控难度最大的一次重大突发公共卫生事件。日本立命馆大学政策科学部教授周玮生表示，中国如果不采取封城措施，其感染人数有可能超过现在的 10 倍，在没有新冠病毒有效预防手段和治疗技术的时候，坚决并尽快切断感染源是首要措施。

1 月 25 日，大年初一，中南海怀仁堂。习近平总书记和其他 6 位中共中央政治局常委坐在一起。

"本来想是让大家过个好年。现在疫情形势紧急，不得不把大家召集起来，一起来研究部署这个问题。"习近平总书记表情凝重地说，"大年三十我夜不能寐。"（参见 2020 年 5 月 18 日，新华网）

"只要坚定信心、同舟共济、科学防治、精准施策，我们就一定能打赢疫情防控阻击战。"以习近平同志为核心的党中央，毫不畏惧地把这一异常艰巨的使命扛在肩上。

也就是在这次会议上，党中央作出一系列重大决定：

成立中央应对疫情工作领导小组，在中央政治局常委会领导下开展工作；向湖北等疫情严重地区派出指导组，推动有关地方全面加强防控一线工作；湖北省对所有患者进行集中隔离救治，对所有密切接触人员采取居家医学管理，对进出武汉人员实行严格管控；全力以赴救治感染患者，集中患者、集中专家、集中资源、集中救治……

一场气壮山河的人民战争、总体战、阻击战在中华大地迅速打响！

1月24日深夜，人们或许已在梦乡，而解放军从陆军、海军、空军军医大学抽组的3支医疗队，已抵达武汉，他们所进驻的3所医院，是武汉地区指定接诊新型冠状病毒感染的肺炎病例较多的地方医院。

陆军军医大学医疗队制定了极其严格的诊疗和防范流程。26日下午1时，在金银潭医院医护人员的帮助下成建制接管该院两个病区，经过3个多小时准备，第一批确诊感染新型冠状病毒的20名患者转运入院。

海军军医大学医疗队在汉口医院全面接管了16张床位的重症监护室，新开设了1个39张床位的呼吸科病区，将陆续增开相应治疗科室，全力救治危重患者。

空军军医大学医疗队进驻武昌医院后，按照重症救治、收治病房、发热门诊、检验和放射检查等环节进行了人员配置，对重症监护病房的危重患者进行逐一查房，并为14名患者进行新型冠状病毒核酸检测……

除夕夜，火神山医院破土开建；3天后，雷神山医院工程火线上马。来自全国各地的4万多名建设者，吃住在滩涂坡地……

军机、客机、货机……各种机型紧急降落。最繁忙的时候，每隔三分钟，就有一架国产运-20大型运输机轰鸣而来。

红色党旗，绿色军装，白衣战袍，传递胜利希望。

这是新中国成立以来规模最大的一次医疗力量调遣。

全国各地和军队的 346 支医疗队、42 600 名医务人员白衣执甲、逆行出征。包括多名院士在内的呼吸科和传染科专家、全国 10% 的重症医务人员齐集武汉。

19 个省份对口支援湖北除武汉市外的 16 个市州（林区）。

山东的蔬菜、东北的大米、海南的水果，源源不断向武汉输送……

"中国的动员在全球公共卫生史上是前所未有的。"美国中国问题专家罗伯特·库恩如是说。世界卫生组织总干事谭德塞感叹："我一生从未见过这样的动员。"

大年初三，受习近平总书记委托，中共中央政治局常委、国务院总理、中央应对新型冠状病毒感染肺炎疫情工作领导小组组长李克强赶赴武汉考察。同日，由中共中央政治局委员、国务院副总理孙春兰率领、多位相关部委负责同志组成的中央指导组抵达武汉，实地督导和督战。

恩格斯说："为了进行斗争，我们必须把我们的一切力量拧成一股绳，并使这些力量集中在同一个攻击点上。"统一领导、统一指挥，中国共产党的巨大能量威力尽显；全面部署、全面动员，社会主义集中力量办大事、办难事、办急事的制度优势充分释放。

2020 年的春晚，不同寻常。白岩松、康辉、水均益、贺红梅、海霞、欧阳夏丹现场朗诵《爱是桥梁》。

于是，出现了没有彩排的春晚——

"今晚，我们走上这个舞台都没有赶上一次正规的彩排。这可能是春晚历史上给主持人留下准备时间最短的一次。但疫情发展迅速，这份短，恰恰代表的是太多的人对防疫群体最长的思念和牵挂。"白岩松深情地说。

"我们还要感谢世界各国的朋友们对于中国抗击疫情的关注和关心。你们的一声问候一句鼓励，就是在为我们加油。病毒不需要护照，我们是人类命运共同体，爱自己也爱世界每一个角落的人，同一个时间同样护佑健康。请相信中国，一切都会好起来的！"水均益说。

············

2020 年 4 月 14 日起，绵延 25 公里的武汉"长江巨屏"，连续推出主题灯光秀。变幻多彩的光影画卷，表达着 6 000 万荆楚儿女共同的心声：谢谢！

这份谢意，澎湃而又悠长。只有穿越了大风大浪，经历了生死考验，才能读懂其中的真情与大爱。

2 疫情防控的中国高度

一个国家对生命的态度，是最有说服力的文明标尺。

1 月下旬，对危重症病例分析评估发现，ECMO（人工膜肺）可以为重症患者抢救赢得宝贵时间。

一方面，面向全球厂商紧急发出采购计划；另一方面，从全国各地医院现有的 400 台机器中征调。不到 1 个月，湖北省集中机器 100 多台，其中约 80 台在武汉。

在全国，400 多万名城乡社区工作者严防死守，不断织密 65 万个城乡社区防控网，亿万人民主动配合，连接起坚不可摧的战"疫"长城。

8 天内判定病原体；16 天内完成检测试剂盒优化，核酸检测能力从每天 300 人份提升到 2 万人份；国家版诊疗方案"迭代"七版；5 种新冠病毒疫苗获批开展临床试验……科研人员设立专班，挂图作战，争分夺秒，不眠不休。

不管是 108 岁的老人，还是出生仅 30 个小时的婴儿，医务工作者绝不放弃每一个生命，哪怕只有万分之一的希望，也会倾尽百分之百的努力。

14 次中央政治局常委会会议、4 次中央政治局会议、1 次中央全面依法治国委员会会议、1 次中央网络安全和信息化委员会会议、2 次中央全面深化改革委员会会议、1 次中央外事工作委员会会议、1 次党外人士座谈会、6 次赴地方考察调研……

中央指导组部署"应收尽收"。16 座体育馆、会展中心等紧急改建方舱医院，数十家医院迅速被改造，500 多个宾馆、学校被紧急征用作为隔离点……武汉以每天新增 3 000 张床位的速度逐步实现"床等人"！

法国前总理拉法兰赞叹："在疫情面前，中国展现出强大高效的组织和动员能力，令人印象深刻。"

2 月 10 日下午 2 时 45 分，习近平总书记来到北京市朝阳区安华里社区。戴口罩，卷袖子，量体温，在社区居委会，他身体力行，号召全民战"疫"。（参见 2020 年 2 月 12 日，新华网）

"中国采取有力的措施已经避免数十万人的感染。"2 月 24 日晚，在结束对中国为期 9 天的考察后，中国—世界卫生组织新冠肺炎联合专家考察组外方组长、世界卫生组织总干事高级顾问布鲁斯·艾尔沃德这样评价。

2020 年 2 月 23 日，人民大会堂东大厅，一场特殊的电视电话会议召开。

面对全国 17 万名县团级以上干部，习近平总书记坦言："新冠肺炎疫情发生后，如何在较短时间内整合力量、全力抗击疫情，这是很大的挑战；在疫情形势趋缓后，如何统筹好疫情防控和复工复产，这也是很大的挑战。"（参见 2020 年 5 月 18 日，新华网）

2020 年 3 月 10 日，中共中央总书记、国家主席、中央军委主席习近平专门赴湖北省武汉市考察新冠肺炎疫情防控工作。实地考察结束后，习近平主持召开会议，听取中央指导组、湖北省委和省政府关于疫情防控工作汇报，并发表重要讲话。教育引导广大党员、干部在这场大考中增强必胜之心、责任之心、仁爱之心、谨慎之心，磨砺责任担当之勇、科学防控之智、统筹兼顾之谋、组织实施之能，做到守土有责、守土方有——第一，把医疗救治工作摆在第一位；第二，打好群防群控的人民战争；第三，加强力量薄弱地区疫情防控工作；第四，保障好群众基本生活；第五，形成同疫情防控相适应的经济社会运行秩序；

第六，补齐治理体系和治理能力短板。（参见 2020 年 3 月 10 日，人民网）

2020 年 4 月 8 日零时，历经 76 天的"封城"坚守，武汉重启。4 月 26 日，湖北省已实现新冠肺炎在院患者"清零"。5 月 2 日零时起，湖北省将突发公共卫生事件一级响应调整为二级。

武汉保卫战、湖北保卫战取得决定性成果，全国疫情防控阻击战取得重大战略成果。

巍巍黄鹤楼，见证了一座城市的不屈抗争；滔滔长江水，奔腾着一个民族的澎湃热血。

5 月 22 日上午 9 时，第十三届全国人民代表大会第三次会议在人民大会堂举行开幕会。

国务院总理李克强同志作报告。

李克强在报告中指出："广大医务人员英勇奋战，人民解放军指战员勇挑重担，科技工作者协同攻关，社区工作者、公安干警、基层干部、新闻工作者、志愿者坚守岗位，快递、环卫、抗疫物资生产运输人员不辞劳苦，亿万普通劳动者默默奉献，武汉人民、湖北人民坚韧不拔，社会各界和港澳台同胞、海外侨胞捐款捐物。中华儿女风雨同舟、守望相助，筑起了抗击疫情的巍峨长城。"（参见 2020 年 5 月 22 日，新华网）

"中华民族历史上经历过很多磨难，但从来没有被压垮过，而是愈挫愈勇，不断在磨难中成长、从磨难中奋起。"中国始终秉持构建人类命运共同体理念，既对本国人民生命安全和身体健康负责，也对全球公共卫生事业尽责。

3 科学是战胜疫魔最好的"子弹"

　　爱因斯坦曾说:"科学的不朽荣誉,在于它通过对人类心灵的作用,克服了人们在自己面前和在自然界面前的不安全感。"

　　科学,是举国战"疫"的治本之策。当相信科学、依靠科学、使用科学蔚然成风,我们应对风浪侵袭就有了理性的"压舱石"。

　　2020年3月16日出版的第6期《求是》杂志,发表中共中央总书记、国家主席、中央军委主席习近平的重要文章《为打赢疫情防控阻击战提供强大科技支撑》。(参见2020年3月22日,新华网)

　　在这篇文章中,习主席强调,人类同疾病较量最有力的武器就是科学技术,人类战胜大灾大疫离不开科学发展和技术创新。要把疫情防控科研攻关作为科技战线的一项重大而紧迫的任务。

　　习主席同时指出,要加强疫情防控科研攻关的国际合作,在保证国家安全的前提下,共享科研数据和信息,共同研究提出应对策略,为推动构建人类命运共同体贡献智慧和力量。

　　与此同时,分享抗疫经验,中国始终在线。

　　3月3日至4日,国家卫健委高级别专家组组长、中国工程院院士钟南山与欧洲呼吸学会候任主席安妮塔·西蒙斯博士进行视频连线,全程英文向欧洲呼吸学会介绍中国抗击新冠肺炎疫情的成果和经验。

　　轻症感染者如何护理?如果新冠肺炎疫情在未来2年或5年内再次发生,应注意什么?所有问题,钟南山院士都用英语详细解答。

　　3月10日,欧洲呼吸学会接受环球时报—环球网书面采访时表示,"欧洲正在世界卫生组织和欧洲疾病预防控制中心的指导下，协调各项方案，并将中国等国在疫情应对上的丰富经验纳入其中。学会赞赏中国团队在临床信息和病例结果上的快速共享和高度透明，这是非常宝贵的"。同时，欧洲呼吸学会表示，将与中国加强抗疫合作，同时也在与中方讨论开展新冠联合研究的可能性。

在 4 月 2 日"新冠疫情防控国际经验分享会暨健康中国国际公共卫生管理培训项目启动会"的网络直播上，钟南山院士再次连线五大洲，介绍中国经验：分享了中国抗击新冠肺炎的做法，中国的整体抗疫措施、无症状患者的防治、目前临床有效的治疗药物及其相关临床研究。

2020 年 4 月 21 日，"抗击新冠病毒的中国方案"主题网站发布《抗击新冠肺炎疫情的中国实践》中英双语报告，这份报告是在采访征询 60 余位公共卫生专家和中外学者意见基础上，联合清华大学国情研究院、北京协和医学院卫生健康管理政策学院共同研究而形成的。报告初步总结梳理过去一段时间中国抗击疫情的举措和方法，以期与国际社会携手应对共同威胁和挑战，共同维护全球公共卫生安全。

中国经验，正在抵达全球。

一批批中国专家与东盟、欧洲、非洲同行连线交流，多语种的中国诊疗和防控方案及时分享给世界各国，多国合作开展疫苗研发……

5 月 20 日，世界卫生组织表示，目前已有超过 120 个候选疫苗正在研发，实际数量肯定还要更多，其中一些正在进行临床评估。

早在 1 月 26 日，全国政协委员、中国工程院院士、军事科学院军事医学研究院研究员陈薇受命率军事医学专家组紧急赶赴武汉，率领团队围绕新型冠状病毒的病原传播变异、快速检测技术、疫苗抗体进行科研工作。

陈薇在《柳叶刀》发布的新闻稿中说，一期临床试验表明接种这种腺病毒载体重组新冠病毒疫苗能够在 14 天内诱导产生病毒特异性抗体和 T 细胞，"这些结果代表了一个重要的里程碑，"陈薇说，"拥有自主知识产权的疫苗成功进入临床试验，是我国科技进步的体现，也是大国形象、大国担当的体现，更是对人类的贡献。"

4 构建人类卫生健康共同体

中国的抗疫之战，也是为世界而战。

2020 年 1 月 12 日，世界卫生组织宣布收到中国分享的病毒基因序列信息，在全球流感共享数据库发布，各国共享。

3 月 12 日晚，国家主席习近平应约同联合国秘书长古特雷斯通电话："新冠肺炎疫情的发生再次表明，人类是一个休戚与共的命运共同体。在经济全球化时代，这样的重大突发事件不会是最后一次，各种传统安全和非传统安全问题还会不断带来新的考验。国际社会必须树立人类命运共同体意识，守望相助，携手应对风险挑战，共建美好地球家园。"（参见 2020 年 3 月 12 日，新华网）

3 月 13 日，习近平主席就新冠肺炎疫情致欧洲理事会主席米歇尔和欧盟委员会主席冯德莱恩的慰问电如下："团结就是力量。当前形势下，中方坚定支持欧方抗击疫情的努力，愿积极提供帮助，协助欧方早日战胜疫情。中方秉持人类命运共同体理念，愿同欧方在双边和国际层面加强协调合作，共同维护全球和地区公共卫生安全，保护双方人民和世界各国人民生命安全和身体健康。"（参见 2020 年 3 月 14 日，新华网）

3 月 19 日，习近平主席同俄罗斯总统普京通电话："这次新冠肺炎疫情来势凶猛，中国必须迎难而上，勇敢应对，因为这不仅关乎中国人民生命安全和身体健康，还关乎全世界公共卫生安全。经过艰苦努力，当前中国国内疫情防控形势持续向好，生产生活秩序加快恢复。我们有信心、有能力、有把握赢得疫情防控战的最终胜利。中方愿同包括俄罗斯在内的各国一道，基于人类命运共同体理念,加强国际防疫合作,开展防控和救治经验分享,推动联合科研攻关,携手应对共同威胁和挑战,维护全球公共卫生安全。"(参见 2020 年 3 月 20 日,央广网)

3 月 27 日,习近平主席同美国总统特朗普通电话:"我十分关注和担心美国疫情发展,也注意到总统先生正在采取一系列政策举措。中国人民真诚希望美国早日控制住疫情蔓延势头,减少疫情给美国人民带来的损失。中方对开展国际防控合作一向持积极态度。当前情况下,中美应该团结抗疫。中美两国卫生部门和防控专家就国际疫情形势、中美防控合作一直保持着沟通,中方愿继续毫无保留同美方分享信息和经验。中国一些省市和企业纷纷在向美方提供医疗物资援助。中方理解美方当前的困难处境,愿提供力所能及的支持。(参见 2020 年 3 月 27 日,新华网)

疫情发生后,习近平主席同外国领导人和国际组织负责人会谈会见 4 次,通话 51 次,向 10 余个国家的领导人和欧盟等区域组织负责人致慰问电。

通话,让信任增加,也让人心相近。无论电话沟通还是视频连线,都是互联互通、拉近彼此的方式。无论哪种形式,传递的都是防疫信息、抗疫信心,更是对彼此的信任。

3 月 26 日晚,人民大会堂东大厅。

巨大的电视墙上传来各国领导人、国际组织负责人的画面,利雅得、莫斯科、华盛顿、柏林、巴西利亚……二十国集团领导人首次以视频会议的方式召开一场应对新冠肺炎特别峰会。

"坚决打好新冠肺炎疫情防控全球阻击战","有效开展国际联防联控","积极支持国际组织发挥作用","加强国际宏观经济政策协调"。习近平主席基于中国实践,就全面加强国际合作、凝聚战胜疫情强大合力提出 4 点中国倡议。

5 月 18 日,应世界卫生组织总干事谭德塞邀请,习近平在第 73 届世界卫生大会视频会议开幕式上发表了题为《团结合作战胜疫情 共同构建人类卫生健康共同体》的致辞。习近平提出 6 点建议:全力搞好疫情防控;发挥世卫组织领导作用；加大对非洲国家支持；加强全球公共卫生治理；恢复经济社会发展；加强国际合作。（参见 2020 年 5 月 19 日，新华网）

在谈到发挥世卫组织领导作用时，习主席强调：在谭德塞总干事带领下，世卫组织为领导和推进国际抗疫合作作出重大贡献，得到国际社会广泛赞赏。当前，国际抗疫正处于关键阶段，支持世卫组织就是支持国际抗疫合作、支持挽救生命。

在谈到加大对非洲国家支持时，习主席指出：发展中国家特别是非洲国家公共卫生体系薄弱，帮助他们筑牢防线是国际抗疫斗争重中之重。我们应该向非洲国家提供更多物资、技术、人力支持。中国已向 50 多个非洲国家和非盟交付了大量医疗援助物资，专门派出了 5 个医疗专家组。在过去 70 年中，中国派往非洲的医疗队为两亿多人次非洲人民提供了医疗服务。目前，常驻非洲的 46 支中国医疗队正在投入当地的抗疫行动。

为推进全球抗疫合作，习近平主席宣布："中国将在两年内提供 20 亿美元国际援助，用于支持受疫情影响的国家特别是发展中国家抗疫斗争以及经济社会恢复发展。"

习近平主席同时宣布：中国将同联合国合作，在华设立全球人道主义应急仓库和枢纽，努力确保抗疫物资供应链，并建立运输和清关绿色通道；中国将建立 30 个中非对口医院合作机制，加快建设非洲疾控中心总部，助力非洲提升疾病防控能力；中国新冠疫苗研发完成并投入使用后，将作为全球公共产品，为实现疫苗在发展中国家的可及性和可担负性作出中国贡献。

伊朗德黑兰大学中东北非研究院助理教授哈桑·艾赫迈迪安说，中国的援助不仅体现了人道主义精神，更是一个大国的负责任行为。

"公共卫生危机是人类面临的共同挑战，团结合作是最有力武器。"在全人类的大考面前，中国声音赢得更加广泛的认同与共鸣。德国病毒学家德罗斯滕说，我们确实要向中国学习经验，感谢中国政府和有奉献精神、集体主义思想的中国人民。

2020年6月17日晚，国家主席习近平在北京主持中非团结抗疫特别峰会并发表题为《团结抗疫　共克时艰》的主旨讲话。

习近平强调，中方珍视中非传统友谊，无论国际风云如何变幻，中方加强中非团结合作的决心绝不会动摇。中方将继续全力支持非洲抗疫行动。双方应坚持人民至上、生命至上，尽最大努力保护人民生命安全和身体健康，坚定不移携手抗击疫情，坚定不移推进中非合作，坚定不移践行多边主义，坚定不移推进中非友好，共同打造中非卫生健康共同体和更加紧密的中非命运共同体。（参见2020年6月18日，新华网）

疫情，让人们更加真切地感受到人类命运与共的重要性、紧迫性。

5 让人类命运共同体的阳光普照世界

寰球同此凉热。

2013年的春天，国家主席习近平在俄罗斯莫斯科国际关系学院向世界提出重大倡议，呼吁国际社会树立"你中有我、我中有你"的命运共同体意识。（参见2020年3月23日，新华网）

正如日本前首相福田康夫所说，人类命运共同体理念指向"创造所有人幸福生活的人类共同理想"。正因其对时代主题的精准把握和对人类福祉的不懈追求，人类命运共同体理念才呈现出引领时代进步的力量。

7年后的2020年春天，一场突如其来的新型冠状病毒肺炎疫情席卷全球。

疫情，以一种残酷的方式，分外真切地警示我们：人类是一个休戚相关的命运共同体。

疫情既是一次大战，也是一次大考。对中国如是，对世界亦然。面对百年罕有之大疫，人类该何去何从？各国又肩负怎样的使命？大疫当前，人类命运共同体理念愈发凸显出其现实意义和时代价值。

人类学家玛格丽特·米德曾将一块折断之后又愈合的股骨称为"人类文明的起点"，因为这意味着人类开始懂得帮助身处困境的同类。

在中国抗疫最危急的时刻，国际社会纷纷表达温暖和善意，中国人民铭记在心——

70多个国家和国际组织为中国人民抗疫斗争提供了物资等援助；170多个国家领导人、50多个国际和地区组织负责人以及300多个外国政党和政治组织向中方表示慰问和支持。

俄罗斯、白俄罗斯等国第一时间派专机将急需的医疗物资送抵武汉；英国、德国飞抵武汉的撤侨包机上装载着医疗物资；长期接受援助的欠发达国家赤道几内亚向中国捐款200万美元；蒙古国向中国捐赠3万只羊；巴基斯坦送来了自己储备的几乎全部口罩……中国国歌在日本松山芭蕾舞团响起，斯里兰卡数百万民众为中国人民诵经祈福，"山川异域，风月同天"的美好诗句随着爱心捐赠漂洋过海……所的这些，点点滴滴，中国人民永远不会忘记！

"我们是团结在一起的全球公民，我们是联合在一起的国家。"联合国秘书长古特雷斯说。

2020年2月26日，习近平主持中央政治局常委会会议，分析新冠肺炎疫情形势。会议指出，加强疫情防控国际合作是发挥我国负责任大国作用、推动构建人类命运共同体的重要体现。

关键时刻，全球同在。携手抗疫，不胜不休！

2020年4月19日凌晨，在巨大光束投射下，瑞士阿尔卑斯山脉的马特洪峰"披"上了一面五星红旗。夜空沉寂，灯光传递着一个信念——只要心中有光，世界就有希望。

世界向何处去？发展路在何方？国际社会期待聆听中国声音和中国方案。

从2013年莫斯科的早春出发，以人类命运共同体理念为指引，中国迈向世界的脚步更加坚实有力。

在博鳌亚洲论坛2015年年会上，习近平主席提出迈向命运共同体"四个坚持"的实践路径；在联合国成立70周年系列峰会上，系统阐述打造人类命运共同体的"五位一体"路线图；2017年1月在联合国日内瓦总部，详细阐释人类命运共同体理念的动因、愿景与实施路径……7年来，这一顺应历史潮流的中国理念日臻成熟完善，成为激荡世界的时代强音。（参见2015年3月23日，新华网）

推动构建人类命运共同体，中国行动一以贯之、步履坚定。

从世界互联网大会到华盛顿核安全峰会、金砖国家领导人会晤，习近平主席在多个场合先后提出"构建网络空间命运共同体""核安全命运共同体""海洋命运共同体""人类卫生健康共同体"等，使"人类命运共同体"的内容日臻丰富，为不同领域的实践探索提供更精准指引。与此同时，构建人类命运共同体倡议多次写入联合国文件，日益产生广泛而深远的国际影响。

从"六廊六路多国多港"的互联互通架构基本形成，到中老铁路、中欧班列等重大项目落地生根，"一带一路"推动共建国家共同发展，带给各国民众真切获得感，为解决全球治理的失衡和失序积累经验，也为构建人类命运共同体铺垫稳定之基、注入发展之力。构建人类命运共同体，中国在共建"一带一路"的实践中书写着精彩的答卷。

美国《福布斯》双周刊网站文章说，"一带一路"建设中的合作被视为国际"友谊"，将不同国家长期联系在一起。这种极难割断的关系，就是命运共同体的含义所在。

理查德·普雷斯顿在《血疫》中写道："文明与病毒之间，只隔了一个航班的距离。"危难关口，人类能否克服自私狭隘的冲动，凝聚合力，携手抗疫，守护共同家园？

2020年4月24日，以"携手应对公共卫生安全挑战，共同建设健康丝绸之路"为主题的云端专题论坛举行。论坛由"一带一路"智库合作联盟举办。

来自 10 多个国家的 30 多位前政要和智库学者参加论坛，共同呼吁"一带一路"沿线国家和地区进一步加强沟通协调，合作应对新冠肺炎疫情带来的挑战，提高疫情防控和病患救治能力，造福世界各国人民。

"这是一个历史性的时刻。"希腊前总理乔治·帕潘德里欧表示，"共抗疫情彰显人类命运共同体理念的重要性。疫情给世界造成巨大影响，抗击疫情的共同行动释放出加强全球治理的重要信号，有利于推动我们更紧密地开展国际合作。"

"我们生活在一个高度关联的世界，这种关联性体现在政治、经济、文化、医疗卫生等各个领域。"坦桑尼亚前总理米曾戈·平达表示，各个国家命运与共，任何国家都无法独自应对人类面临的挑战。"唯一可行的解决方案是拥抱人类命运共同体理念和团结精神，在各个层面加强合作。"

意大利新丝路促进会会长弗朗切斯科·马林焦则表示："打造健康丝绸之路正当其时。病毒没有国界，各国特别是发展中国家和最不发达国家面临严峻挑战，加强这些国家的公共卫生体系建设是提升全球公共卫生体系韧性的关键。"

2020 年 6 月 18 日，"一带一路"国际合作高级别视频会议在北京成功举行。这次会议由中国外交部、发展改革委、商务部、卫生健康委共同举办，主题为"加强'一带一路'国际合作、携手抗击新冠肺炎疫情"，25 个国家的外长或部长级官员及世界卫生组织总干事谭德塞、联合国副秘书长兼联合国开发计划署署长施泰纳与会，会议发表了联合声明。

习近平主席向会议发表书面致辞。

习近平指出，疫情给我们带来一系列深刻启示。各国命运紧密相连，人类是同舟共济的命运共同体。无论是应对疫情，还是恢复经济，都要走团结合作之路，都应坚持多边主义。促进互联互通、坚持开放包容，是应对全球性危机和实现长远发展的必由之路，共建"一带一路"国际合作可以发挥重要作用。

习近平强调，中国始终坚持和平发展、坚持互利共赢。我们愿同合作伙伴一道，把"一带一路"打造成团结应对挑战的合作之路、维护人民健康安全的健康之路、促进经济社会恢复的复苏之路、释放发展潜力的增长之路。通过高质量共建"一带一路"，携手推动构建人类命运共同体。（参见 2020 年 6 月 18 日，中新网）

疫情终有尽时，挑战层出不穷，唯有秉持人类命运共同体理念，团结互助、合作共赢，人类才能跨越重重险阻，共同开创光明的未来。

让我们携起手来，共同佑护各国人民生命和健康，共同佑护人类共同的地球家园，共同构建人类命运共同体。

人类命运共同体的和煦阳光必将温暖你我、普照世界！

后记

这本书的"出生"似乎与春天有缘。

2018 年早春的一个晚上，茅盾文学奖得主周大新老师给我打来一个电话，问起我最近的写作情况。我对大新主任尤为尊重，大新主任的亲和、善良和勤勉，给我留下深刻的印象。他谈到河南科学技术出版社正在策划一本报告文学方面的书，是关于"一带一路"医疗卫生方面的内容，建议我承担此事。我犹豫了整整一周，我感到难度太大，担心自己的精力与能力难以胜任。思考再三，我还是尊重了大新老师的意愿，郑重地接受了这个任务，并邀请龚东阳先生给予帮助。这里特别感谢的是，龚老师对中国红十字会、郑州大学第一附属医院以及北京同仁医院、广安门中医院等专家学者进行了深入的采访，提供了丰富翔实的素材，付出了心血。

当这本书初稿完成之时，正是 2019 年的春天。

当这本书经过反复修改、审稿，即将出版之时，已是 2020 年的春天。

而今年这个春天，注定要印刻在每一个的心中，印刻在历史的深处——面对这场突发的新冠肺炎疫情，一场气壮山河的人民战争、总体战、阻击战在中华大地迅速打响。全面动员、全面部署，举国上下采取最全面、最严格、最彻底的举措，经历顽强奋斗和巨大牺牲，中国有效遏制了病毒传播，为全球战"疫"作出了重要贡献。

这期间,医务工作者,这些逆行的"白衣天使"们,感动了中国,感动了世界。

此刻,回望从接受写作任务至今,3年来走过的日日夜夜,总感觉到自己时时都走在"健康丝绸之路"上,也总感觉到自己时时从"白衣天使"们身上汲取了不断进取的精神力量。

2020年2月21日,习近平总书记给在首钢医院实习的西藏大学医学院学生的回信中指出,"在这次新冠肺炎疫情防控斗争中,军地广大医务工作者冲锋在前、英勇奋战,用行动诠释了白衣天使救死扶伤的崇高精神"。

3年来的采访、写作过程中,我们接触了众多医务工作者,他们的大爱仁心,温暖了中国、温暖了世界。

如苟建军副院长、张顺华教授,还有白文山、雷振华、李新华、张二伟等在医疗第一线的医务工作者。雷振华这位999急救中心的外科大夫,是夜班后的第二天上午十点,在他家接受采访的。不在医生岗位上工作的殷涛也是在百忙之中抽出时间接受我们的采访,如果不是为了完成这本书,真不忍心去打扰他们,占用他们的宝贵时间。协和医院张顺华教授却是一约再约,星期天约在她家附近咖啡厅见面时,她还在为第二天的教学任务做教案。广安门中医院白文山主任,曾在坦桑尼亚工作多年,回国后仍有大量的科研工作,而对我们的采访,总是认真安排……他们的专业素养以及敬业奉献精神,令我们感动不已,也深受教育!

由于题材本身的政治性、全局性、典型性、专业性和精准性,加之时间的限制,采访、收集资料以及进行写作的难度可谓一言难尽。我感觉到自己在不经意间触动了一座大山,而助力牵扶着我攀越这座大山的,有多少感动的瞬间、感动的友人,让我们难以忘怀——

高卫中,就是其中之一。我们多次来到国家卫生健康委员会国际交流与合作中心向他求教、取经,而高主任从未因繁忙的公务而推延过。几次交流后,我们为他对"大健康"的情怀所感动,从写作提纲的确定到具体采访的实施,他总是不遗余力地协调,所有安排都周到缜密。在此,我们向他致以崇高的军礼!

李喜婷，为了到京与我切磋写作提纲，春节期间买不上火车票就绕道天津，再从天津到北京。为了协调采访，亲自出马带着我们找采访对象，这种执着的精神和严谨的作风也感染着我们；同时感谢于凯燕编辑认真细致的编校工作，以及她为配图付出的心力。

在采访、写作过程中，我们还得到了众多领导、专家、老师及朋友们的支持和帮助。

北京同仁堂（集团）有限责任公司，高度重视，精心组织座谈，无论是高振坤总经理、丁永玲副总经理，还是马建平、杜欣等业务专家，都多次提供素材，并给予精心指导，在此表示衷心感谢！安徽亳州市药业发展局负责人认真组织筹划调研，周雷、王建军、陈昭彦、马峰、代健、黄山、于和亮、张升华、李广乾、范媛、董建军、段景花、赵维合、杨海峰、怀凯等中医药专家，均给予了全力的支持与帮助，在此表示感谢！郑州大学第一附属医院的院领导及专家、广州中医药大学宋健平教授及其团队，积极配合支持，提供了大量珍贵资料和图片，在此表示感谢！

中非发展基金总裁石纪杨，国家卫生健康委职业健康司司长吴宗之，中央军委政治工作部宣传局主任李明计，解放军总医院第一医学中心眼科主任李朝辉、副主任医师许薇薇、远程会诊中心主任中医专家张梅奎教授、心脏内科主任医师李玉峰，解放军总医院第二医学中心健康管理中心主任卢光明，解放军总医院第四医学中心（原解放军三〇四医院）政治工作部副主任李保军，解放军总医院第五医学中心（原解放军三〇二医院）政治工作部干事洪建国，北京大学第三医院风湿免疫科主任教授刘湘源，中国红十字基金会高级宣传主管王硕，解放军新闻中心任泽兵，国家卫生健康委新闻中心李峰，北京市石景山区食品药品监督管理局局长金跃文、副局长鲁文盛，北京市育英学校车淑芳，中国政法大学罗明轩，都给予了具体指导和支持帮助，在此表示感谢！

同时，向提供参考资料和图片的各媒体的作者，特别是《大国担当——中国人民解放军援塞医疗队抗击埃博拉疫情纪实》的作者王锦秋、洪建国，以及李保军副主任、许薇薇副主任，表示衷心感谢！

限于篇幅和整体策划布局，作者曾采访过的不少单位和个人未能在此书中全部呈现，特此说明，请予理解。

长河奔腾，常现急流险浪。突如其来的新冠肺炎疫情，剧烈冲击着人类公共卫生安全之舟。为拯救更多生命，世界各国正在多条战线并肩战斗，从信息共享到政策协调，从联合研发到综合施策，与疫情顽强斗争。中国作为负责任大国，始终秉持人类命运共同体理念，积极推进和参与卫生健康领域国际合作，认真落实习近平主席在第73届世界卫生大会视频会议开幕式上提出的6点建议和5项举措，为维护地区和世界公共卫生安全，推动构建人类卫生健康共同体作出了重大贡献。

在此之际，《健康丝绸之路——中国国际卫生合作纪实》的出版，既是对"不畏艰苦、甘于奉献、救死扶伤、大爱无疆"的中国援外医疗队精神的讴歌，亦是对世界各地的抗击疫情斗争的声援。阳光总在风雨后。全世界人民心怀希望和梦想，秉持人类命运共同体理念，目标一致、团结前行，就一定能够战胜各种困难和挑战。我们坚信，正义与良知、勇气与大爱的文明光芒，必将驱散疫病的阴影，映射胜利的曙光，迎来更加繁荣美好的明天。

罗元生

二〇二〇年六月夏于北京玉泉嘉园

主要参考书目

［1］任晓，刘慧华．中国对外援助——理论与实践．上海：格致出版社，上海人民出版社，2017．

［2］中华人民共和国国家卫生和计划生育委员会．生命卫士　大爱丰碑——纪念中国援外医疗队派遣50周年，2013．

［3］郑州大学第一附属医院．播爱赞比亚——中国医疗队援赞纪事，2017．

［4］北京同仁堂国药（香港）集团．春华二十载——北京同仁堂海外创业纪事，2015．

［5］王锦秋，洪建国．大国担当——中国人民解放军援塞医疗队抗击埃博拉疫情纪实．长春：时代文艺出版社，2016．

［6］何建明．死亡征战——中国援非抗击埃博拉纪实．成都：天地出版社，2018．

［7］周洪立．援外手记——我在索马里的日子．北京：中国出版集团东方出版中心，2013．

［8］陈明显，张恒．新中国研究四十年．北京：北京理工大学出版社，1989．

［9］刘鸿泽．第三次高潮——新中国中医药对外交流纪实．北京：人民文学出版社，1997．